Studien über periodische Veränderungen physiologischer Funktionen des Organismus

STUDIEN ÜBER PERIODISCHE VERÄNDERUNGEN PHYSIOLOGISCHER FUNKTIONEN DES ORGANISMUS

Unter Redaktion von Akademiemitglied K. M. Bykow

MIT 98 ABBILDUNGEN IM TEXT

1954

AKADEMIE-VERLAG · BERLIN

Опыт изучения периодических изменений физиологических функций в организме
Erschienen im Verlag der Akademie der Medizinischen Wissenschaften der UdSSR, 1949

Übersetzt aus dem Russischen von Alois Moormann
Wissenschaftliche Redaktion: Dr. Irmgard Schlicht, Pathologisches Institut
der Humboldt-Universität, Berlin

Die Herausgabe dieses Werkes wurde gefördert vom Kulturfonds
der Deutschen Demokratischen Republik

Erschienen im Akademie-Verlag GmbH., Berlin W 8, Mohrenstraße 39
Lizenz-Nr. 202 - 100/77/53

Satz, Druck, Einband: VEB Landesdruckerei Thüringen, Werk Erfurt W-V-4-26
Bestell- und Verlagsnummer 5127
Printed in Germany

I. P. PAWLOW

zum hundertsten Geburtstag

1849 – 1949

Vorwort

Die vorliegende Zusammenstellung enthält Arbeiten, die von den Mitarbeitern mehrerer Laboratorien der Sektion für allgemeine Physiologie des Instituts für experimentelle Medizin ausgeführt wurden und den Fragen der experimentellen Erforschung rhythmischer Prozesse im Organismus der Tiere und des Menschen gewidmet sind. Der 24-Stunden-Rhythmus und die jahreszeitlichen Rhythmen waren die Forschungsobjekte.

Das Problem des 24-Stunden-Rhythmus ist von enormem theoretischem und praktischem Interesse, da es eine Reihe einfacherer und komplizierterer Mechanismen der Organismusanpassung an den kosmischen Zyklus von Tag und Nacht aufdeckt. Dabei kommen sowohl einfachere Wechselbeziehungen, die in den niederen Teilen des Gehirns reguliert werden und eng mit dem Stoffwechsel in Beziehung stehen, als auch kompliziertere zeitweilige Beziehungen, die von der Rinde der Großhirnhemisphären aus koordiniert werden, zum Vorschein.

Die Fragen des Wechsels von Schlaf und Wachsein, die Probleme der Nachtarbeit, der längeren Dienste unter Friedens- und Kriegsbedingungen, das Problem einer längeren Stimulierung des Zentralnervensystems – all das sind praktische Seiten der Frage, die in unseren Laboratorien bearbeitet wird.

Die Hauptarbeiten über diese Frage, die diese Zusammenstellung enthält, gehören unserer verstorbenen Mitarbeiterin – der talentierten und völlig in der Arbeit aufgegangenen – OLGA PAWLOWNA STSCHERBAKOWA. STSCHERBAKOWA zeigte unter streng experimentellen Bedingungen an einem riesigen Material, hauptsächlich an Affen, die Möglichkeit, den 24-Stunden-Rhythmus den Umweltbedingungen, vorzugsweise den Lichtbedingungen, praktisch vollständig unterzuordnen.

Die Arbeiten von O. P. STSCHERBAKOWA wurden an Affen unter Anwendung der Stimulantien Phenamin[1] und Kola (TSCHERKOWITSCH) und am Menschen unter den Arbeitsbedingungen auf dem Eisenbahntransport (MARGOLINA und BRANDT) fortgesetzt.

Die festgestellten Wechselbeziehungen gestatten es, von einem kompliziert-reflektorischen Mechanismus der 24stündigen Periodik bei Affen und beim Menschen zu sprechen. Für die niedriger stehenden Ordnungen der Säugetiere – für die Nagetiere und für die Insektenfresser – gestaltet sich die Bildung des 24-Stunden-Rhythmus hauptsächlich unter dem Einfluß sowohl exterorezeptiver als auch interorezeptiver Reize, die im gegebenen Moment wirken (FILATOWA).

Unter verschiedenen Breiten und bei einer verschiedenen Lebensweise wurden beim Menschen charakteristische Verschiebungen des 24-Stunden-Rhythmus physiologischer Funktionen aufgedeckt (SLONIM und OLNJANSKAJA).

[1] Benzedrin

Das Problem des jahreszeitlichen Rhythmus physiologischer Funktionen wurde hauptsächlich im Zusammenhang mit den Interessen der praktischen Klima-Physiologie bearbeitet (SLONIM, OLNJANSKAJA, RUTTENBURG).
Eine umfangreiche Arbeit von O. P. STSCHERBAKOWA ist den jahreszeitlichen Schwankungen physiologischer Funktionen bei Affen gewidmet. Diese experimentelle Untersuchung an Affen umfaßt die Probleme des 24-Stunden- und des jahreszeitlichen Rhythmus und weist auf die enge, aber bei weitem nicht einfache Verbindung zwischen den Reaktionen der Tiere und den Bedingungen der Umwelt hin.
Alle in dieser Zusammenstellung angeführten Arbeiten wurden von unseren Mitarbeitern in Zusammenarbeit mit mehreren wissenschaftlich-praktischen Anstalten ausgeführt, die unseren Interessen, die die Grenzen des Laboratoriums überschritten, verständnisvoll entgegenkamen und ihrerseits unsere Konzeptionen zur Lösung praktischer Aufgaben verwerteten.
Das Laboratorium für Arbeitshygiene der Oktobereisenbahn (Leiter – M. F. GEN) und die Kirgisische Filiale der Akademie der Wissenschaften der UdSSR (Leiter – Akademiemitglied K. J. SKRJABIN) nahmen an der gesamten Arbeit teil und unterstützten sie. Schließlich wurde die grundlegende experimentelle Arbeit in der Zentralstelle der Biologischen Station Suchumi der Akademie der Medizinischen Wissenschaften der UdSSR unter der ständigen Leitung von A. D. SLONIM (unter dem verstorbenen Direktor P. W. LEBEDINSKI) durchgeführt und wird heute unter dem Direktor L. G. WORONIN fortgesetzt.
Die Arbeiten, die diese Zusammenstellung enthält, beleuchten ein wichtiges Problem unserer russischen Physiologie, die von I. P. PAWLOW geschaffen wurde und von seinen Schülern weiterentwickelt wird. Dieses Problem ist eng mit den Fragen der Arbeitstätigkeit des Menschen und mit den Fragen der Hygiene und der Klinik, aber auch mit der Erfassung und Aneignung der zeitweiligen Beziehungen verbunden, die in der Außenwelt vor sich gehen. Das Summieren und das physiologische Integrieren kleiner sich stereotyp wiederholender Reizungen des Zentralnervensystems des Tieres und des Menschen führt eben zur Bildung von Makrorhythmen. In unserer Arbeit versuchen wir, diese äußerst komplizierten Erscheinungen im Leben des ganzen Organismus zu analysieren und den Weg zu ihrer Lenkung zu finden.

Akademiemitglied K. M. Bykow

Inhaltsverzeichnis

K. M. BYKOW · A. D. SLONIM

Kortikale Mechanismen der Physiologie „der Zeit“ im Organismus der Tiere und des Menschen

Um die ganze Mannigfaltigkeit der Verbindungen zwischen der Welt der subjektiven Empfindungen und der objektiven Welt, die den Organismus umgibt, aufzudecken, müssen wir uns auch der naturwissenschaftlichen Analyse bedienen. Eine sehr große Bedeutung hat hierbei die Erforschung der Erscheinungen, die sich zeitgebunden entwickeln und Prozesse verbinden, die in der äußeren Welt mit ihrer Widerspiegelung im inneren Milieu des Organismus verlaufen. Die Betrachtung der physiologischen Prozesse im ganzen Organismus gestattet es, an die Erforschung der naturwissenschaftlichen Seite der Zeit als einer bestimmten Kategorie, die mit einem bestimmten physiologischen Substrat verbunden ist, heranzutreten.

Die Erscheinungen, die die physiologische Seite der Zeit charakterisieren, können in Prozesse der laufenden Zeit und in Signale, die diese Zeit in bestimmte Abschnitte zergliedern, eingeteilt werden. Der ersten Gruppe von Erscheinungen liegt das Tempo elementarer physiologischer Prozesse, des Stoffwechsels, zugrunde. Die Forschungen mehrerer Autoren an Insekten und am Menschen stellen eine bestimmte Abhängigkeit zwischen der Intensität des Stoffwechsels und der Dauer der Zeitintervalle fest, die vom Organismus eingeteilt werden. In verschiedenen Etappen der phylogenetischen Entwicklung wird diese „Dehnbarkeit“ der Zeit mit physiologischen Apparaten, die nach Kompliziertheit und nach Struktur verschieden sind, erfaßt, und davon ausgehend auch die verschiedenen Typen der Regulierung dieser Beziehungen, angefangen von der Regulation in der Zelle selbst bis zu den allerkompliziertesten Beziehungen in der höheren Nerventätigkeit.

Die zweite Gruppe von Erscheinungen enthält die komplizierteren physiologischen Mechanismen, die hauptsächlich vom Zentralnervensystem reguliert werden, und charakterisiert Rhythmen von verschiedener Art, angefangen von den elementaren Rhythmen der Muskelbewegungen bis zu den komplizierteren 24stündigen und jahreszeitlichen zyklischen Prozessen. Selbstverständlich besteht zwischen beiden Erscheinungen eine sehr enge Verbindung, jedoch ist eine derartige Einteilung sowohl für das Verständnis der Entstehung von subjektiven Erscheinungen „der Zeitempfindung“ als auch für die Analyse der komplizierten zyklischen Prozesse, die im tierischen Organismus in Verbindung mit den Umweltbedingungen verlaufen, wichtig.

Insofern die Mehrzahl der Umweltveränderungen zyklisch ist (jahreszeitliche, monatliche Zyklen, Zyklen des Mondes, 24-Stunden-Zyklen, Zyklen der

Sonnenaktivität u. a.), wiederholt eine Reihe von physiologischen Veränderungen im Organismus ebenfalls diese zeitweiligen Beziehungen.
Hierzu muß man die jahreszeitlichen Änderungen der physiologischen Funktionen bei den höheren Tieren — den Säugetieren (Winter- und Sommerschlaf), die Mondzyklen, die monatlichen Zyklen bei den niederen Organismen — den Würmern (Palolo), die 24-Stunden-Zyklen, die bei den Aktinien mit den Phasen von Ebbe und Flut zusammenhängen, die 24stündige Aktivitätsrhythmik vieler Wirbelloser und vieler Wirbeltiere und schließlich die 24-Stunden-Rhythmik der menschlichen Tätigkeit rechnen. Dieses enorme Gebiet biologischer Erscheinungen, deren Grundlage die mannigfaltigsten anatomisch-physiologischen Mechanismen bilden, ist eng mit dem äußeren Einfluß auf den Organismus verbunden und entsteht infolge der Änderung der Umweltbedingungen und der Anpassungsänderungen der Organismen.
Aber die zeitweiligen Beziehungen in den physiologischen Prozessen entstehen nicht nur als eine Widerspiegelung der Umweltbedingungen. Den grundlegenden Lebensäußerungen wie der Entwicklung, angefangen von den Stadien der Eiteilung und endend mit den einzelnen Lebensphasen des ausgewachsenen Organismus, liegen äußerst komplizierte physiko-chemische Prozesse zugrunde. Jegliche chemische Reaktion, und um so mehr die äußerst komplizierten biochemischen Umwandlungen, die mit einer Katalyse verbunden sind, erfordern Zeit für ihren Verlauf, und diese Zeit bildet eben die Grundlage der ganzen zeitgebundenen Struktur der Tätigkeit der Organismen. Die Physiologie kennt viele Beispiele einer Beschleunigung und einer Verlangsamung der Entwicklungsprozesse und einer mit ihnen verbundenen zellularen Metamorphose verschiedener Substanzen; die Ursachen dieser Veränderungen können nicht nur von außen kommen, sondern auch von der Innenwelt des Organismus. So z. B. der Einfluß endokriner Faktoren (der Schilddrüse, der Hypophyse, der Geschlechtsdrüsen).
All das oben Erwähnte gestattet es, den Verlauf der physiologischen Prozesse in der Zeit als ein Ergebnis der Geschwindigkeit der physiko-chemischen Prozesse in der lebenden Substanz zu betrachten, die von den Umweltprozessen stark abhängig sind und in den meisten Fällen einen zyklischen Charakter tragen, aber in relativ kurzen Zeitspannen den Charakter eines Stereotyps annehmen. Die Mikrointervalle der Zeit stellen gleichsam ein Substrat dar, auf dessen Grundlagen sich die komplizierten Prozesse entwickeln, die viele Stunden und Tage nacheinander verlaufen. Die Letztgenannten kann man sich nicht isoliert von der Tätigkeit des Organismus als eines Ganzen und von der integrativen Tätigkeit seines Zentralnervensystems vorstellen. Unter den gewöhnlichen Lebensbedingungen der Tiere und der Tätigkeit des Menschen stützt sich die integrative Tätigkeit des Zentralnervensystems auf zahlreiche Signale vom Zustand der Umwelt, die von außen durch die Sinnesorgane und von der Innenwelt des Organismus durch die Interorezeptoren erhalten werden.
Folglich wird die regulierende Tätigkeit des Zentralnervensystems in einer vollkommenen Vereinigung dieser Signale, in ihrer Verallgemeinerung bestehen. Eine sorgfältige Erforschung der physiologischen Prozesse im Organismus überzeugt uns

ständig, daß der Verlauf der sogenannten unbedingten Reflexe als ständige Antworten auf die äußeren Reizursachen nur nach einer vielfachen Wiederholung dieser Reizursachen möglich ist. Dies trifft in gleichem Maße sowohl für die Prozesse der Wärmeregulation (Olnjanskaja und Slonim) als auch für die Erscheinungen der spezifisch-dynamischen Wirkung der Nahrung (Olnjanskaja) und für die Erscheinungen der sekretorischen und motorischen Magentätigkeit zu usw. Offensichtlich ist das ständige Verlaufsniveau der Prozesse in der Zeit mit ihrer Koordination im Zentralnervensystem, in der Hirnrinde, verbunden, und nur die Bildung solcher Koordinationen macht die kompliziert-reflektorische Tätigkeit ständig — stereotyp. Diese höhere Form des Stereotyps unterscheidet sich stark von der primitiven ständigen Form reflektorischer Antworten, die im Hirnstamm koordiniert werden. Die zeitweiligen Verbindungen unterhalten in diesen Fällen physiologischer Tätigkeit die Beständigkeit der Reflexe in sehr komplizierten Schwankungsverhältnissen der Außen- und Innenwelt des Tieres.

Augenblicklich verfügen wir schon über ein sehr beträchtliches Material, das uns davon überzeugt, daß die zeitweiligen Beziehungen bei den Reaktionen des Organismus sich aus reflektorischen und bedingt-reflektorischen Beziehungen bilden. Die Versuche von Olnjanskaja und Slonim und die Versuche Ponugajewas zeigten, daß eine Stoffwechselerhöhung bei einer Abkühlung sehr schnell eintreten kann, wenn der Organismus durch vorhergehende Verbindungen und durch seine ganze vorhergehende Tätigkeit dazu vorbereitet ist. Umgekehrt kann diese Zeit sich sehr in die Länge ziehen, und die Reaktion kann den Charakter eines unbedingten Reflexes tragen. In diesem Fall erhöht sich der Stoffwechsel bei Abkühlung 3—4 Stunden nach Beginn der Abkühlung unter bedeutender Abnahme der Körpertemperatur.

Äußerst kraß und konsequent sind die zeitlichen Koordinationen physiologischer Funktionen bei der Erforschung der Erscheinungen der sogenannten 24-Stunden-Periodik ausgeprägt. Unsere verstorbene Mitarbeiterin O. P. Stscherbakowa, die experimentell unsere grundlegenden Konzeptionen auf diesem Gebiet ausarbeitete, leistete eine gewaltige Arbeit bei der Erforschung dieser Erscheinungen. Stscherbakowa stellte durch ihre Forschungen fest, daß Änderungen der Lebensbedingungen eines Tieres in vielen Fällen den ganzen Charakter des 24stündigen stereotypen Rhythmus physiologischer Funktionen ändern können. Sie bewies an einem relativ umfangreichen physiologischen Material, welches bei der Erforschung der höheren Säugetiere erhalten wurde, die Bedeutung der Bedingungen individueller Organismenentwicklung für die Bildung des 24stündigen Lebensrhythmus. In dem 24stündigen Zyklus der Bewegungsaktivität und der physiologischen Funktionen des Tieres gelang es, die älteren phylogenetischen stabilen Elemente auszusondern, welche die zum Teil schon unter dem Einfluß der späteren Evolution eingebüßten physiologischen Besonderheiten charakterisieren. Zu solchen Erscheinungen gehört zweifellos der Nachtrhythmus der Aktivität von Landraubtieren, den ihre einzelnen Vertreter im Anpassungsprozeß an die Lebensbedingungen der betreffenden Art und auf verschiedenen Etappen der Domestikation der Tiere (Schakale, Dingo, Haushunde) einbüßen.

Nachdem STSCHERBAKOWA niedere Affen als Tiere, die einen sehr klar ausgeprägten monophasischen 24-Stunden-Rhythmus besitzen, verwendet hatte, stellte sie eine vorherrschende Rolle der Sehrezeption bei der Bildung des 24-Stunden-Rhythmus fest. Es erwies sich, daß die Monophasie des Rhythmus selbst bei den Affen (und ebenfalls wahrscheinlich auch beim Menschen) nur fakultativ ist und infolge des 24stündigen Zyklus des Lichtwechsels – des Tages und der Nacht – entsteht.
STSCHERBAKOWA zeigte auch klar in ihren Arbeiten die Wechselbeziehungen zwischen unbedingten und bedingten Reflexen bei der Bildung des 24stündigen Zyklus. Die Änderung der Umweltbedingungen rief bei den Affen keine sofortige Entstellung des Rhythmus hervor. Solch eine Entstellung des Rhythmus trat beim Übergang vom natürlichen zum künstlichen Regime (Erlöschen des natürlichen bedingten Reflexes) erst am 12. bis 15. Tage ein. Bei der Ablösung des künstlichen Regimes entstellte sich der Rhythmus der physiologischen Prozesse am 3. bis 4. Tage (Erlöschen des künstlichen bedingten Reflexes).
Die Arbeiten von O. P. STSCHERBAKOWA, die durch ihre schwere Krankheit und den Tod unterbrochen worden waren, wurden teilweise von L. G. FILATOWA (1941—44) und später in den letzten Jahren von S. O. RUTTENBURG, M. R. MAISELIS und G.M.TSCHERKOWITSCH fortgesetzt. Die Erforschungen der 24-Stunden-Rhythmen bei kleinen Säugetieren — den Bewohnern Mittelasiens — deckten eine Reihe von Faktoren (Licht, Temperatur der Umgebung, Stoffwechsel) auf, die ihren Einfluß in Form eines unbedingten Reflexes ausüben. Diese Einflüsse waren bei verschiedenen Vertretern der Nagetierordnung deutlich ausgeprägt. Bei einem Vertreter der Insektenfresser — beim Igel — wurde eine Änderung des 24-Stunden-Rhythmus in Form der Bildung eines zeitweilig bedingten Reflexes bei der Fütterung zu bestimmten Tagesstunden deutlich festgestellt. Der ausgebildete zeitweilige bedingte Reflex entstellte die 24stündige Kurve der Aktivitätsbewegungen des Tieres, indem er die monophasische Kurve in eine diphasische umwandelte. Diese Erscheinungen sind bei den Affen nicht zu beobachten (STSCHERBAKOWA). Offensichtlich sind für verschiedene Tierarten Unterschiede in den Rezeptoren, durch deren Tätigkeit die Prozesse des 24-Stunden-Rhythmus reguliert werden, charakteristisch. Für die Affen ist dies das Sehorgan, die lichtempfindlichen Rezeptionsapparate; für die Igel (und ebenfalls für die Fledermäuse) sind es die Interorezeptoren und deren Reizung, die mit dem Hungern und der Nahrungsaufnahme verbunden ist.
Hieraus kann man die Schlußfolgerung ziehen, daß zwei Typen eines 24-Stunden-Rhythmus mit einem überwiegenden Vorherrschen entweder unbedingter oder bedingt-reflektorischer Einflüsse existieren. Zu den ersten gehört der Rhythmus der Nagetiere, zu den zweiten der Rhythmus des Igels, der Fledermäuse und der Affen.
Die Erforschung des 24-Stunden-Rhythmus verschiedener Rattenarten (RUTTENBURG und MAISELIS) zeigte, daß sogar in systematischer Beziehung sehr verwandte Tiere auf die Umwelt unterschiedlich reagieren. Besonders interessant war der Verlauf des 24-Stunden-Rhythmus der grauen Ratte — des „Passjuks." Diese Art, die immer neue und neue Gebiete besiedelt und andere Rattenarten

verdrängt, besitzt eine außerordentliche Plastizität des 24-Stunden-Rhythmus. Dieses betrifft nicht nur die Einflüsse physikalischer Bedingungen der Umwelt (RUTTENBURG, 1946), sondern auch die symbiotischen Beziehungen zum Menschen und zu anderen Tieren. Die graue Ratte koordiniert leicht den 24-Stunden-Rhythmus mit dem Rhythmus der Tätigkeit des Menschen (sinanthroper Rhythmus) und bei Besiedlung der Affenvolieren in Suchumi mit dem Regime der Fütterung und der Aktivität der Affen (pithekanthroper Rhythmus). All das zeugt davon, daß sich auch unter den Nagetieren Vertreter mit einer ungewöhnlichen Fähigkeit, neue physiologische Verhältnisse auszuarbeiten, finden, die unter den früheren Existenzbedingungen der Art nicht eigen sind (SEWERZOW).

Trotz der enormen praktischen Bedeutung der Frage widmen die heutigen Forscher der Erforschung des 24-Stunden-Rhythmus der physiologischen Prozesse beim Menschen sehr wenig Aufmerksamkeit. Die wesentlichen Fakta, die im vorigen Jahrhundert und zu Anfang des heutigen erhalten worden sind und eine Abhängigkeit des 24-Stunden-Rhythmus des Menschen von den Umweltbedingungen festgestellt haben, werden in der heutigen angewandten Physiologie fast nicht verwertet. Indessen stößt das Problem einer langdauernden Leistungsfähigkeit bei Nachtarbeiten die Forscher ständig auf die Fragen des 24-Stunden-Rhythmus. In der Arbeit von STSCHERBAKOWA (zusammen mit KONRADI ausgeführt) wurde gezeigt, daß die unangenehmen subjektiven Empfindungen bei Nachtarbeit und das Sinken der Leistungsfähigkeit nicht von irgendwelchen Abweichungen von dem normalen 24-Stunden-Rhythmus der physiologischen Funktionen (Körpertemperatur, Zusammensetzung der Alveolar-Luft) begleitet werden. Deshalb waren KONRADI und STSCHERBAKOWA der Meinung, daß die ungünstigen Besonderheiten der Nachtarbeit mit der Verschiedenheit zwischen der Muskelaktivität (Arbeit) und dem Erregbarkeitsniveau der sogenannten vegetativen Zentren in der Nacht zusammenhängen.

Diese Grundidee entwickelten O. J. MARGOLINA und E. J. BRANDT weiter, die sich mit der Erforschung des 24-Stunden-Rhythmus des menschlichen Organismus unter den Arbeitsbedingungen auf dem Eisenbahntransport beschäftigten. Bei ihren Forschungen stellten MARGOLINA und BRANDT bei Personen mit professioneller Nachtarbeit alle Phasen der Entstellung des normalen 24-Stunden-Rhythmus fest. Diese Erscheinungen trugen einen bedingt-reflektorischen Charakter. Die 24stündige Kurve der Körpertemperatur des Fahrdienstleiters änderte sich nicht nur während seiner professionellen Tätigkeit, sondern auch vor dem Dienstbeginn. Die Körpertemperatur des Fahrdienstleiters, der abgelöst wird und sich zur Erholung begibt, war immer niedriger als die des Fahrdienstleiters, der den Dienst antritt. Hier entstellten kortikale Impulse den Verlauf der 24stündigen Kurve, indem sie die zukünftige Tätigkeit des Menschen prädestinierten. Das angeführte Beispiel ist vorläufig der einzige, streng bewiesene Fall einer direkten Entstellung (Verschiebung) der 24-Stunden-Kurve beim Menschen unter dem Einfluß der Hirnrindentätigkeit. Man hat Grund anzunehmen, daß diese Erscheinungen sehr weit verbreitet sind und ihre Aufdeckung nur eine Frage der Zeit ist.

In der Arbeit von MARGOLINA und BRANDT wurde die sehr wichtige Frage nach dem Einfluß der Stimulatoren des Zentralnervensystems auf die 24stündige Periodik gestellt. Die Erforschung der beiden Stimulatoren, des in der Praxis weitgehend angewandten Kolas und Phenamins,[1] zeigte, daß diese Substanzen bei einer nur unbedeutenden Steigerung der Leistungsfähigkeit eine ihr gleichbedeutende Entstellung (Verschiebung) der 24stündigen Kurve der vegetativen Prozesse hervorrufen. Dieses Faktum einer schroffen Verschiedenheit zwischen dem Verhalten, der Motorik des Organismus und dem Zustand der vegetativen Zentren des Mittelhirns wurde in der Arbeit von TSCHERKOWITSCH bei Phenaminverabreichung an Affen gezeigt. Hier riefen kleine Phenamindosen eine allgemeine Erregtheit der Tiere hervor, während eine Ebnung der 24stündigen Kurven (Ausgleichen und Verschwinden des nächtlichen Minimums) nur nach einer Verabreichung sehr großer Phenamindosen (0,3 mg auf 1 kg Körpergewicht) beobachtet wurde — Dosen, die fast dreimal so hoch sind als die üblichen, die in der Praxis zur Stimulation der Leistungsfähigkeit angewandt werden.

Die dargelegten Fakta zeugen erstens davon, daß die Mechanismen der 24stündigen rhythmischen Schwankungen der physiologischen Prozesse nicht nur allein auf eine Erregbarkeitserhöhung der Hirnrinde zurückgeführt werden können. Hier findet wahrscheinlich eine Bildung sehr komplizierter, zahlreicher funktioneller zeitweiliger Verbindungen zwischen den inneren Organen statt. In dem erwähnten Fall ist die Hirnrinde das effektorische Organ, das auf die zahlreichen Signale der einzelnen Organsysteme antwortet.

Die 24stündige periodische Aktivität ist bei den Affen auch mit bedeutenden Schwankungen des Zuckergehaltes im Blut verbunden. Wie die Arbeit von J. S. KANFOR zeigt, sind diese Schwankungen bei einem eintägigen Hungern und bei einer normalen Ernährung der Versuchsaffen verschieden. Den Stunden der Nahrungsaufnahme entspricht auch eine gewisse Erhöhung des Blutzuckerspiegels im Blut, was zweifellos die Folge eines ausgearbeiteten bedingten Reflexes auf die Zeit ist.

Wie oben gezeigt wurde, kann sich für verschiedene Tiere der Mechanismus der Bildung und Aufrechterhaltung des 24-Stunden-Rhythmus in Richtung auf die vorherrschende Rolle der extero- oder interorezeptiven Stimulation bei der Bildung und Aufrechterhaltung des 24stündigen Rhythmus verlagern.

Die zeitweiligen zyklischen Schwankungen der physiologischen Prozesse sind den höheren Organismen nicht nur während der 24stündigen Periode eigen. Am krassesten sind die jährlichen, die jahreszeitlichen Schwankungen, die eng mit den jahreszeitlichen, meteorologischen Zyklen zusammenhängen.

Unter den zahlreichen Äußerungen der jahreszeitlichen Periodik physiologischer Schwankungen bei den Tieren ist der Winterschlaf wohl die krasseste Äußerung, die die Aufmerksamkeit der Forscher schon lange auf sich gelenkt hat. Ein schroffes Sinken der Lebenstätigkeit, eine Einstellung der Aktivität, eine niedrige

[1] Benzedrin

Körpertemperatur und eine Beständigkeitsstörung der Innenwelt des Organismus charakterisieren den Winterschlaf bei den höheren Säugetieren. Denselben Charakter trägt auch der Sommerschlaf, der bei einigen Arten beobachtet wird. Aber nach dem Charakter und nach der Tiefe der allgemeinen Desintegration der Funktionen, durch die man den Winterschlaf charakterisieren kann, unterscheiden sich die verschiedenen Tierarten voneinander.

Außer einem vollkommenen Winterschlaf fällt eine Reihe von höheren Säugetieren (Raubtieren) in einen unvollkommenen Winterschlaf, der im Grunde genommen ein verlängerter Schlaf ist, welcher von keiner tiefen Beständigkeitsstörung der Innenwelt des Organismus begleitet wird. Solch ein Schlaf ist für den Bären, für den Dachs und für den ussurischen waschbärartigen Hund charakteristisch.

Die Frage nach den Faktoren, die dazu beitragen, daß die Tiere in einen Winterschlaf fallen, wurde mehrfach einer genauen Untersuchung unterzogen. Schon seit Pallas' Zeiten bürgerte sich die Ansicht ein, daß eine niedrige Umwelttemperatur eine Abkühlung des Körpers und dadurch eine „Erstarrung" der Tiere hervorruft. Auch heute noch kann man Nachklängen dieser primitiven Ansichten begegnen (Emme, 1946). Dabei nimmt man gewöhnlich an, daß der Winterschlaf die Folge einer mangelnden Wärmeregulation der Tiere und ein Zeichen der Primitivität bei den höheren Säugetieren ist.

Schon im Jahre 1950 wurde durch die Forschungen unserer Mitarbeiterin L. A. Issaakjan festgestellt, daß der sogenannte Zustand des Schlummerns (des Halbschlafs) im Herbst nicht nur bei einer Abkühlung des Tieres, sondern auch allein durch das Geben eines bedingten Signals hervorgerufen werden kann. Dieses Faktum des Auftretens einer Heterothermie, das voll und ganz bei den nachfolgenden Forschungen (Issaakjan, 1947) bestätigt worden ist, zeugt von der Rolle der unbedingten und bedingten Reize beim Übergang des Tieres aus dem Wachsein in den Schlaf.

Krasse Äußerungen von einer Heterothermie wurden mehrfach bei den Fledermäusen (Slonim, 1938, 1939) beschrieben. Für diese Tiere ist ein 24stündiger Zyklus der Heterothermie in der Aktivitätsperiode und eine vollkommene Poikilothermie in der Winterperiode (Winterschlaf) charakteristisch. Die Entwicklung dieser Arbeiten führte zur Feststellung neuer Tatsachen, die die physiologischen Erscheinungen, die in der Herde und in den Gruppen dieser Tiere entstehen, betreffen.

Wie die Forschungen von Ponugajewa über die Scharen und Gruppen der Fledermäuse (in der Höhle) zeigten, wird eine Abhängigkeit zwischen dem physiologischen Zustand der Tiere und der Anzahl der Individuen in der Gruppe beobachtet. Mit fünf und mehr Individuen sinkt der Stoffwechsel in der Gruppe der Fledermäuse sowohl in der Nachtphase der Homoiothermie als auch in der Tagphase der Heterothermie. Diese Erscheinung ist bei den Fledermäusen, die in Scharen leben, gut ausgeprägt (Myotis myotis und Miniopterus schreibersi) und fehlt bei der Art (Rhynolophus hipposideros hipposideros), die nicht in Scharen lebt.

Wie dieselben Forschungen zeigten, ist das Hörorgan nicht die Ursache des Auftretens der oben beschriebenen Änderungen des Stoffwechsels bei den Scharen. Hierher gehört offensichtlich das noch kaum erforschte Gebiet der Wechselbeziehungen der Tiere. Wenn der Herabsetzung des Stoffwechsels auch Erscheinungen der Wärmeregulierung zugrunde liegen (Verringerung der summarischen Körperoberfläche in der Gruppe), so sind sie bereits rein bedingte Signale in der Phase der Heterothermie, wenn die Wärmeregulierung praktisch fehlt. Diese Frage muß unserer Meinung nach das Thema der weiteren Forschungen auf dem Gebiet der „Herden"-Physiologie bei den Tieren sein.

Die Erforschung des physiologischen Zustandes während des schlafähnlichen Zustandes im Winter zeigte bei den Dachsen kraß, daß diese Tiere nicht nur auf die unmittelbare Einwirkung der Umwelt (Lufttemperatur, Niederschläge und dergleichen mehr), sondern auch auf eine Reihe äußerer und innerer Einwirkungen reagieren, von welcher augenscheinlich der Ernährungszustand grundlegend ist. Die jahreszeitlichen und die jährlichen Zyklen der physiologischen Funktionen werden durch den Ernährungszustand der Tiere bestimmt, und die Umwelt ist nur ein Ergänzungsfaktor, der das Auftreten des Schlafs hervorruft. Es ist interessant, daß das Tier, das in Gefangenschaft aufgezogen worden ist, weniger auf die Schwankungen in der Umwelt reagiert als das Tier, das unter natürlichen Bedingungen aufgewachsen ist. Offenbar ist das komplizierte System der exterorezeptiven Reizbarkeit ein Resultat der individuellen Erfahrung des Organismus. Während des Winterschlafs sinkt die Fähigkeit, bedingte Reflexe auf dem Gebiet der Wärmeregulierung zu bilden. Es bildet sich eine Art eines geschlossenen Kreises, wenn in der Hirnrinde die physiologischen Prozesse, die die Bildung neuer äußerer Koordinationen des Tieres verwirklichen, ausgeschaltet werden. Solch ein Zustand auf Grund der zyklischen, jahreszeitlichen Änderung des Ernährungszustandes des Tieres charakterisiert eben die Erscheinung des Winterschlafs bei den Dachsen.

Wie die eingehende Forschung von Slonim und Stscherbakowa zeigt, sind die Dachse außerhalb der Schlafperiode typische homoiotherme Tiere. Die Schlafperiode ruft keine Heterothermie hervor, aber sie ist mit einer tiefen Störung der Verbindung in der Hirnrinde verbunden.

Nach seiner Bedeutung in der Biologie der Tiere ist der Sommerschlaf vollständig dem Winterschlaf analog, weil er die Existenz des Tieres in einer Zeit gewährleistet, in der Nahrung und Wasser fehlen. Aber in bezug auf die äußeren Faktoren, die diese Erscheinungen hervorrufen, gibt es keinen einigermaßen bestimmten Standpunkt. Nur wegen der Unzulänglichkeit unserer Kenntnisse über die Physiologie des Sommerschlafs kann man die kategorische Behauptung von der Rolle des Wassergehalts in der Nahrung erklären (Kalabuchow, 1935, 1946; Ognew, 1947). Die Forschungen, die von Filatowa (1944) durchgeführt worden sind, weisen auf eine allgemeine Einschränkung des Wasserstoffwechsels bei der gelben Zieselratte hin, aber sie zeigen keine einigermaßen merklichen Abweichungen des Wassergleichgewichtes in der Periode, in der diese Tiere in den Sommerschlaf fallen. Issaakjan und Felberbaum stellten in ihrer Forschung fest, daß das Eintreten des Sommerschlafs von der Wasseraufnahme durch den Organismus unter experimentellen Bedingungen vollständig unabhängig ist. In dieser Arbeit kam die schon früher von FILATOWA (1944) festgestellte Abhängigkeit zwischen der Bewegungsaktivität des Tieres und der Körpertemperatur in der Periode, in der es in den Sommerschlaf fällt, zum Ausdruck. Die Immobilisierung des Tieres führt zum Auftreten eines heterothermen Zustandes. Ferner stellte sich heraus, daß diese Erscheinung bei einer soeben aus der Natur gefangenen Zieselratte schroffer ausgeprägt ist als bei den Tieren, die sich schon eine gewisse Zeit im Laboratorium befanden. An dem Beispiel des Sommerschlafs kann die Rolle der exterorezeptiven und interorezeptiven Stimulation bei der Entstehung eines heterothermen Zustandes gezeigt werden. Äußere Bedingungen bewirken hier ebenso wie auch beim Winterschlaf, daß der Schlaf eintritt, aber diese Bedingungen können durchaus nicht immer auf einen einfachen Faktor wie Wasserarmut im Futter, Entwässerung des Organismus u. dgl. mehr zurückgeführt werden. Offensichtlich handelt es sich auch hier um einen Anlaßmechanismus kompliziert-reflektorischer Natur, der alle Reize aus der Außen- und Innenwelt des Organismus vereinigt.

Bei der weiteren Erforschung dieser Frage, die von kolossaler theoretischer Wichtigkeit für die ganze Biologie ist, ist weder der äußerste Standpunkt der Ökologen (KALABUCHOW, KASCHKAROW), der das Auftreten der Heterothermie nur durch die Einwirkung der Umweltfaktoren erklärt, noch der Standpunkt einiger Physiologen (ADLER, UIBERALL, KRATINOW u. a.), der sie nur durch endogene Einflüsse sui generis erklärt, annehmbar. Zweifellos ist die Heterothermie und ihr jahreszeitliches Auftreten eine Widerspiegelung der jahreszeitlichen meteorologischen Erscheinungen in der Umwelt. Aber das Auftreten der Heterothermie hängt nicht immer mit dem jahreszeitlichen Rhythmus (einem Intervall von enormer Dauer) zusammen. Die vollkommene Koordination der Innenwelt mit den ungünstigen Bedingungen der Außenwelt wird auch infolge einer unmittelbaren, sozusagen örtlichen Signalisation, die einen kompliziert-reflektorischen Charakter besitzt, erreicht. Schwerlich gestattet solch ein Entstehungsbild des Winter- und Sommerschlafs, diese Erscheinungen für eine primitive Koordinationsform physiologischer Funktionen zu halten.

Die jahreszeitlichen zyklischen Änderungen in der Tierwelt beschränken sich nicht nur auf den Winter- und Sommerschlaf. Allgemein bekannt ist eine Reihe von Besonderheiten der Geschlechtsfunktion vieler Tiere, die einen streng jahreszeitlichen Charakter tragen. Diese Erscheinungen hängen mehr mit einem artlich vererbten Zyklus der Tätigkeit endokriner Drüsen zusammen. So wirft z. B. der australische Hund Dingo unter den Bedingungen der nördlichen Halbkugel mitten im Winter, und die Akklimatisation dieses Tieres ruft keine Verschiebung des Geschlechtszyklus hervor.

Dasselbe wird auch bei den Emus unter den Akklimatisationsbedingungen in Askania-Nowa beobachtet.

Die Erforschung der jahreszeitlichen Änderungen, die weniger vom Geschlechtszyklus abhängen und den unmittelbaren Einfluß der Umweltbedingungen

widerspiegeln, ist für die Physiologie des Menschen von besonderem Interesse. Die jahreszeitlichen Änderungen der motorischen Aktivität der Affen, die in den Arbeiten von O. P. STSCHERBAKOWA erforscht worden sind, sind eine ziemlich krasse Äußerung dieser Einflüsse. Die Bewegungsaktivität der Affen, die beim Aufenthalt dieser Tiere in speziellen Käfigen mit pneumatischer Registrierung der Lage der Regale und des Fußbodens erforscht worden ist, ist gesetzmäßigen Änderungen im Laufe des Jahres und während 24 Stunden unterworfen. Es stellte sich heraus, daß die meisten vertikalen Bewegungen (die einen großen Energieaufwand benötigen) auf die erste Tageshälfte fallen. Der Charakter der Bewegungsaktivität ändert sich auch im Laufe des Jahres. Die Aktivität ist im Frühjahr maximal und im Winter und in den sehr heißen Sommermonaten (für Suchumi) minimal. Die summarische Aktivität des Tieres und die äußere Arbeit, die von ihm geleistet wird (berechnet in Meterkilogramm), stellte eine ziemlich stabile Größe dar, die von den jahreszeitlichen Bedingungen abhängt. Es wird auch eine ständige Abhängigkeit zwischen der Dauer des Nachtschlafs bei Affen und der Länge des Tages beobachtet (SLONIM und STSCHERBAKOWA). Anscheinend werden die jahreszeitlichen Änderungen der Bewegungsaktivität in diesen Fällen durch Exterorezeptoren, in der Hauptsache durch den Sehanalysator reguliert.
Die Tiere reagieren in vielen Fällen nicht auf die thermische oder eine andersartige physikalische Einwirkung selbst, sondern auf Begleitsignale dieser Umweltänderungen (das Wetter). So wurde festgestellt, daß die Affen sich noch bei hoher Temperatur der Umgebung zur Übernachtung zu Gruppen sammeln, um durch ihr Verhalten dem Anbruch der kalten Nacht zuvorzukommen. Der kompliziertreflektorische und kortikale Mechanismus dieser Erscheinungen kann in vielen Fällen nicht nur für die Affen, sondern auch für den Menschen festgestellt werden.
Die enorme Literatur, die es über die Fragen der jahreszeitlichen Dynamik physiologischer Funktionen beim Menschen gibt, widerspricht sich sehr, und eine Erklärung der Ursachen für die hier stattfindenden Umschwünge ist praktisch nicht möglich.
Die Unmöglichkeit einer experimentellen Erforschung der Frage an Tieren erschwert die Sache besonders, weil die Bedeutung der zyklischen hormonalen Komponente bei Tieren im Vergleich mit dem Menschen sehr groß ist.
Solche Erscheinungen, wie die Erhöhung des Grundumsatzes im Frühjahr und seine Herabsetzung im Herbst und im Winter, das Ansteigen der Hämoglobinwerte im Frühjahr und im Sommer, die Erregbarkeitsänderung des Atem zentrums im Frühjahr und im Sommer bei Tieren (insbesondere bei Hunden, Kaninchen, Katzen) tragen den Charakter einer fast vollständigen Unabhängigkeit von den Umweltbedingungen.
Die Erforschung der jahreszeitlichen Schwankungen physiologischer Funktionen in verschiedenen klimatischen Zonen bieten in dieser Beziehung ziemlich weitgehende Möglichkeiten. Hier gelingt es, viele bis jetzt vollkommen unerklärliche Erscheinungen zu bemerken und zu analysieren. So wurde bei der Forschung von A. J. IWANOWA festgestellt, daß die Übersiedlung aus den Verhältnissen der

Mittelzone der Sowjetunion in die Verhältnisse der feuchten Subtropen Abchasiens zu verschiedener Jahreszeit einen verschiedenen Einfluß auf den Grundumsatz zeigt. Im Winter, wenn der aus der Mittelzone der Sowjetunion in Abchasien Angekommene in das Milieu eines „Frühlings" kommt, wird bei ihm eine schroffe Steigerung des Grundumsatzes beobachtet. Die Signale des „Frühlings" — der Länge des Tages, der grünen Landschaft, der relativ hohen Lufttemperatur — allein schon genügen, damit der jahreszeitliche Zyklus beim Menschen, der, wie oben gezeigt wurde, hauptsächlich durch exterorezeptive kompliziert-reflektorische Einflüsse diktiert wird, sich als entstellt erweist. Die Übersiedlung nach Abchasien im Sommer ruft nicht einen solchen Umschwung hervor, im Herbst kommt dieser Umschwung langsam zum Vorschein. Der kompliziert-reflektorische Charakter der sogenannten landschaftlichen Reflexe kommt in diesen Fällen ganz offensichtlich zum Vorschein und bestätigt die besondere Rolle der komplizierten exterorezeptiven Stimulation bei der Bildung des jahreszeitlichen Zyklus der physiologischen Funktionen beim Menschen.

Daß solch eine Stimulierung bei der Bildung des jahreszeitlichen Zyklus von Bedeutung ist, ist auch an dem Akklimatisationsbeispiel des Menschen unter den Verhältnissen des Transpolargebietes ersichtlich.

Es zeigt sich, daß im Transpolargebiet (besonders bei einem längeren Aufenthalt) die jahreszeitlichen Schwankungen des Grundumsatzes verschwinden. Diese Erscheinungen, die in der Mittelzone der Sowjetunion und im Süden kraß ausgeprägt sind, verschwinden fast nach 3—5jährigem Aufenthalt des Menschen hinter dem Polarkreis (Slonim, Olnjanskaja, Ruttenburg). Man darf diese Besonderheit des Transpolargebietes nicht durch den Einfluß der Strahlung erklären, die bekanntlich hier im Laufe des Jahres kolossale Schwankungen in der Intensität und in der Dauer der Wirkung erfährt.

Die jahreszeitlichen Schwankungen der Sonnenstrahlung im Transpolargebiet rufen eine Reihe von plötzlichen Umstellungen im Zustand der Haut, eine Reihe von Änderungen in der reflektorischen Tätigkeit des Stammhirns hervor (Shicharew), aber sie beinhalten nicht den ganzen Komplex des sogenannten landschaftlichen Reflexes. Der Letztgenannte ist zweifellos eine Antwort des Organismus auf ein System von Signalen, die so oder so mit der Muskeltätigkeit verbunden sind. Gerade in der Frühjahr-Sommerperiode, wenn der Mensch von der Existenz in geschlossenen Räumen in die Verhältnisse der freien Natur übertritt, findet eine Erhöhung des Grundumsatzes statt, und trotz der thermischen Einflüsse auf den Stoffwechsel erhöht sich der Grundumsatz. Hinter dem Polarkreis, wo die Naturbedingungen es im Sommer nicht gestatten, weitgehend den Sommer auszunützen (das Fehlen des Badens, der Spaziergänge usw.), hört der Grundumsatz allmählich (von Jahr zu Jahr) auf, im Frühjahr zu steigen, im Unterschied zu dem, was in den mittleren Breiten stattfindet.

Uns scheint, daß die Konzeption, die entwickelt wird, es gestatten wird, noch sehr viele rätselhafte Erscheinungen zu analysieren, die sich im Laufe von mehr oder weniger beträchtlichen Zeitintervallen entwickeln.

Der physiologischen Erforschung der Kategorie der Zeit liegt zweifelsohne eine während des ganzen Lebens ununterbrochene Stoffumwandlung zugrunde. Diese Umwandlungen stehen unter dem Einfluß innerer Regulatoren des Organismus und werden ständig durch äußere natürliche Signale korrigiert. Solch ein Standpunkt sichert uns die richtige Erforschung des naturwissenschaftlichen Inhalts der Kategorie der Zeit.

O. P. STSCHERBAKOWA

24-Stunden-Periodik physiologischer Funktionen bei einigen Säugetierordnungen

Die normale Lebenstätigkeit des Organismus der Tiere und des Menschen trägt den Charakter eines periodischen Wechsels von Aktivität und Ruhe, von Nahrungsaufnahme und Hungern, von Arbeit und Erholung usw. und verläuft außerdem unter dem abwechselnden Einfluß des Tag- und Nachtmilieus. Die 24-Stunden-Periodik des Tages und der Nacht drückt der ganzen Lebenstätigkeit des Organismus, die zu verschiedener Zeit ebenfalls einen periodischen Charakter erlangt, ihren Stempel auf. Die 24stündigen periodischen Erscheinungen im Organismus der höheren Säugetiere zogen längst die Aufmerksamkeit der Forscher auf sich, und über diese Frage existiert eine bedeutende Literatur.

Schon im vorigen Jahrhundert stellten RICHET (1898) u. a. bei Tieren periodische Schwankungen der Körpertemperatur im Laufe von 24 Stunden fest. Viele Forscher erwähnten 24stündige Aktivitätsveränderungen der Tiere und der Vögel, aber erst im Jahre 1918 begann SCHIMANSKI mit der systematischen Erforschung dieser Funktion. Er arbeitete eine Registrierungsmethode der 24-Stunden-Periodik bei verschiedenen Tieren unter Laboratoriumsbedingungen aus und lieferte Kurven, die die quantitativen und qualitativen Besonderheiten dieser Funktion bei verschiedenen Wirbellosen und Wirbeltieren charakterisieren. Im weiteren wurden die 24stündigen periodischen Veränderungen des Blutdrucks, der Zusammensetzung der Alveolar-Luft, des Blutzuckers, des Säuregehalts des Urins und anderer physiologischer Funktionen erforscht. Sehr viele Forschungen auf dem Gebiete der 24-Stunden-Periodik wurden am Menschen und nur weniger — an Laboratoriumstieren durchgeführt.

Äußerst ausführliche Forschungen galten den Fragen der 24stündigen Schwankungen der Körpertemperatur. Solche Forschungen wurden an Vögeln, aber auch an Säugetieren und am Menschen durchgeführt (SIMPSON und GALBRAITH, 1906; JURGENSEN, 1873; BENEDIKT und SNELL, 1902; KONRADI und STSCHERBAKOWA, 1931; und viele andere). Alle diese Forschungen zeigten, daß die gesetzmäßigen 24stündigen Schwankungen der Körpertemperatur einen streng artspezifischen Charakter tragen. Anscheinend kann man die ausgeprägtesten 24stündigen Schwankungen der physiologischen Funktionen (hauptsächlich der Körpertemperatur) bei einigen Nachtvögeln (Eule, Uhu), Tagvögeln (Star) und von den Säugetieren bei den Affen und beim Menschen beobachten. Zwischen den Schwankungen der Körpertemperatur und den 24stündigen Schwankungen in der Aktivität der Tiere besteht eine gewisse Abhängigkeit, die am besten bei der experimentellen Erforschung des 24-Stunden-Rhythmus festgestellt wird.

Jedoch wurde eine systematische Erforschung des 24-Stunden-Rhythmus der Aktivität und anderer physiologischer Funktionen unter einem vergleichend-physiologischen Aspekt bei Säugetieren niemals durchgeführt. In dieser Hinsicht sind die wilden Tierarten besonders wenig erforscht. Auch die Umschwünge, die unter dem Einfluß der Domestikation im Organismus stattfinden, sind fast unbekannt.

Im Laufe von 5 Jahren (1934 bis 1938) erforschten wir systematisch die Wechselbeziehungen zwischen der 24-Stunden-Periodik der Bewegungsaktivität der Säugetiere unter Laboratoriumsbedingungen und den 24stündigen Kurven der Körpertemperatur, der Atmung und anderer Funktionen.

Insgesamt wurden 15 Tierarten erforscht: der europäische Igel (Erinaceus europaeus), die Wühlmaus (Apodemus agrarius), das Stachelschwein (Histuix hirsutirostris), das Meerschweinchen (Cavia cobaya), die Hauskaninchen (Lepus cuniculus), der Schakal (Canis aureus), der Dingo (Canis dingo), der Haushund (Canis familiaris), der transkaukasische Bär (Ursus arctos meridionalis), der waschbärartige Hund (Nyctoreutes procynoides), der Dachs (Meles meles), die Hauskatze (Felix acreata), der Mantelpavian (Cynocephalus hamadryas), der Rhesus-Makake (Macacus rhesus), der Lapunder-Makake (Macacus lapunder).

Untersuchungsmethodik

Die Tiere wurden in Käfigen mit einem beweglichen Fußboden und mit einer graphischen Registrierung der Bewegung (mit Hilfe einer pneumatischen Übertragung auf eine 24-Stunden-Trommel eines Kymographen) gehalten. Die Käfige waren mit geneigten metallenen Abflußrinnen zum Sammeln des Urins versehen.

Die Temperatur wurde alle 24 Stunden rektal gemessen. Der Urin wurde in zwei Fraktionen untersucht: Von 10 bis 24 Uhr (Tagesfraktion) und von 0 bis 8 Uhr (Nachtfraktion). Sämtliche Untersuchungen wurden in einem geschlossenen hellen Raum (mit natürlicher Beleuchtung) bei 16 bis 18° C durchgeführt.

Die Forschungen begannen nach vorhergehender Gewöhnung der Tiere, die 5 bis 10 Tage dauerte. Zwischen die 24stündigen Beobachtungen wurden immer 2- bis 3tägige Pausen eingelegt, um den normalen 24-Stunden-Rhythmus der Tiere nicht zu stören.

Insektenfresser

Der europäische Igel (Erinaceus europaeus). Es wurden Igel untersucht, die aus dem Bezirk der Kosakensiedlung Metschetinskaja (bei Rostow) stammten. Die Tiere wurden zum Teil auf offenen Balkonen, zum Teil im Laboratorium bei einer ständigen Temperatur von 16 bis 18° C gehalten.

Die Abbildung 1 zeigt die typischen Kurven der Bewegungsaktivität der Igel.

Wie aus der Kurve ersichtlich ist, trägt die 24stündige Aktivität des europäischen Igels einen ziemlich monotonen polyphasischen Charakter. Das Aktivitätsmaximum fällt auf die Abend- und auf die Nachtstunden (von 19 bis 4 Uhr). In den Tagesstunden werden kleine Aktivitätsperioden beobachtet, die mit der Fütterung der Tiere, die immer in den Morgenstunden geschah, zusammenhängen. Junge und

erwachsene Tiere zeigen keine großen Unterschiede in der Verteilung der Perioden der Aktivität. Die Letztgenannte ist überhaupt nicht groß (Koeffizient ca. 50) und änderte sich im Laufe des anderthalbmonatelangen Experimentes wenig.
Die jahreszeitlichen Faktoren beeinflussen die 24stündige Kurve der Aktivität viel stärker. Bei zwei Igeln wurden die Kurven der Bewegungsaktivität im Laufe von 12 Monaten aufgezeichnet und bearbeitet.
Die erhaltenen Resultate sind auf der Abbildung 2 dargestellt.
Wie aus der Abbildung ersichtlich ist, kann man in den Wintermonaten (unter den Verhältnissen von Suchumi) eine bedeutende Einschränkung der Bewegungsaktivität beobachten. Diese Erscheinung hängt mit den jahreszeitlichen Änderungen zusammen und geschieht wahrscheinlich unmittelbar, bevor das Tier in einen Winterschlaf fällt. Die untersuchten Igel, die im Bezirk der Salskischen Steppe gefangen worden waren, fielen unter den Verhältnissen von Suchumi bei der Haltung auf einem offenen Balkon nicht in den Winterschlaf. Alle jahreszeitlichen Änderungen beschränkten sich auf ein Sinken der 24stündigen Aktivität. Dies hängt scheinbar mit den endokrinen zyklischen Prozessen zusammen. So gesehen, hängt es sowohl von den inneren Faktoren, die die Gewerbserregbarkeit des Tieres bestimmen, als auch von äußeren, hauptsächlich thermischen Einflüssen ab, daß das Tier in einen Winterschlaf fällt. Die Letztgenannten sind unter den Verhältnissen von Suchumi (bei ausgiebiger Ernährung) für die Entstehung eines heterothermen Zustandes bei diesen Tieren nicht ausreichend.

Nagetiere

Die Untersuchungen von KALABUCHOW (1940, 1943, 1946) deckten ziemlich vollständig die Details der 24-Stunden-Bewegungsaktivität bei verwandten Arten der mäuseähnlichen Nager auf (bei der Waldmaus — Apodemus silvaticus — und bei der gelbkehligen Maus — Apodemus flavicollis). Durch diese Arbeiten wurde festgestellt, daß die Aktivität der Waldmaus bedeutend beständiger ist und weniger von den Umweltbedingungen abhängt als die Aktivität der gelbkehligen Maus. Durch die älteren Forschungen von SCHIMANSKI (1918) wurde festgestellt, daß bei der weißen Laboratoriumsratte ein schwach ausgeprägter Rhythmus vorhanden ist, der übrigens nach den Angaben einiger Autoren vom Ernährungsfaktor des Tieres abhängt. SCHIMANSKI findet, daß der 24-Stunden-Rhythmus der Aktivität bei den gezähmten Arten immer einen polyphasischen Charakter trägt, der von der Störung der natürlichen Umweltbedingungen abhängig ist.
In unserer Arbeit wurden sowohl wilde Arten (Feldmäuse und Stachelschweine) als auch Laboratoriumstiere (Meerschweinchen und Kaninchen) einer systematischen Erforschung unterzogen.

Feldmaus (Apodemus agrarius)

Es wurden 9 Exemplare dieser Art, die aus der Umgegend der Stadt Armawir stammten, untersucht. Die angeführte Kurve der Bewegungsaktivität zeugt davon (Abbildung 3), daß die Aktivität dieser Nagetierart eine ziemlich

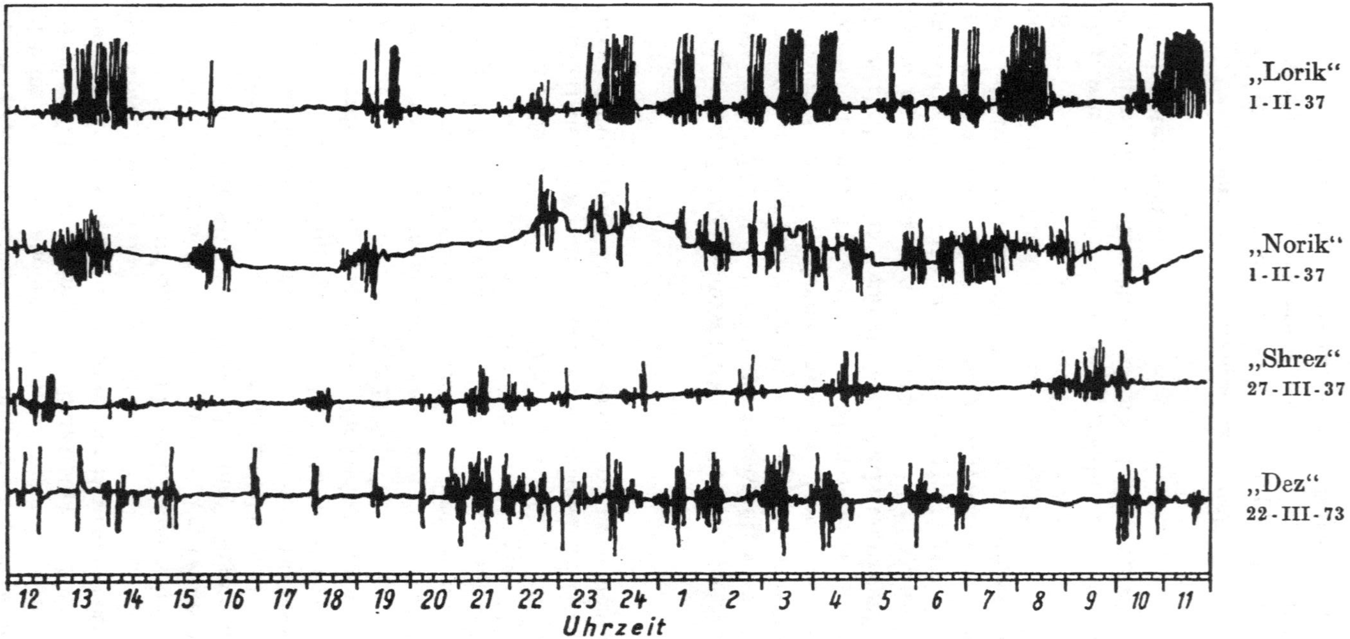

Abb. 1. Kurve der Bewegungsaktivität des europäischen Igels

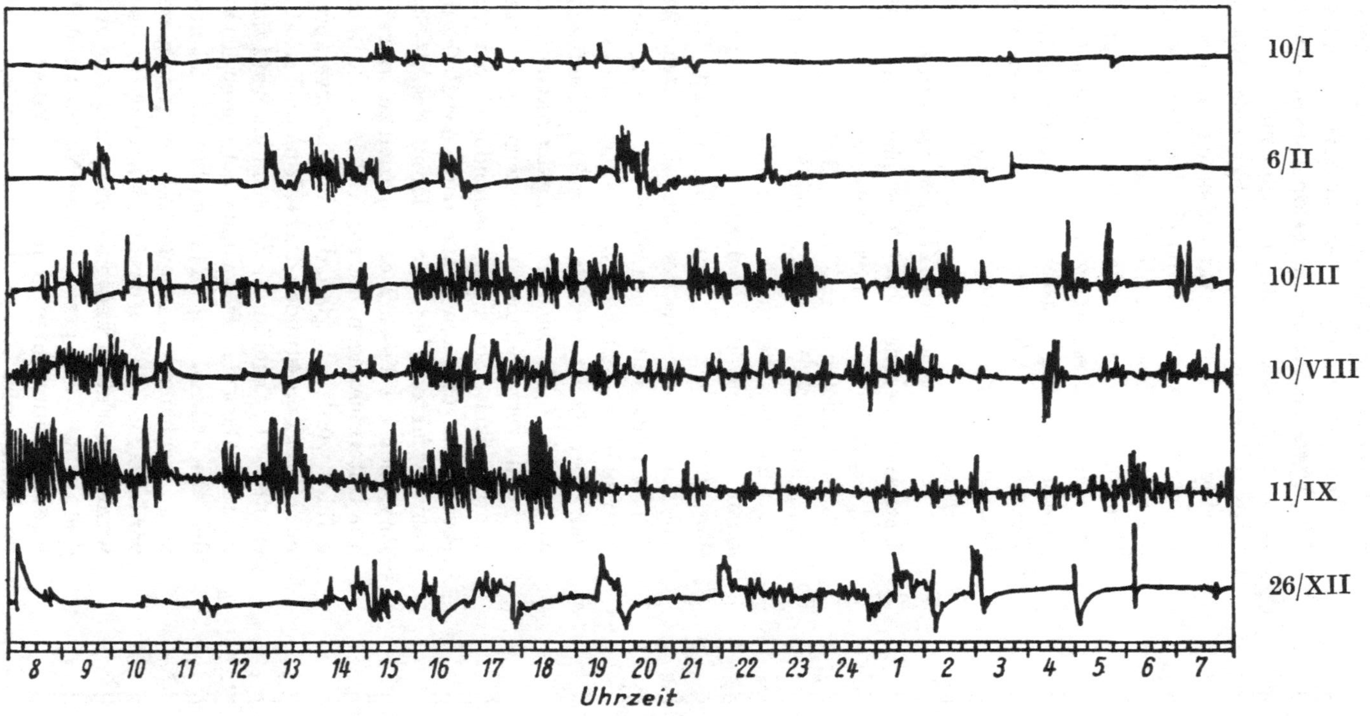

Abb. 2. Jahreszeitliche Änderungen der Bewegungsaktivität beim europäischen Igel

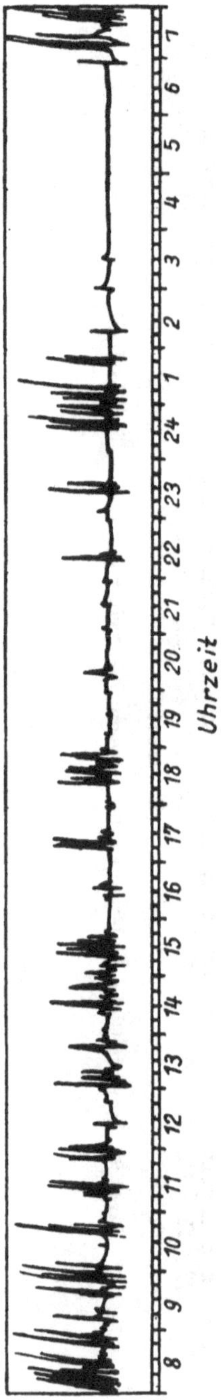

Abb. 3. Kurve der Bewegungsaktivität der Feldmaus

charakteristische diphasische Form besitzt. Dies stimmt vollkommen mit den Daten von KALABUCHOW (1940) für verwandte Arten der Feldmäuse überein.

Charakteristisch für die beschriebene Art ist eine gewisse Unbeständigkeit des Rhythmus. Die uns zur Verfügung stehenden Aktogramme können nur schwer durch irgendwelche Durchschnittsgrößen ausgedrückt werden. Für diese Nagetierart muß man ziemlich große Schwankungen in der 24stündigen Aktivitätsperiodik anerkennen. Diese Schwankungen sind sehr charakteristisch für alle mäuseartigen Nagetiere, obgleich der Grad der Abweichungen bei den einzelnen Arten verschieden ist (KALABUCHOW, 1940).

Stachelschwein (Histrix hirsotirostris)

Untersucht wurden zwei Exemplare (ein Männchen und ein Weibchen) von Stachelschweinen, die aus dem Moskauer Zoologischen Garten (1936) stammten und aus Mittelasien dorthin geliefert wurden waren.

Die Untersuchung wurde im Laufe der Winter- und Sommerperiode durchgeführt. Wie die Kurve der Bewegungsaktivität (Abbildung 4) zeigt, ist für die Stachelschweine eine deutliche diphasische 24-Stunden-Periodik mit einer nächtlichen Aktivitätsphase (von 22 bis 4 Uhr) charakteristisch. Die Gesamtgröße der Aktivität ist äußerst klein. Der Koeffizent übersteigt nicht 0,30. Die Verteilung der Aktivität und der Ruhe an verschiedenen Tagen zeigt eine erstaunliche Beständigkeit. Solch eine Beständigkeit der Aktivität veranlaßte uns, die Frage nach der Rolle des Ernährungsfaktors bei der Bildung des 24-Stunden-Rhythmus bei diesen Tieren speziell zu erforschen.

Die Untersuchungen, die von A. R. MAKAROWA durchgeführt wurden, zeigten, daß die Futterverabreichung nur in den Tagesstunden die 24-Stunden-Periodik nicht entstellt. Die angeführten Kurven weisen auf eine große Beständigkeit des Rhythmus bei diesen Tieren hin, der anscheinend mit dem Einfluß des Lichtregimes zusammenhängt und lange Zeit beständig gehalten wird. Die Tiere fressen das Futter am Tage (in der Nacht wurde das Futter weggenommen) und zeigen nichtsdestoweniger eine gesetzmäßige Nachtaktivität. Analoge Erscheinungen wurden auch von FILATOWA (1942) bei Igeln beobachtet (s. den Art. in dieser Sammlg.).

Meerschweinchen (Cavia cobaya)

Als Vertreter der domestizierten Nagetiere zeigen die Meerschweinchen ein äußerst buntes Schwankungsbild der Bewegungsaktivität (Abbildung 5).

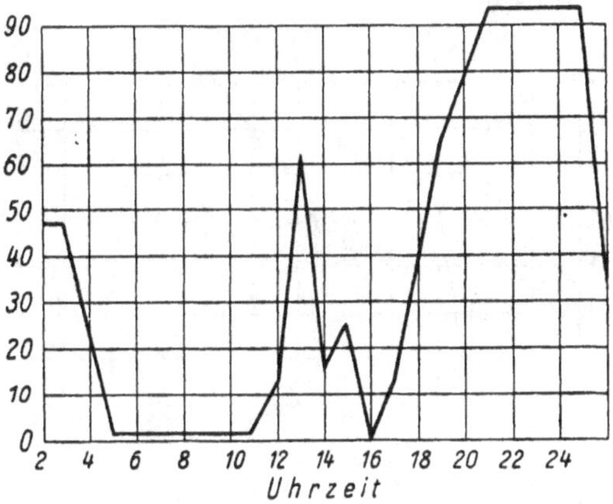

Abb. 4. Kurve der Bewegungsaktivität (bearbeitete) des Stachelschweins „Rudolf"

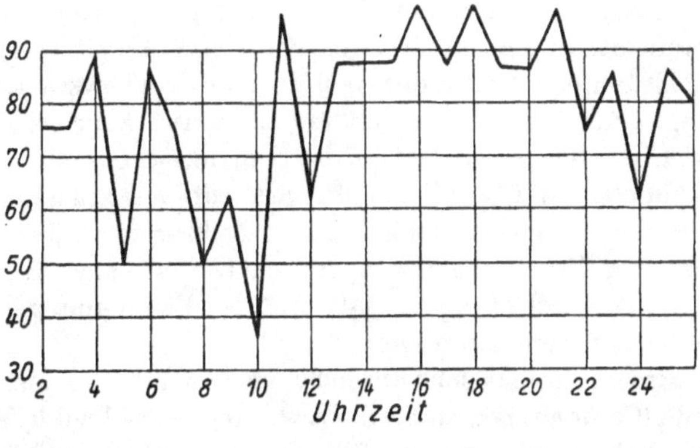

Abb. 5. Kurve der Bewegungsaktivität des Meerschweinchens „Sultan"

Die Kurve zeigt oft eine gewisse Aktivitätsabnahme in den Nacht- und Morgenstunden (von 2 bis 10 Uhr). Aber diese Erscheinung ist nicht gesetzmäßig. Man darf mit vollem Recht Meerschweinchen als Tiere mit einem Polyphasenrhythmus ansehen, bei denen die Domestikation das 24-Stunden-Regime vollkommen gebrochen hat.

Hauskaninchen (Lepus cuniculus)

Etwas besser ist die 24stündige Kurve der Aktivität beim Hauskaninchen ausgeprägt. Ebenso wie auch beim Meerschweinchen wird hier eine Aktivitätsabnahme in den Nachtstunden (von 2 bis 8 Uhr) beobachtet. In den Tagesstunden nimmt die

Aktivität schroff zu, besonders in der zweiten Tageshälfte steigt sie an (Abbildung 6). Es wird eine größere Beständigkeit in der Verteilung der Aktivität beim Kaninchen als beim Meerschweinchen beobachtet. Der Tagesrhythmus der Aktivität beim Kaninchen überwiegt und ist unter dem Einfluß der Domestikation wenig entstellt und geändert.

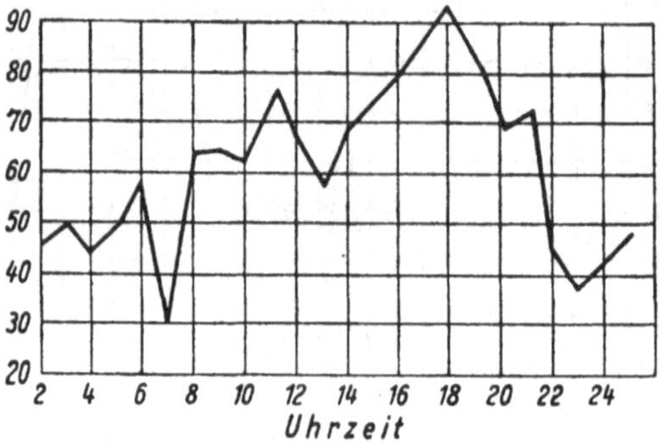

Abb. 6. Kurve der Bewegungsaktivität des Hauskaninchens „Kroll“

Raubtiere

Die 24stündigen Besonderheiten der Aktivität bei den Raubsäugetieren sind vollständig unerforscht. In der Literatur existiert eine Arbeit von Kalabuchow (1943) über den 24stündigen Zyklus der Aktivität bei drei Unterarten der Iltisse.
Nach ihren biologischen Eigenarten sind die Landraubsäugetiere in der Hauptsache Nachttiere. Die höhere Organisation des Zentralnervensystems, die Fähigkeit zur Bildung stabiler zeitweiliger Verbindungen auf verschiedene Agenzien der Außen- und der Innenwelt tragen bei ihnen zum Auftreten natürlicher Rhythmen unter dem Einfluß der Umweltbedingungen bei. Deshalb sind die Fälle der Aufziehung von Tieren in der Gefangenschaft und die Erscheinungen der Domestikation hier von besonderem Interesse.
Man kann unter diesem Aspekt sehr ähnliche Verhältnisse an den Vertretern der Familie der Hunde (Canidae) beobachten. Es wurden sowohl wilde Vertreter dieser Familie – der Schakal, der Dingo und der ihnen verwandte waschbärartige Hund – als auch Haushunde, die unter verschiedenen Bedingungen leben, untersucht. Außerdem wurden auch andere Vertreter der Raubtiere (Dachs, Bär) und ebenfalls die Hauskatze untersucht.
Die meisten untersuchten Raubtiere sind Urbewohner Abchasiens und nur einige von ihnen waren von fern geliefert.

Dingo (Canis dingo)

Uns standen im Laboratorium 3 Exemplare Dingo, 2 Weibchen und 1 Männchen, zur Verfügung, die aus dem Moskauer Zoologischen Garten, in dem diese Tiere auch geboren waren, kamen. Diese Tiere waren ihrem Charakter nach schon in hohem Maße domestiziert und unterschieden sich dem Verhalten nach zeitweilig wenig von Haushunden. Eine sehr große Erregbarkeit aller Vertreter dieser Art und eine schwere Gewöhnung an einen Zustand vollkommener Ruhe wurde beobachtet. Dieses war zur Anstellung anderer Experimente wichtig. Die Einstellung zu den Haushunden war aggressiv und besonders zu den Dachsen und Iltissen, die einen starken Geruch verbreiten. Die auf der Abbildung 7 dargestellte typische

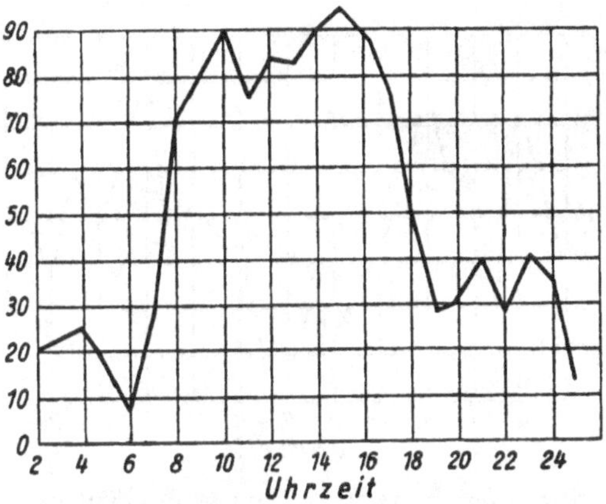

Abb. 7. Kurve der Bewegungsaktivität des Dingo „Betti“

Kurve der Bewegungsaktivität für den Vertreter dieser Art zeigt eine vollausgebildete Aktivität, die von 6 bis 16 Uhr vorhanden ist. Weiter nimmt die Aktivität bis 30% ab und hält sich auf diesem herabgesetzten Niveau die ganze übrige Zeit der 24-Stunden-Periode. Somit ist ein monophasischer Tagesrhythmus für den Dingo (wie später zu sehen sein wird), zum Unterschied von anderen Hunden, charakteristisch. Vollkommene Ruhe während einer längeren Zeit gibt es bei diesen Tieren nicht.

Die vielen Kurven der Bewegungsaktivität, die für die erwähnte Art gesammelt worden sind, sind ihrem Charakter nach gleichwertig und wiederholen das angeführte Beispiel. Ob die gezeigte Verteilung der Aktivität für die erwähnte Art unter natürlichen Bedingungen charakteristisch ist oder ob sie sich bei einer Reihe von Generationen beim Aufenthalt im Zoologischen Garten ausgebildet hat, ist schwer zu sagen. Die Leichtigkeit, mit der sich der Rhythmus auch des Haushundes im Prozeß der individuellen Erziehung (s. unten) ändert, spricht eher dafür, daß Domestikationseinflüsse vorhanden sind.

Schakal (Canis aureus)

Die 24-Stunden-Kurve der Aktivität bei Schakalen stellt ein völlig entgegengesetztes Bild dar. Untersucht wurden 4 Vertreter dieser Art (2 Männchen und 2 Weibchen), die in der Umgegend der Stadt Suchumi gefangen worden waren. Auf der angeführten Kurve, die für die Schakale charakteristisch ist (Abbildung 8), sind deutlich zwei Phasen der Aktivität — eine abendliche und eine morgendliche — zu sehen. In den frühen, vormorgendlichen Stunden wird eine Ruhephase beobachtet, die für alle Landraubtiere sehr charakteristisch ist. Die einzelnen Kurven der Bewegungsaktivität der Schakale zeigen beträchtliche Variationen, aber in allen Fällen kann man den oben beschriebenen Typ der Verteilung der 24stündigen Aktivität beobachten. Die größere Ruheperiode fällt auf die Tagesstunden (von 10 bis 18 Uhr). All das gestattet es, den Schakal als ein Tier mit überwiegend nächtlicher Aktivität, aber mit einem charakteristischen polyphasischen Wechsel

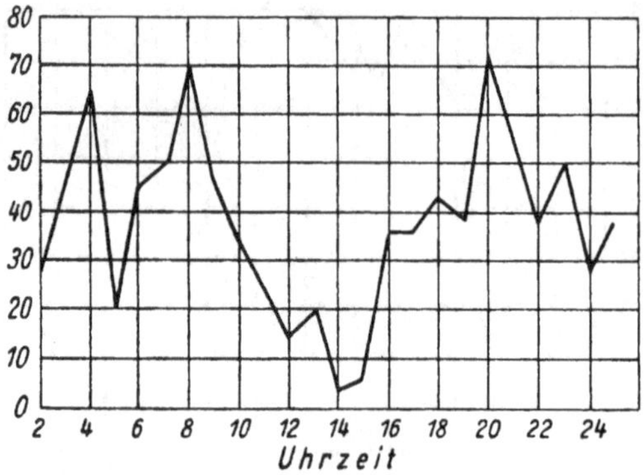

Abb. 8. Kurve der Bewegungsaktivität des Schakals „Adolf“

von Ruhe und Tätigkeit anzusehen. Beobachtungen über das Leben der Tiere in der Natur (Dinnik, 1915; Satunin, 1920; Ognew, 1939) weisen darauf hin, daß ein Polyphasenrhythmus der Aktivität vorhanden ist. Sie beschreiben die Schakale als aktive Tiere sowohl in der Nacht als auch am Tage. Anscheinend sind für sie nur die frühe Morgen- und Tagesruhe und die Neigung, Polyphasenrhythmen zu bilden, charakteristisch.

Haushund (Canis familiaris)

Er zeichnet sich durch eine äußerst unbestimmte Verteilung von Ruhe und Aktivität im Laufe von 24 Stunden aus. Die nach unserer Methode untersuchten 6 Hunde verschiedenen Gewichts und Alters zeigten ein ziemlich mannigfaltiges Bild. Wenn man die zahlreichen Typen der 24stündigen Kurven betrachtet, kann man alle Übergänge von einem typischen Monophasenrhythmus zu einem Polyphasenrhythmus beobachten.

Die auf der Abbildung 9 angeführten Kurven der Bewegungsaktivität zweier Hunde — eines Zimmer- und eines Hofhundes — weisen kraß auf die Unterschiede hin, die im Prozeß des individuellen Lebens entstehen. Der Zimmerhund „Belka“ zeigt eine typische monophasische Tagesaktivität. Bei dem Hofhund „Tschadym“ ist die Aktivität fast gleichmäßig im Verlaufe von 24 Stunden verteilt. Hier ist ebenfalls in der Hauptsache eine monophasische Tagesaktivität bemerkbar, aber sie wird durch mehrere Erregungsperioden in den Nachtstunden (genauer, in den Abendstunden) ergänzt. Bei beiden Hunden gibt es eine morgendliche Ruhephase von 4 bis 7 Uhr, die für die Raubtiere überhaupt charakteristisch ist.

Die übrigen untersuchten Hunde nähern sich größtenteils einem der angeführten Typen und können als das beste Beispiel für den natürlichen 24stündigen Rhythmus der wilden Raubtiere dienen, der durch die Domestikation gestört wird.

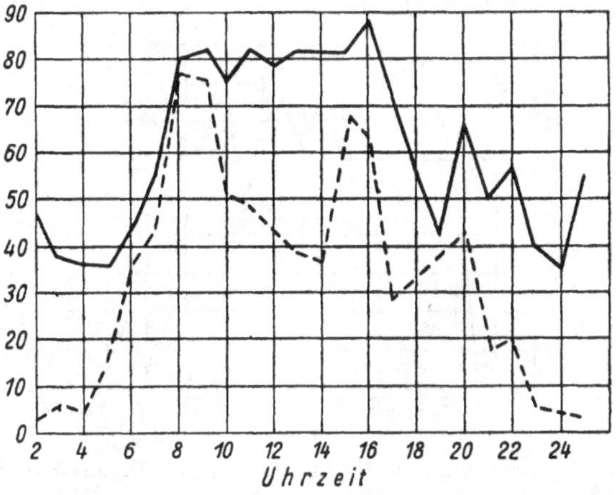

Abb. 9. Kurven der Bewegungsaktivität von Haushunden

—— Hofhund „Tschadym"

--- Zimmerhund „Belka"

Transkaukasischer Bär (Ursus arctos meridionalis)

Die Untersuchung von 6 Exemplaren dieses Bären weisen auf eine ziemlich große Aktivität (Abbildung 10) hin. Die allgemeine Verteilung der Aktivität zeigt einen monophasischen Rhythmus. Die Aktivität ist sehr groß (von 6 bis 22 Uhr). Die Nachtruhe ist sehr gut ausgeprägt und zeichnet sich durch einen fast ununterbrochenen Schlaf aus. Das Verhalten einzelner Vertreter dieser Art unterscheidet sich ein wenig von dem beschriebenen. Dieses äußert sich hauptsächlich in der Art des Erscheinens einer mehr oder weniger ausgeprägten Tagesphase der Ruhe (von 10 bis 12 Uhr). Nach Beobachtungen aus der Natur ist der Bär ein Tagestier (Dinnik, 1915), obwohl er auch des Nachts aktiv zu sein pflegt. Längere Beobachtungen an zwei transkaukasischen Bären zeigten keinerlei Beschränkungen der Aktivität, die von einem winterschlafähnlichem Zustand gezeugt hätten. Der Winterschlaf, der überhaupt anscheinend auch in der Natur bei dieser Art von Bären (Satunin, 1913) äußerst kurz ist, fehlt vollkommen in der Gefangenschaft und äußert sich nicht einmal in irgendeiner Art von Beschränkungen der 24stündigen Aktivität.

Dachs (Meles meles)

Von 1935 bis 1938 wurden 6 Exemplare dieser Art im Laboratorium untersucht. Ein Teil der Tiere wurde von den Jägern im erwachsenen Zustand, ein Teil aber im Alter von annähernd 2 Monaten geliefert. Die Auffütterung der Dachsjungen und ihre Gewöhnung an die Lebensbedingungen im Laboratorium hinterlassen eine tiefe Spur in dem individuellen Verhalten der Tiere und entstellen voll und ganz ihren 24stündigen Rhythmus. Für einen erwachsenen Dachs, der den natürlichen Verhältnissen entnommen und von den äußeren Einflüssen isoliert worden ist, ist eine nächtliche 24stündige monophasische Aktivität typisch (Abbildung 11). Eine ununterbrochene Ruhe des Tieres wird im Verlaufe von 24 Stunden

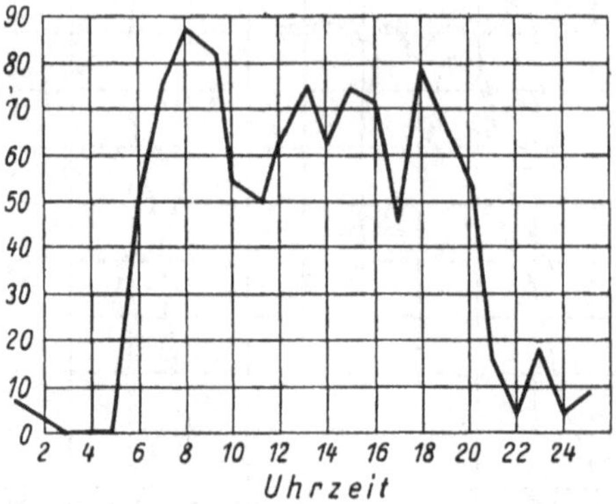

Abb. 10. Kurve der Bewegungsaktivität des transkaukasischen Bären „Wanja"

(von 6 bis 20 Uhr) während der Dauer von 14 Stunden beobachtet. Eine vollkommene Aktivität nur im Verlauf von 4 Stunden während 24 Stunden. In der übrigen Zeit wird eine wechselnde Aktivität beobachtet, die für die Morgenstunden und die späten Abendstunden besonders charakteristisch ist. Das beschriebene Bild ist nicht für alle erforschten Vertreter dieser Art charakteristisch. Für die Tiere, die im Laboratorium aufgezogen worden sind, ist der monophasische Tagesrhythmus mit einer Aktivität, welche mit der Zeit der Fütterung und der Bewegung im Laboratoriumsmilieu übereinstimmt, charakteristisch. Auf der Abbildung 12 sind die Kurven der Bewegungsaktivität von zwei erwachsenen Dachsen (Weibchen) angeführt, von welchen das eine — „Frossja" — im Laboratorium aufgezogen wurde und das andere — „Akulina" — als Erwachsenes geliefert wurde. Die Registrierung der Aktivität wurde unter im übrigen gleichen Bedingungen in zwei vollkommen gleichen Käfigen durchgeführt, die in einer isolierten ungezäunten Voliere untergebracht waren. Wie aus der Abbildung 12 ersichtlich ist, stellen die 24-Stunden-Rhythmen der Aktivität bei diesen beiden Tieren eine vollkommene Widerspiegelung voneinander dar. Die analoge Verteilung von Ruhe und Aktivität erwies sich für die in der Natur und für die in der Gefangenschaft aufgewachsenen Tiere als außerordentlich beständig und entstellte sich nicht unter dem Einfluß der Änderungen des Licht- und des Ernährungsregimes. Offensichtlich sind die im Prozeß der individuellen Entwicklung entstehenden kompliziert-reflektorischen Beziehungen fähig, die Reaktion des Tieres auf die meteorologischen (Licht, Temperatur) und anderen Agenzien der Außenwelt, die das Tier umgeben, festzulegen.

Der 24stündige Zyklus der Aktivität unter diesen Bedingungen ist erworben, und angeboren ist nur die Form der 24stündigen Kurve, die in beiden Fällen einen monophasischen Charakter trägt.

Beim Dachs, als einem Tier, das in einen mehr oder weniger langen Winterschlaf fällt, erwies sich der 24stündige Zyklus den jahreszeitlichen Schwankungen unterworfen. In der Sommerperiode wird eine bedeutend größere Aktivität beobachtet als im Winter. Wie spezielle Versuche, von welchen noch extra berichtet wird, zeigen, wird eine enge Abhängigkeit der Tieraktivität von der Länge des Tages und von der Temperatur der Umwelt beobachtet. Diese Erscheinungen sind mit den Nahrungsaufnahmen des Dachses, die ebenfalls schroffe jahreszeitliche Schwankungen erleiden, eng verbunden (s. den Leitartikel dieser Zusammenstellung).

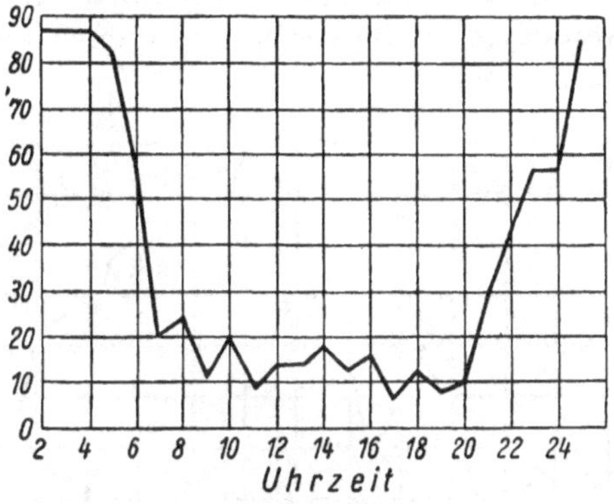

Abb. 11. Kurve der Bewegungsaktivität des Dachses „Wassja“

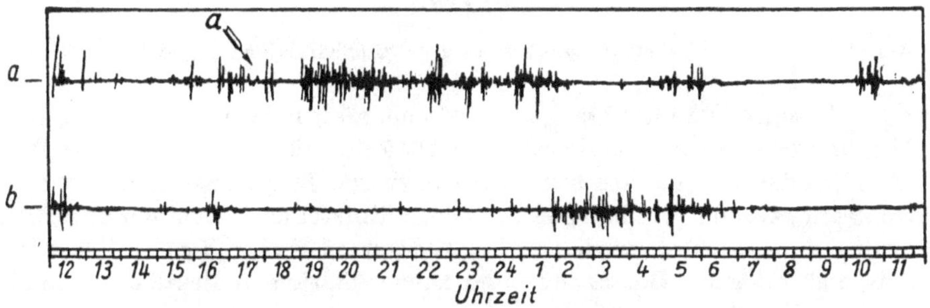

Abb. 12. Kurven der Bewegungsaktivität der Dachse

a) aufgezogen im Laboratorium
b) gefangen im erwachsenen Zustande

Waschbärartiger Hund (Nycteoreutes procyonides)

Vier Tierexemplare dieser Art (2 Weibchen und 2 Männchen) kamen aus dem Leningrader Zoologischen Garten, in dem sie auch geboren wurden. Die ussurische Gegend weist diese Art in ihrer natürlichen Verbreitung auf. Sie wurde von PRSHEWALSKI als ein Tier beschrieben, das in einen kurzen Winterschlaf fällt. Unter den Verhältnissen von Suchumi lebten diese langhaarigen Tiere insgesamt annähernd zwei Jahre, da sie anscheinend die hohe Temperatur im Sommer und im Herbst schlecht vertrugen. Die Verteilung der Aktivität während 24 Stunden erwies sich nicht als sehr charakteristisch (Abbildung 13). Einzelne Bewegungen wurden während der gesamten 24 Stunden beobachtet. Das Maximum der Aktivität jedoch kam auf die Tag- und Abendstunden (von 12 bis 22 Uhr). Nach den Beschreibungen von PRSHEWALSKI ist der waschbärartige Hund ein Nachttier. Es ist möglich, daß die Aufzucht mehrerer Generationen in der Gefangenschaft den natürlichen 24-Stunden-Rhythmus der Aktivität beim waschbärartigen Hund geändert hat. In den Wintermonaten beschränkt sich die Aktivität auf die Tages- und frühen Abendstunden. Die Gesamtzeit der Aktivität verkürzt sich. So ist die Aktivität während 24 Stunden beim waschbärartigen Hund bedeutenden jahreszeitlichen Schwankungen unterworfen, die wahrscheinlich mit dem kurzen Winterschlaf zusammenhängen.

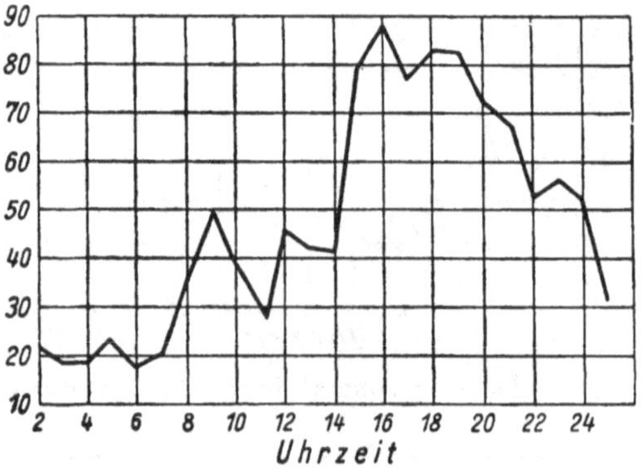

Abb. 13. Kurve der Bewegungsaktivität des waschbärartigen Hundes „Senator“

Für alle erforschten Landraubsäugetiere ist eine nächtliche monophasische Kurve der Aktivität während 24 Stunden charakteristisch. Unter dem Einfluß der Domestikation und der ökologischen Existenzbedingungen kann diese Kurvenform teilweise entstellt werden. Ein Beispiel solch einer Entstellung, das unter natürlichen Bedingungen beobachtet wird, ist die 24-Stunden-Kurve der Aktivität beim Schakal, und unter den Bedingungen der Domestikation — dieselbe 24-Stunden-Kurve beim Haushund.

Die Raubtiere müssen nach ihrer Lebensweise zu den Nachttieren gerechnet werden. Von diesem allgemeinen Typus erhielt sich nur ein Teil des nächtlichen 24-Stunden-Rhythmus. Ein allgemeiner Zug für alle Raubtiere ist die Phase der morgendlichen Ruhe (von 4 bis 8 Uhr). Mit dieser Phase fand die nächtliche Jagd der Vorfahren der heutigen Raubtiere ihren Abschluß, und diese Phase geht als ein unvermeidlicher Bestandteil in die ganze Mannigfaltigkeit der 24stündigen Aktivitätsrhythmen bei den Landraubsäugetieren ein.

Niedere Primaten

Eine Erforschung des 24-Stunden-Aktivitätsrhythmus bei Affen nach der Methode der pneumatischen Aufzeichnung auf einem Kymographen wurde, soweit uns bekannt ist, niemals durchgeführt. Indessen sind die Affen schon längst ein wichtiges Objekt zur Erforschung der 24-Stunden-Periodik der Körpertemperatur und anderer physiologischer Funktionen geworden. Untersucht wurden drei Arten der niederen Affen: Mantelpaviane (Cynoc. hamadryas), Rhesus-Makaken (Macac. rhesus) und Lapunder-Makaken (Macac. lapunder). Die Affen der Alten Welt sind typische Tagestiere. Dies ist aus ihrer Erforschung unter den Bedingungen der suchumischen Zucht ersichtlich und wurde bei einer 24stündigen Registrierung ihrer Aktivität beobachtet.

Mantelpavian (Cynocephalus hamadryas)

Untersucht wurden insgesamt 12 Affen, die teilweise im Vivarium der Zucht in Suchumi geboren waren, teilweise aus dem Ausland geliefert worden waren. Bei allen Mantelpavianen kann man eine deutliche monophasische Periodik mit einer Tagesphase der Aktivität beobachten. Die größte Aktivität wird bei den Pavianen in den Morgenstunden (von 8 bis 12 Uhr) beobachtet. Gegen 20 Uhr wird die Aktivität durch eine fast vollkommene Nachtruhe abgelöst. Die ganze Kurve der Aktivität hängt eng mit den Lichtverhältnissen zusammen und ändert sich in Verbindung mit der Dauer des Tages und der Nacht. Die erhaltenen typischen Kurven (Abbildung 14) stimmen mit den gewöhnlich erhaltenen Aufzeichnungen der Bewegungsaktivität, die bei den Affen ziemlich groß ist, vollkommen überein. Der Koeffizient der Aktivität für die Mantelpaviane steigt bis 1,10, d. h., die Zeit der Aktivität übersteigt die Zeit der Ruhe mehr als um das Doppelte. Die Mantelpaviane nehmen von allen erforschten Affenarten der Aktivitätsgröße nach den zweiten Platz ein. Dieses hängt wahrscheinlich mit ihrer Landexistenz unter natürlichen Bedingungen zusammen, unter welchen sie auf der Suche nach Nahrung beträchtliche Entfernungen durchmessen.

Weil ihre Aktivität in einer engen Verbindung mit der Dauer des Tages steht, werden bedeutende jahreszeitliche Schwankungen der 24stündigen Kurven beobachtet.

Rhesus-Makake (Macacus rhesus)

Untersucht wurden 6 Affen, die teilweise in der Zucht geboren wurden, teilweise aus dem Ausland geliefert waren. Nach dem Charakter der Bewegungen besteht hier ebenfalls eine monophasische Tagesaktivität. Die Größe der Aktivität ist beträchtlich. Sie erreicht 13—14 Stunden in 24 Stunden. Die Rhesus-Makaken sind die beweglichsten Affen. Dies betrifft besonders die jungen Tiere. Analog den Mantelpavianen wird eine große Abhängigkeit der Aktivität von der Dauer des Tages und folglich auch von den jahreszeitlichen Änderungen beobachtet. Bei den Makaken pflegt der Nachtschlaf oft weniger tief zu sein als bei den Mantelpavianen. Infolgedessen kann man auch nachts kurze Akitivitätsphasen beobachten.

Lapunder-Makake (Macacus lapunder)

Untersucht wurden 4 Affen, die aus dem Ausland geliefert waren. Die Lapunder-Makaken zeigen die geringste 24-Stunden-Aktivität (Abbildung 14) von allen erforschten Arten (K = 0,80). Für die Lapunder-Makaken ist ebenfalls eine schwache

Nachtaktivität charakteristisch. Eine Abhängigkeit von den jahreszeitlichen Änderungen und von der Dauer des Tages — ist allen Affen gemeinsam.
Für alle erforschten Affen ist eine außerordentlich deutliche monophasische 24-Stunden-Aktivität sehr charakteristisch. Diese Monophasie wird gänzlich durch den einphasigen 24-Stunden-Wechsel von Tag und Nacht bestimmt, wie aus der nachfolgenden Mitteilung (diese Sammlung) ersichtlich sein wird. Deshalb hängt der 24stündige Rhythmus der Aktivität bei den Affen mehr als bei irgendeiner anderen Ordnung der Säugetiere mit den Umweltbedingungen zusammen.

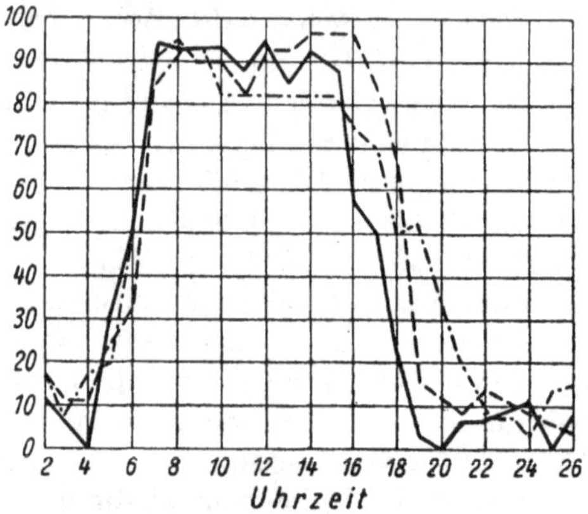

Abb. 14. Kurve der Bewegungsaktivität der niederen Affen

– – – Rhesus „Saturn" —— Lapunder „Klara" —·— Pavian „Felix"

Körpertemperatur

Gesetzmäßige Schwankungen der Körpertemperatur im Laufe von 24 Stunden finden sich bei vielen Säugetieren und Vögeln. Diese Schwankungen werden in der Hauptsache auf eine Erhöhung der Körpertemperatur in der Aktivitätsperiode und auf ihre Herabsetzung in der Ruheperiode zurückgeführt. Deshalb ist eine Gegenüberstellung dieser beiden Funktionen an dem untersuchten Material sehr wichtig.
Den 24-Stunden-Schwankungen der Körpertemperatur liegen sowohl Schwankungen der Wärmeproduktion als auch Schwankungen der Wärmeabgabe zugrunde (Lichatschew, 1893; Johansen u. a.). Allein kann man die Schwankungen der Körpertemperatur nur schwer mit einer erhöhten Wärmeproduktion, die infolge einer Kontraktion der Muskeln entsteht, in Verbindung bringen. Es besteht jedoch zwischen der Aktivität des Tieres und der Körpertemperatur eine enge Abhängigkeit, allerdings keine direkte, sondern eine infolge der Erregbarkeitsänderungen der vegetativen Zwischenhirnzentren entstandene.
Es ist wichtig zu bemerken, daß diese Abhängigkeit für verschiedene Tierarten sehr unterschiedlich ist. Eine äußerst ausgeprägte Abhängigkeit der Körpertemperatur von der Aktivität des Tieres wird bei den Affen und ebenfalls beim

Menschen beobachtet. Für andere Tiere, insbesondere für die Raubtiere, wird in der Literatur das widersprechendste Material angeführt. Dieses gestattet es nicht, den Umfang dieser Schwankungen noch ihre biologische und physiologische Bedeutung zu beurteilen.

Das gesammelte und in der Arbeit dargelegte Material, das bei der Untersuchung vieler Tiere erhalten worden ist, gestattet es, die Frage nach der Verbindung der Aktivität mit den Schwankungen der Körpertemperatur, aber auch anderer Funktionen (Atmung, Säuregehalt des Urins), die 24stündigen Änderungen unterworfen sind, eingehend zu untersuchen.

Insektenfresser

Obwohl bei einer den Insektenfressern verwandten Ordnung der Fledermäuse die 24stündigen Schwankungen der Körpertemperatur 20° C und mehr erreichen, d. h., sich im Grunde genommen die ganze Wärmeregulierung zeitweilig als ausgeschaltet erweist (SLONIM), sind bei solchen Vertretern der Insektenfresser, wie beim Igel und beim Maulwurf, die 24stündigen Schwankungen der Körpertemperatur äußerst unbedeutend.

Die erforschten Exemplare des europäischen Igels ändern die Körpertemperatur trotz einer gut ausgeprägten 24stündigen Periodik der Bewegungsaktivität fast nicht. Die Schwankungen der Körpertemperatur haben hier mit der funktionellen Heterothermie, die für Fledermäuse charakteristisch ist, nichts gemein.

Es wird ein geringes Fallen der Körpertemperatur in den Tagesstunden (bis 1° C), das mit der Ruhezeit zusammenfällt, beobachtet. Die Schwankungen der Körpertemperatur bei den Igeln überhaupt (Schwankungen der Körpertemperatur bis 2° C) lassen es nicht zu, diese periodischen 24-Stunden-Schwankungen als beträchtlich anzusehen.

Nagetiere

Von den erforschten Arten der Nagetiere (Abbildung 15) lenken die Feldmäuse mit einer deutlichen 24-Stunden-Periodik der Umschwünge der Körpertemperatur die Aufmerksamkeit auf sich. Hier wird in den Abend- und Nachtstunden (von 18 bis 8 Uhr) ein Anstieg der Körpertemperatur beobachtet, der beinahe 2° C erreicht und sich im Laufe der ganzen Aktivitätsperiode beständig auf diesem hohen Niveau hält. Die weißen Laboratoriumsratten zeigen eine gewisse Erhöhung der Körpertemperatur in der ersten Hälfte der Nacht (von 20 bis 24 Uhr) und ein allmähliches Ansteigen von den Morgen- zu den Abendstunden (von 8 bis 20 Uhr). Bei den Kaninchen ist das Bild umgekehrt. Die Körpertemperatur sinkt nach und nach von 2 Uhr an, wo ihr höchster Stand beobachtet wird. Dieses hängt in keiner Weise mit der 24stündigen Aktivität zusammen, die beim Kaninchen in den Nachtstunden minimal ist.

Die Schwankungen der Körpertemperatur beim Meerschweinchen tragen einen vollkommenen Tagesmonophasencharakter. Diese Schwankungen jedoch sind sehr klein und überschreiten nicht 0,5° C. Alle bei der Erforschung der Nagetiere erhaltenen Daten zeugen davon, daß keine direkte Verbindung zwischen der

24-Stunden-Periodik der Aktivität und der 24-Stunden-Periodik der Körpertemperatur bei den Vertretern dieser Ordnung von Säugetieren besteht. Dies läßt vermuten, daß auch die Beziehungen zwischen der Aktivität und der ihr zugrunde liegenden Erregbarkeit der höchsten Teile des Zentralnervensystems und den vegetativen Zentren des Zwischenhirns andere sind als bei den Primaten und beim Menschen.

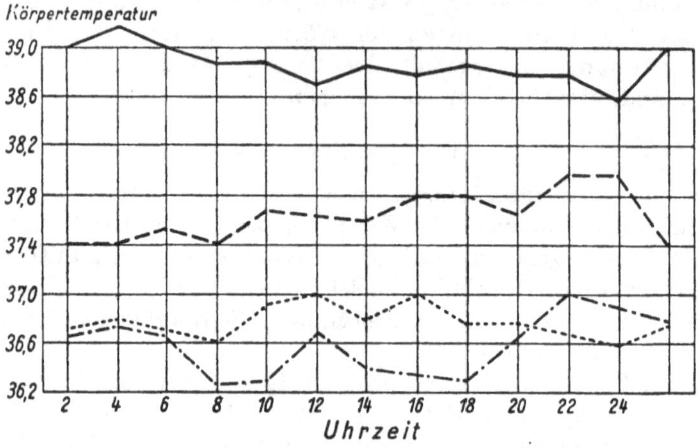

Abb. 15. 24stündige Schwankungen der Körpertemperatur bei Nagetieren.
—— Kaninchen .... Meerschweinchen — — — Weiße Ratten —·—·— Feldmäuse

Raubtiere

Die 24stündigen Schwankungen der Körpertemperatur bei den Haus- und wilden Raubsäugetieren sind äußerst klein. Wie aus der Abbildung 16 ersichtlich ist, halten sich in der Mehrzahl der Fälle alle Temperaturschwankungen bei den Raubtieren in den Grenzen von 0,5° C. Die Erhöhung der Körpertemperatur fällt in der Hauptsache mit der Aktivitätsperiode bei diesen Tieren zusammen. Besonders groß ist die 24-Stunden-Periodik bei der Hauskatze. Hier übersteigt die Amplitude der Körpertemperaturschwankungen 1° C, und es wird eine gut ausgeprägte nächtliche Erhöhung der Körpertemperatur beobachtet.
Bei allen Raubtieren, sowohl bei den Haus- als auch bei den wilden Raubtieren, wird eine Tendenz zur Erhöhung der Körpertemperatur in der Nacht und am Abend beobachtet. Hier gibt es keine besonderen Unterschiede zwischen den wilden Arten und den Hausarten. Anscheinend liegt diesen Änderungen ein ausgearbeiteter phylogenetischer Rhythmus zugrunde, der mit einer Reaktion auf das Lichtregime zusammenhängt. Versuche mit einer Regimeänderung des Lichts und der Ernährung zeigten, daß die Konfiguration der 24-Stunden-Kurve der Körpertemperatur bei den Raubtieren sich in keiner Weise ändert.
Die Umschwünge im Zustand der vegetativen Zentren und der entsprechenden Funktionen bei den erforschten Vertretern dieser Ordnung sind äußerst klein. Die außerordentliche Beständigkeit der Konfiguration der Körpertemperaturkurve wird bei den Raubtieren sogar durch die 24stündigen Schwankungen in

der Lebenstätigkeit des Organismus und durch die mit ihnen verbundenen Schwankungen im Automatismus der zentralen Nervenapparate, die die Beständigkeit des inneren Milieus regulieren, nur unbedeutend gestört. Wie hernach ersichtlich sein wird, darf man daraus jedoch nicht folgern, daß diese Umschwünge voll und ganz fehlen. Anscheinend handelt es sich um Schwankungen der reflektorischen Tätigkeit und der automatischen Nervenmechanismen der Wärmeregulierung und der Atmung, die in geringerem Maße ständig funktionieren (s. unten).

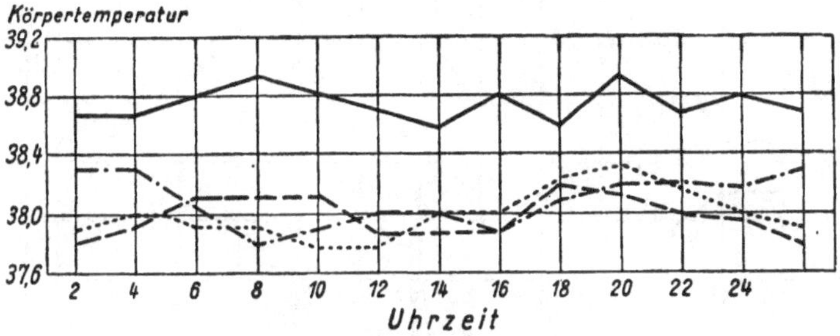

Abb. 16. 24stündige Schwankungen der Körpertemperatur bei Raubtieren
—— Schakale, ····· Waschb. Hunde, – – – Haushunde, –·–·– Dachse

Niedere Primaten

Wie schon oben gezeigt wurde, ist die Körpertemperatur der niederen Affen gesetzmäßigen 24stündigen Schwankungen unterworfen. Dieselben Erscheinungen werden in geringerem Maße auch beim Menschen beobachtet.

Von den drei untersuchten Affenarten werden die größten Schwankungen der Körpertemperatur bei den Mantelpavianen beobachtet — Amplitude etwa 2,4° C (Abbildung 17). Etwas weniger sind diese Erscheinungen bei den Makaken ausgeprägt — etwa 2° C durchschnittlich. In einzelnen Fällen erreichen die Schwankungen der Körpertemperatur 3° C und sogar mehr. Unter den Faktoren, die die 24stündige Amplitude der Körpertemperaturschwankungen vergrößern, sind der Zustand des Hungerns, die niedrige Umwelttemperatur usw. zu nennen.

Die Exposition der Affen bei hohen Umwelttemperaturen (etwa 37° C), d. h. bei Körpertemperatur, vernichtet fast vollkommen die 24stündigen Schwankungen der Körpertemperatur.

Diese Daten zeugen davon, daß das Sinken der Körpertemperatur, das in der Nacht beobachtet wird, mit einer passiven Abkühlung des Tieres verbunden ist, d. h. mit einer schroffen Herabsetzung der Erregbarkeit der Wärmeregulierungszentren. Die Einschränkung des Wärmeverlustes durch eine Exposition bei hohen Umwelttemperaturen verhindert dieses Sinken.

Überhaupt besteht aber zwischen der Kurve der 24stündigen Aktivität und der 24stündigen Kurve der Körpertemperatur bei den Affen eine sehr enge Verbindung. Gerade der einphasigen Tageskurve der Aktivität entspricht dieselbe Kurve der Körpertemperaturveränderungen.

Eine dauernde 24stündige Beleuchtung führt bei den Affen zu einer dauernden 24stündigen ungeordneten Verteilung der Aktivität, und das bedingt die

Stabilität (oder unbedeutenden Schwankungen) der Körpertemperaturkurve bei den Affen.

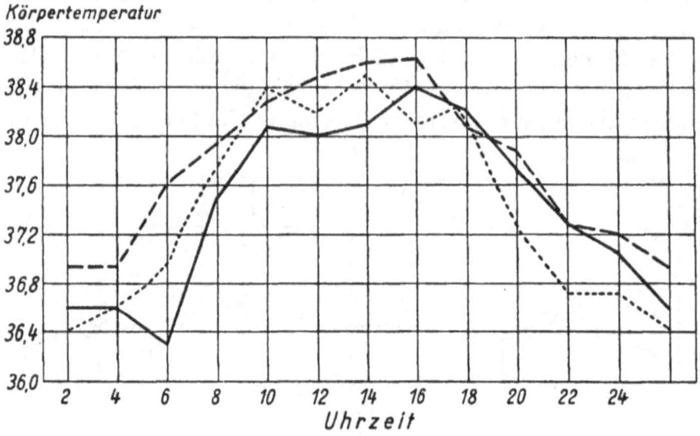

Abb. 17. 24stündige Schwankungen der Körpertemperatur bei den niederen Affen.
· · · · Mantelpavian, ... Rhesus, — — — Lapunder

Umgekehrt beschränkt eine dauernde 24stündige Verdunkelung schroff die motorische Aktivität der Affen und verkleinert die Amplitude der Körpertemperaturschwankungen. Somit ist offensichtlich, daß eine enge Verbindung zwischen diesen beiden Erscheinungen bei den Affen besteht. Man kann annehmen, daß die motorische Aktivität selbst unter dem Einfluß exterorezeptiver Reize entsteht, unter welchen das Licht von großer Bedeutung ist. Die Muskelaktivität ihrerseits bildet einen mächtigen Strom der interorezeptiven Signale, die den Zustand der Zentren im Hypothalamus und der Hirnrinde ändern. Diese Stimulation in Verbindung mit den exterorezeptiven Reizen schafft eben die hohe Erregbarkeit der Zentren, die die „Homöostase" im Organismus der Affen regulieren.

Eine ausführliche experimentelle Analyse der Mechanismen, die die 24stündigen periodischen Schwankungen im Organismus der Affen unterhalten, wird der Gegenstand eines speziellen Artikels sein (s. diese Zusammenstellung).

Atemfrequenz

Die Frequenz der Atmungsbewegungen ist bei einer Reihe von Tieren und beim Menschen gesetzmäßigen 24stündigen Schwankungen unterworfen. Diese Veränderungen werden in direkte Verbindung mit den Änderungen der Erregbarkeit des Atemzentrums und mit den Umschwüngen, die in der Zusammensetzung der Alveolar-Luft entstehen (CO_2-Gehalt), gebracht.

Diese Änderungen und die mit ihnen verbundenen Umschwünge in den Prozessen der Harnabsonderung führen zu bedeutenden Schwankungen des Säurebasengleichgewichts im Organismus.

Schwankungen der Atmungsfrequenz wurden im Verlauf dieser Arbeit bei einer Reihe von Tieren beobachtet, sie waren jedoch bei allen Tieren, mit Ausnahme der Affen, äußerst geringfügig ausgeprägt. So gelang es bei den Insektenfressern — den Igeln — nicht, irgendwelche gesetzmäßige Schwankungen der Atmungsfrequenz im Laufe von 24 Stunden festzustellen.

Bei den Nagetieren waren diese Schwankungen ebenfalls fast gar nicht vorhanden. Das sehr umfangreiche Material, das im Laufe eines Jahres gesammelt wurde, stellte bei den Kaninchen eine vielphasige Kurve (Abbildung 18) mit einer Beschleunigung der Atmung am Tage und mit einer Herabsetzung ihrer Frequenz in der Nacht fest.

Bei der weißen Laboratoriumsratte und beim Stachelschwein gelang es nicht, diese gesetzmäßigen Schwankungen zu beobachten. Bei den Raubtieren konnte man etwas deutlichere Schwankungen der Atmung beobachten. So wurde beim Haushund (an einem sehr umfangreichen Material) eine geringe (2—3 Atemzüge in der Minute), aber sehr gesetzmäßige Beschleunigung der Atmung in den Nachtstunden beobachtet. Die Atmungsfrequenz bei den Haushunden lag am niedrigsten in den Morgenstunden, der Periode, die der morgendlichen Phase der Muskelruhe entspricht.

Bei den wilden Raubsäugetieren — bei dem Schakal und bei dem waschbärartigen Hund — blieb die Atemfrequenz im Laufe von 24 Stunden praktisch stabil. An einzelnen Versuchstagen wurde eine geringe Beschleunigung der Atmung in den Nachtstunden beobachtet. Das fiel zeitlich mit einer Steigerung der Bewegungsaktivität zusammen.

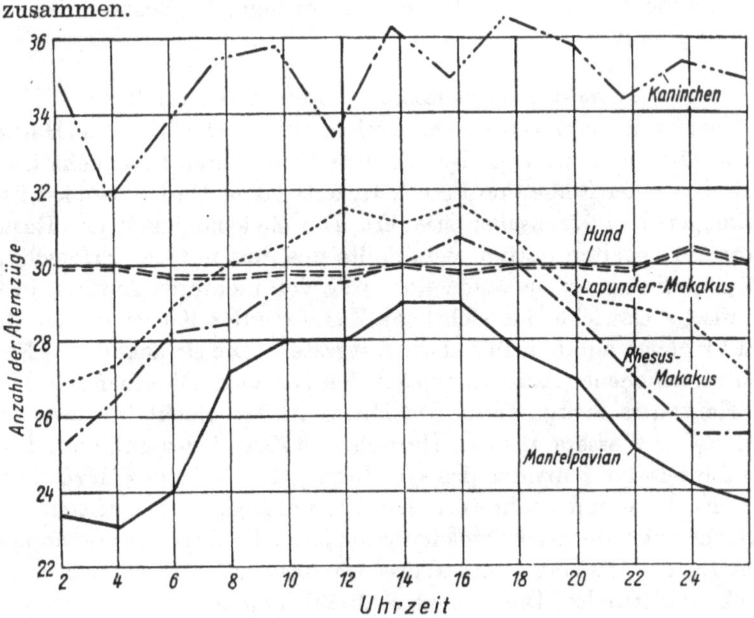

Abb. 18. Schwankung der Atemfrequenz im Laufe von 24 Stunden bei Säugetieren

Bei den Affen war die Frequenz der Atmung gesetzmäßigen 24stündigen Schwankungen unterworfen. Die größte Atemfrequenz wurde bei den Makaken, die geringste bei den Mantelpavianen beobachtet.

Die Atemfrequenz fiel selten in den Nachtstunden und stieg in den Tagesstunden. Die Amplitude der Schwankungen erreichte hier 6—7 Atemzüge in der Minute. Es ist noch zu erwähnen, daß die Periodik der Atemfrequenz nicht mit der Kurve der 24stündigen Aktivität zusammenfiel und die Periode der Atmungsbeschleunigung eine etwas längere Zeitspanne umfaßte. So erreichte die Atemfrequenz die niedrigen Größen erst gegen 2 Uhr in der Nacht, während die Aktivität gewöhnlich schon gegen 20 bis 22 Uhr endete. Die Atemfrequenz hängt zweifellos von den Schwankungen der Körpertemperatur ab, und das bestätigt die schon oben geäußerte Annahme von der allgemeinen Natur dieser physiologischen Schwankungen. Bei den Makaken trägt die 24-Stunden-Kurve der Atmungsschwankung einen etwas geneigteren Charakter. Dieses entspricht auch der großen Erregbarkeit dieser Affen in den Nachtstunden im Vergleich mit den Mantelpavianen. Das Sinken der Körpertemperatur und die Verringerung der Atmung in den Nachtstunden folgen der Herabsetzung der Bewegungsaktivität und kommen in den Morgenstunden niemals dem Auftreten der Bewegungserregung zuvor. Im übrigen darf man diesen Schluß nur bei einem Studium aller Erscheinungen mit Intervallen von 2 Stunden ziehen.
Es sprechen Gründe dafür, daß in kurzen Zeitspannen eine engere Verbindung zwischen diesen Funktionen besteht. Das Auftreten der Bewegungsaktivität selbst wird unmittelbar von analogen Umschwüngen im Zustand der vegetativen Apparate begleitet.

Physikalisch-chemische Änderungen im Harn

Die untersuchten physikalisch-chemischen Eigenschaften des Harns — das spezifische Gewicht, p_H und der titrierte Säure- und Basengehalt — wurden mehrmals von einer Reihe von Forschern unter dem Gesichtswinkel 24stündiger Schwankungen beim Menschen studiert. Die Gleichartigkeit der Resultate, die viele Forscher erhalten hatten, veranlaßte uns, uns mit der Erforschung gerade dieser Eigenschaften zu befassen. So wurde von mehreren Autoren in bezug auf das spezifische Gewicht eine sichtliche Zunahme der Konzentration des Nachtharns im Vergleich mit dem Tagesharn festgestellt. Die Ursache dieser Erscheinung wird von verschiedenen Autoren verschieden gedeutet. Die einen sehen den Grund für die Konzentrationszunahme des Harns in der Nacht in einer verstärkten Resorption des Wassers aus der Harnblase während des Schlafes. Die anderen erklären die relative Zunahme des spezifischen Gewichts des Harns in der Nacht durch ein Nachlassen der sekretorischen Nierentätigkeit. Die dritten meinen, daß in der Nacht entweder irgendwelche besonderen Bedingungen entstehen, die das Zurückhalten des Wassers während des Schlafes begünstigen, oder ein Sinken des Blutdruckes stattfindet. Die vierten schließlich sprechen von einer Verstärkung des osmotischen Drucks während des Schlafes.
Wir führten die Harnuntersuchungen in zwei Fraktionen, einer Tagesfraktion, die von 9 bis 17 Uhr gesammelt wird, und einer Nachtfraktion — von 24 bis 8 Uhr — bei folgenden Tieren durch: Bei 7 Mantelpavianen, 2 Makaken, 3 Haushunden, 2 waschbärartigen Hunden, 1 Katze und 2 Kaninchen. Mit jedem Tier

wurden 5 bis 35 Versuche angestellt. Die Versuchstiere erhielten während der ganzen Untersuchungsperiode die üblichen Ernährungsrationen: die Affen überwiegend Gemüse und Früchte, die Raubtiere Brot und Fleisch.

Das erhaltene Material, das in der Tabelle 1 dargestellt ist, zeigt, daß bei den Affen dieselben Änderungen im Harn beobachtet werden wie auch beim Menschen, nämlich: eine Zunahme der Harnmenge, des spezifischen Gewichts und des freien Säuregehalts in den Nachtstunden. Bei den Raubtieren (Tabelle 2) sind die absoluten Zahlen des spezifischen Gewichts überhaupt sehr groß, insbesondere bei den waschbärartigen Hunden und bei der Katze und zeigen nicht so deutlich ausgeprägte 24stündige Schwankungen, wie sie bei den Affen stattfinden. Der Harn der Raubtiere ist saurer als bei den Affen. In den Nachtstunden nimmt der Säuregehalt noch mehr zu. Bei den Kaninchen ist die Harnkonzentration ebenfalls in der Nacht größer als am Tage, mit einer stark alkalischen Reaktion. 24stündige Schwankungen des Säuregehalts fehlen.

Tabelle 1

24stündige Veränderung des Harns bei Affen

Name des Affen	Menge (in cm^3)		spezifisches Gewicht		p_H nach Michaelis		titrierter Alkaligehalt	
	am Tage	nachts	am Tage	nachts	am Tage	nachts	am Tage	nachts
Sokol, Mantelpavian	81	103	1016	1021	8,4	8,0	35,1	14,7
Erich ,,	56	103	1018	1018	8,5	7,8	34,8	12,1
Schaliko ,,	27	56	1016	1017	8,4	7,8	33,5	15,8
Mischka, Rhesus-Makake	31	51	1018	1019	8,5	8,3	34,6	32,2
Saturn ,, ,,	32	136	1016	1018	8,4	7,8	33,1	18,0
Boris ,, ,,	37	8	1017	1020	8,5	7,7	31,2	14,6

Tabelle 2

24stündige Veränderung des Harns bei Raubtieren

Art des Tieres	Menge des Harns (in cm^3)		spezifisches Gewicht		p_H nach Michaelis		titrierter Alkaligehalt		titrierter Säuregehalt	
	am Tage	nachts	am Tage	nachts	am Tage	nachts	am Tage	nachts	am Tage	nachts
Katze	65	79	1044	1035	6,9	6,7	—	—	6,2	109,8
Dachs	—	73	—	1030	—	6,3	—	—	—	135,6
Dachs	86	305	1033	1025	6,3	6,7	—	—	—	—
Bär	201	147	1026	1028	6,4	6,7	38,6	38,6	—	—
Haushund	140	81	1031	1027	8,2	6,7	—	—	7,2	33,3
waschbärartiger Hund	206	117	1050	1057	6,2	5,7	—	—	62,3	107,2
waschbärartiger Hund	177	84	1066	1067	6,5	6,2	—	—	67,2	97,7

Erörterung der Resultate

Das in dieser Arbeit angeführte Material deckt ganz offensichtlich die äußerst großen Lücken unserer Kenntnisse von der vergleichenden Physiologie des 24-Stunden-Rhythmus bei Säugetieren auf. Zugleich kann man mit Bestimmtheit behaupten, daß zwischen den rhythmischen Äußerungen der Bewegungsaktivität der Tiere und den ihnen entsprechenden Umschwüngen in den vegetativen Funktionen nicht dieselbe Abhängigkeit für alle Ordnungen der Säugetiere besteht. Die 24-Stunden-Periodik der Bewegungsaktivität bestimmt die Lebensweise des Tieres und wird ihrerseits durch die Umwelt bestimmt. Dieser Funktion drücken auch die Ernährungsbedingungen und das Temperaturregime der Umwelt ihren Stempel auf, und schließlich übt die Domestikation einen kolossalen Einfluß aus. Wenn man unser Material betrachtet, muß man der Behauptung Szymanskis beipflichten, daß mehrphasige 24stündige Zyklen sich nur im Resultat der Domestikation äußern. Unter natürlichen Bedingungen bestehen bei den Tieren — den Insektenfressern, Nagetieren, Raubtieren und Primaten — genau ausgeprägte Rhythmen der Aktivität, die leicht gestört werden und sich bei den Haustierarten den Lebensbedingungen völlig unterordnen, die der menschliche Wille geschaffen hat. Sogar die Vertreter der wilden Fauna, die seit der frühen postnatalen Periode unter Laboratoriumsbedingungen aufgezogen und „zahm" geworden sind, können das normale Bild der 24-Stunden-Periodik (z. B. die Dachse) völlig entstellen.

Einzelne Ordnungen der Säugetiere sind nach ihren Wechselbeziehungen zwischen dem Rhythmus der 24stündigen Aktivität und dem Rhythmus der vegetativen Funktionen vollkommen ungleichartig.

Die außerordentliche Beständigkeit der Innenwelt bei den Raubtieren und die strenge Beständigkeit der reflektorischen Tätigkeit bei ihnen lassen überhaupt daran zweifeln, daß krasse Änderungen der vegetativen Gewebsprozesse während des 24stündigen Zyklus möglich sind. Um diese Frage näher zu untersuchen, stellten wir spezielle Versuche an Hunden an. Wir untersuchten die reflektorische Saftabsonderung des Magens nach einer Scheinfütterung in den Tages- und Nachtstunden im Laufe von 24 Stunden. Es stellte sich heraus, daß die Scheinfütterung (Fleisch) im Laufe von 5 Minuten in den Nachtstunden einen geringeren sekretorischen Effekt hervorruft als in den Tagesstunden. Die äußerst sorgfältige Beobachtung des Verhaltens der Tiere konnte irgendwelche wesentlichen Unterschiede in den Tages- und Nachtstunden nicht feststellen. Offensichtlich ist sogar solch ein relativ niedrig lokalisierter Vorgang (verlängertes Mark), wie die Sekretionsregulierung der Magendrüsen periodischen Schwankungen unterworfen, die mit den periodischen Schwankungen der Erregbarkeit des Zentralnervensystems zusammenhängen.

Und dennoch kann man zwischen diesen Umschwüngen bei den Raubtieren und bei den Affen nur schwer irgendwelche Vergleiche ziehen. Die physiologische Periodik der Affen hängt eng mit dem periodischen Wechsel von Tag und Nacht zusammen und umfaßt wahrscheinlich alle physiologischen Funktionen ohne Ausnahme. Für die Affen existiert infolgedessen, genau gesagt, keine Homöostase.

Solche Konstanten des Organismus, wie die Körpertemperatur, die Atmung, das Säure-Basen-Gleichgewicht schwanken in breiten Grenzen, wobei sie eine gesetzmäßige 24stündige Abweichung von den beständigen Größen, die genau reguliert werden, bilden. Diese Form der Entwicklung kann genetisch mit noch krasseren Störungen der Homöostase bei den Fledermäusen zusammenhängen (SLONIM, 1945). Es ist wichtig, daß solch eine Form der periodischen Ausgleichung und Korrektur der krassen physiologischen Abweichungen bekanntermaßen auch dem Menschen eigen ist. Die Beständigkeit der Innenwelt ist unter diesem Aspekt keine Eigentümlichkeit der höheren Organismen überhaupt, sondern äußert sich nur in einzelnen Phasen ihrer funktionellen Tätigkeit.

Schlußfolgerungen

Das erhaltene Material läßt es zu, folgende Schlüsse zu ziehen:

1. Bei allen erforschten Affenarten wird eine deutlich ausgeprägte 24-Stunden-Periodik beobachtet, und zwar
   a) das Vorhandensein eines monophasischen Rhythmus der Bewegungsaktivität, mit einer klar abgegrenzten Periode des Schlafes in der Nacht und des Wachseins am Tage;
   b) schroffe 24stündige Schwankungen der Körpertemperatur, die bis 2,5° erreichen, mit einem Maximum um 2 bis 4 Uhr am Tage und einem Minimum um 2 bis 4 Uhr in der Nacht;
   c) bedeutende 24stündige Schwankungen des spezifischen Gewichts, des p_H und des titrierten Säuregehalts des Harns mit einer Zunahme der Konzentration und des Säuregehalts des Harns in der Nacht und mit einem Sinken am Tage.
2. Die 24-Stunden-Periodik der Bewegungsaktivität der von uns untersuchten Raubtiere und Nagetiere hängt in bedeutendem Maße von der Lebensweise ab, und zwar
   a) besitzen die wilden Raubtiere, die kurz vor dem Versuch in die Gefangenschaft gekommen sind, einen deutlich ausgeprägten monophasischen Rhythmus der Bewegungsaktivität: Der Bär, ein Tagestier — einen normalen; der Dachs, ein Nachttier — einen entstellten;
   b) beim Schakal, bei den waschbärartigen Hunden und beim Dingo, die in der Gefangenschaft aufgezogen werden, werden Störungen der 24-Stunden-Periodik bis zur vollständigen Entstellung der Rhythmik der Bewegungsaktivität (Dingo) beobachtet;
   c) die sogenannten Laboratoriumstiere — die Katze, der Hund und das Kaninchen—besitzen eine mehrphasische Bewegungsaktivität, die wahrscheinlich infolge der künstlichen Existenzbedingungen ausgebildet worden ist. Der Zimmerhund besitzt infolge des ständigen Aufenthalts unter Menschen und der Unterordnung unter ihre Lebensordnung eine einphasische normale Periodik der Aktivität.
3. Die 24stündigen Schwankungen der vegetativen Prozesse (der Körpertemperatur, der physikalisch-chemischen Eigenschaften des Harns) bei

Raubtieren und Nagetieren sind entweder sehr unbedeutend (Schakal, waschbärartiger Hund, Katze) oder fehlen vollkommen (Hund, Kaninchen).

4. Die Atemfrequenz bei allen von uns untersuchten Tieren, außer den Affen, besitzt eine große Beständigkeit und zeigt keine 24-Stunden-Periodik.
5. Es besteht eine bestimmte Abhängigkeit zwischen der 24stündigen Verteilung der Bewegungsaktivität und den Reaktionen der vegetativen Funktionen bei den Affen.

Auf Grund des ganzen erhaltenen Materials kann man den allgemeinen Schluß ziehen, daß wesentliche Unterschiede zwischen den 24stündigen periodischen Schwankungen bei den Primaten einerseits und bei den Raubtieren, Nagetieren und Vögeln andererseits bestehen. Während bei den ersteren die 24-Stunden-Rhythmik schroff ausgeprägt ist und sich in periodischen Störungen der Beständigkeit der Innenwelt äußert, hängt sie bei den letzteren in bedeutendem Maße nicht nur von den ökologischen Existenzbedingungen der betreffenden Art, sondern auch von den Lebensbedingungen der einzelnen Individuen ab.

LITERATUR

Динник. Звери Кавказа. Хищные.
DINNIK. Tiere des Kaukasus. Raubtiere. Tiflis Band 2, 1915.

Ефимов и Утевская. Бюлл. экспер. биол. и мед.,
JEFIMOW und UTEWSKAJA. Bulletin für experim. Biologie und Medizin, 14, 54, 1942.

Калабухов. Успехи совр. биол.,
KALABUCHOW. Fortschritte der modernen Biologie, 12, 164, 1940.

Калабухов. Зоол. журнал,
KALABUCHOW. Zoologische Zeitschrift, 12, 178, 1943.

Калабухов. Ученые записки ЛГУ,
KALABUCHOW. Wissenschaftliche Schriften der Leningrader Staatsuniversität, 13, 80, 1940.

Калабухов. Журнал общей биологии,
KALABUCHOW. Zeitschrift für allgemeine Biologie, 7, 417, 1946.

Конради и Щербакова — по Конради, Слоним, Фарфель. Общие основы физиологии труда.
KONRADI und STSCHERBAKOWA — nach Konradi, Slonim, Farfel. Allgemeine Grundlagen der Physiologie der Arbeit. Biologischer Medizinischer Staatlicher Verlag, 1935.

Лихачев. Теплопроизводство здорового человека при относительном покое.
LICHATSCHEW. Wärmeproduktion des gesunden Menschen bei relativer Ruhe. Diss. 1893.

Макарова. (Неопубликованные данные).
MAKAROWA. (Nicht veröffentlichte Angaben.)

Пржевальский. Путешествие в Уссурийском крае.
PRSHEWALSKI. Reise im Ussurischen Land. St. Petersburg, 1878.

Розенблюм. Труды ВМА им. С. М. Кирова,
ROSENBLUM. Arbeiten der Militär-Medizinischen Kirow-Akademie, 5, 173, 1936.

Сатунин. Труды общ. изучения Черноморского побережья кавказа,
SATUNIN. Arbeiten über das allgemeine Studium der Schwarz-Meer-Küste im Kaukasus, Teil 1, 1913.

Сатунин. Труды Тифлисского музея,
SATUNIN. Arbeiten des Tiflis-Museums, 1902.

Слоним. Известия АН СССР, серия биол.,
SLONIM. Mitteilungen der Akademie der Wissenschaften der UdSSR, Serie Biologie, 3, 1945.

Филатова. Бюлл. экспер. биол. и мед.,
FILATOWA. Bulletin für experim. Biologie und Medizin, 18, 29, 1944.

Филатова. Опыт эколого-физиологического исследования дикой фауны полупустынь Киргизии.
FILATOWA. Erfahrungen bei der ökologisch-physiologischen Erforschung der wilden Fauna in den Halbwüsten Kirgisiens. Diss., 1944.

Филатова. (См. статью в настоящем сборнике).
FILATOWA. (Siehe Artikel in dieser Sammlung.)

Щербакова. Бюлл. экспер. биол. и мед.,
STSCHERBAKOWA. Bulletin für experim. Biologie und Medizin, 4, 335, 1937.

Щербакова. Бюлл. экспер. биол. и мед.,
STSCHERBAKOWA. Bulletin für experim. Biologie und Medizin, 5, 167, 1938.

BENEDICT. SNELL. Pflüg. Arch. f. die gesamt. Physiol., 90, 1902.

JOHANNSON. Skand. Arch. f. Physiol., 8, 85, 1898.

IRGENSEN. Die Körperwärme des gesunden Menschen. Leipzig 1873.

RICHET. Dictionaire de Physiol. IV. Chaleur, 1898.

SIMPSON und GALBRAITH. Journal of Physiol. 45, 69, 1906.

SZYMANSKI. Pflüg. Arch., 170, 87, 1918.

SZYMANSKI. Pflüg. Arch., 170, 110, 1918.

SZYMANSKI. Pflüg. Arch., 172, 424, 1918.

O. P. STSCHERBAKOWA

Experimentelle Untersuchungen über den 24-Stunden-Rhythmus physiologischer Funktionen bei Affen[1]

Eine ziemlich umfangreiche Literatur ist den experimentellen Erforschungen der 24-Stunden-Rhythmik physiologischer Prozesse bei den höheren Säugetieren und beim Menschen gewidmet. Insofern der Mensch in diesen Arbeiten das Hauptobjekt ist, kann man alle erhaltenen Resultate in zwei Gruppen einteilen.

Bei der ersten Gruppe gelang es den Autoren, durch eine Änderung des gewöhnlichen Lebensrhythmus (Ernährung, Beleuchtung, Arbeitstätigkeit) eine Entstellung der 24stündigen Körpertemperaturkurve zu beobachten (DELSZINSKI, 1875, OSBORNE, 1908, u. a.).

Anderen Autoren, die oft dieselbe Methodik benutzten, gelang es nicht, den 24-Stunden-Rhythmus der Körpertemperatur zu ändern (MOSSO, 1887; POLIMANTI, 1914, u. a.).

In Versuchen an Rhesus-Makaken gelang es einigen Autoren, eine völlige Änderung der 24stündigen Kurve durch eine Änderung der Lebensweise zu erhalten. Als sie die Affen einer 24stündigen Beleuchtung unterzogen, konnten sie eine bedeutende Verkleinerung der 24stündigen Schwankungen der Körpertemperatur beobachten. Durch Versuche an Vögeln wurde ebenfalls festgestellt, daß eine Entstellung der 24stündigen Körpertemperaturkurve bei einer Änderung der Lebensweise möglich ist.

Da die Affen eine deutlich ausgeprägte 24-Stunden-Rhythmik sowohl der Bewegungsaktivität als auch der physiologischen Prozesse besitzen, sind sie ein außerordentlich geeignetes Objekt zur Durchführung derartiger Forschungen, insbesondere zur experimentellen Lösung des Problems der Faktoren, die den 24-Stunden-Rhythmus physiologischer Funktionen bestimmen. Dies ist um so wichtiger, da es beim Menschen, wie aus einer umfassenden Literatur ersichtlich ist, nicht möglich ist, eine völlige Isolierung von früher vorhandenen Verhältnissen zu erreichen, denn das Denken an Erscheinungen, die tatsächlich außerhalb des Versuchsraumes stattfinden, ändert beim Menschen schroff das Verhältnis zum laufenden 24stündigen Regime (KONRADI u. STSCHERBAKOWA, 1935). Bei den Versuchen an Tieren blieb bis heute unklar, welche Umweltfaktoren den 24-Stunden-Rhythmus bei den Affen und beim Menschen bestimmen. Ebenfalls ist unklar, ob der natürliche monophasische Rhythmus der Aktivität phylogenetisch ausgearbeitet und erblich gefestigt ist und ob er sich in Abhängigkeit von den äußeren Bedingungen der individuellen Existenz ändern kann.

[1] Der experimentelle Teil der Arbeit ist in den Jahren 1935 bis 1937 ausgeführt worden. Die Arbeit ist im Jahre 1947 zum Druck vorbereitet worden.

Diese Einflüsse hängen mit einer Einwirkung hypothermischer, bis jetzt noch nicht erforschter Faktoren auf den Organismus zusammen, die nach der Meinung mehrerer Forscher die Beziehung des Organismus zum Tag- und Nachtregime bestimmen. Außerordentlich günstige Bedingungen, die für unsere Arbeit in dieser Richtung von dem verstorbenen Direktor der Subtropischen Filiale der Biologischen Station des Instituts für Experimentelle Medizin der Ak. d. Med. Wiss. der UdSSR P. W. LEBEDINSKI geschaffen wurden, ermöglichten es uns, die Forschung mit einer bis heute noch nicht dagewesenen Breite und Gründlichkeit durchzuführen. Ihrer ausführlichen Darlegung ist dieser Artikel gewidmet.

Untersuchungsmethodik

Alle Untersuchungen wurden in einem speziell eingerichteten, isolierten (von den Wohnräumen und Volieren weit entferntem) Häuschen in der Tiefe eines Parks durchgeführt. Das Häuschen bestand aus drei Zimmern — dem Vorzimmer, dem Laboratorium und dem Versuchssaal mit Käfigen für die Tiere. Der Versuchssaal hatte sehr große Fenster, die durch Fensterläden verschließbar waren. Die Affen befanden sich über ein Jahr lang ununterbrochen in dem Versuchshaus. Die ganze Arbeit wurde von ein- und demselben Personal verrichtet. Das Aufräumen und das Füttern der Tiere wurde zu genau festgesetzten Stunden von ein- und denselben Personen ausgeführt. Die Temperatur im Hause wurde im Laufe der ganzen Forschungsperiode auf einem beständigen Niveau (20 bis 25° C) gehalten. Die Untersuchungsmethodik war folgende: Unmittelbar nach der Einführung eines bestimmten Regimes der Beleuchtung und der Ernährung wurde am dritten Tage bei den Affen die Körpertemperatur Tag und Nacht in 2stündigen Abständen gemessen. Gleichzeitig wurde auch die Anzahl der stattgehabten Bewegungen in der Minute gezählt. An den Tagen, die den Körpertemperaturmessungen vorangingen, wurde bei den Affen der Harn in zwei Portionen (Nacht- und Tagesportion) gesammelt und die Bewegungsaktivität nach der Registrierungsmethode der Bewegungen auf einem Kymographen Tag und Nacht aufgezeichnet. Dazu wurden die Käfige, in denen sich die Affen befanden, mit beweglichen registrierenden Platten mit Mareyscher Übertragung versehen. Außerdem wurden genau je nach Gewicht die Menge des verabreichten Futters und die Menge seiner Überreste (für jedes Tier einzeln) berechnet. Die Käfige waren mit Rinnen zum Sammeln des Harns versehen.

Die Ernährung der Tiere bestand aus einem Frühstück (Brot, Gemüse, Früchte), Gesamtgewicht ungefähr 500 g, einer Mittagsmahlzeit (Korn, Nüsse oder Grütze), Gesamtgewicht ungefähr 150 g, und einem Abendbrot (Gemüse und Früchte), Gesamtgewicht ungefähr 400 g. Zwei Stunden nach der Futterverabreichung wurden die Überreste weggeräumt und gewogen. Das Lichtregime wurde entweder durch Öffnen und Schließen der Fensterläden oder durch Einschalten der elektrischen Beleuchtung bei geschlossenen Fensterläden hergestellt. Bei den Versuchen mit Nachtfütterung wurden die Krippen mit abgeschirmten Taschenlampenbirnen örtlich beleuchtet. Die Affen blieben dabei im Dunkeln. Beleuchtet wurde nur die Krippe.

Eine Reihe von Forschern mißt dem natürlichen Wechsel von Tag und Nacht eine große Bedeutung bei.
Im Versuchshaus wurde ein strenges Regime eingeführt. Kein Unbefugter (darunter auch die Mitarbeiter des Laboratoriums) durfte den Raum betreten. Unter diesen Bedingungen durfte man annehmen, daß die Affen in bedeutendem Maße von der Außenwelt isoliert seien und ihr Tages- und Nachtregime von den Versuchsbedingungen abhängig sein würde.
Insgesamt wurden 16 Serien von Versuchen an 12 Affen angestellt (5 Mantelpaviane, 5 Rhesus-Makaken und 2 Lapunder-Makaken).
In der Tabelle 1 sind allgemeine Daten der Versuchsaffen angeführt.

Tabelle 1

Nr.	Art des Affen	Name	Geschlecht	Körpergewicht (in kg[1])	Alter[1]
1	Makakus-Rhesus	Saturn	Männchen	3,3	unbekannt
2	,, ,,	Boris	,,	3,2	,,
3	,, ,,	Mischka	,,	2,7	,,
4	,, ,,	Akaki	,,	2,8	,,
5	,, ,,	Kolja	,,	2,3	3½ Jahre
6	Makakus-Lapunder	Patachon	,,	3,6	unbekannt
7	,, ,,	Klara	Weibchen	3,2	,,
8	Mantelpavian	Sokol	Männchen	4,2	,,
9	,,	Erich	,,	4,2	3½ Jahre
10	,,	Schaliko	,,	3,5	3 ,,
11	,,	Tschitschiko	,,	4,1	4 ,,
12	,,	Felix	,,	3,9	3½ ,,

[1] Zu Anfang der Arbeit.

Die Versuche jeder Serie dauerten 7 bis 28 Tage, abhängig von der Kompliziertheit der Variante. Zwischen die Serien mit einer völligen Änderung der Lebensbedingungen und die Serien mit teilweisen Änderungen wurden Serien von Beobachtungen unter normalen Bedingungen eingeschaltet, die unter Vorbehalt „wiederherstellende" genannt wurden. Die Reihenfolge der Serienanstellung von Versuchen ist in der folgenden Tabelle dargestellt.
Die Reihenfolge der Anstellung von Versuchen und die Dauer der Haltung der Tiere bei verschiedenen Regimes der Ernährung und der Beleuchtung wurden sowohl durch die erhaltenen Resultate der Einwirkung dieser oder jener Faktoren auf die Entstellung physiologischer Funktionen als auch durch den allgemeinen Zustand der Tiere (Körpergewicht, Menge des gefressenen Futters) diktiert. Jeder Serie von Versuchen mit künstlichem Regime folgte eine Serie mit normaler Lebensweise bei natürlichem Licht. Solch eine Versuchsreihenfolge ermöglichte es uns, die Affen im Laufe des Jahresexperiments in einem normalen

physiologischen Zustand zu erhalten. Deshalb kann man die Daten, die bei den einzelnen Serien erhalten worden sind, untereinander vergleichen.
Vom 1. 8. bis 13. 9. wurden die Affen in die Volieren hinausgelassen und befanden sich mit allen Affen der Zuchtherde unter einem gemeinsamen Regime (zwischen 5 und 6 Versuchsserien).
Die Erholung unter den normalen Bedingungen der Ernährung und des Lichts dauerte nach jeder Serie bis zur völligen Rückkehr der Rhythmik der physiologischen Funktionen zu den Ausgangsdaten (die Norm).

Versuche mit künstlicher Beleuchtung

Insofern es fast unmöglich ist, ein künstliches Lichtregime ohne künstliche Beleuchtung zu schaffen, war es nötig, den Einfluß der Letztgenannten auf den 24-Stunden-Rhythmus physiologischer Prozesse bei den Affen festzustellen. Die künstliche Beleuchtung mit einer elektrischen Lampe steht unter den Bedingungen von Suchumi der Stärke der Tagesbeleuchtung bedeutend nach, deshalb wurde die Frage in einer speziellen Versuchsserie erforscht (Serie 3).
Wie aus der Abbildung 1 ersichtlich ist, wird die 24-Stunden-Rhythmik der Körpertemperatur bei einem Ersatz der natürlichen Beleuchtung durch eine künstliche nicht gestört. Im Monat Mai, in welchem die Versuche durchgeführt wurden, fielen die Zeit des Einschlafens und die Einstellung der Bewegungsaktivität der Affen

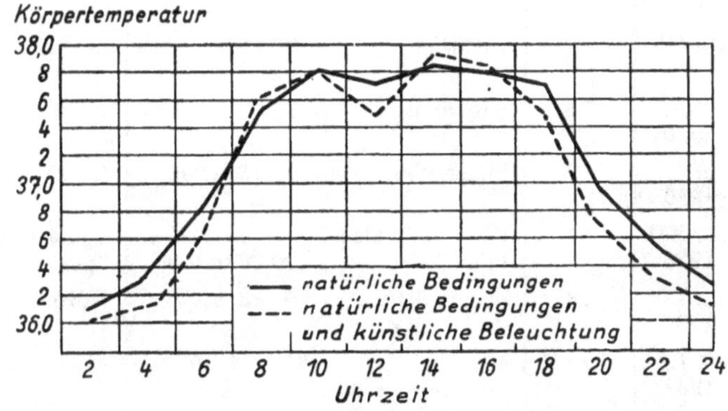

Abb. 1. 24stündige Kurve der Körpertemperatur bei natürlicher und künstlicher Beleuchtung (Makakus-Rhesus „Saturn“)

auf 21 Uhr. Der Ersatz des natürlichen Beleuchtungsregimes durch ein künstliches änderte diese Beziehungen nicht. Ein gleichartiges Bild wurde bei allen Affen ohne Ausnahme beobachtet. Dies ermöglichte es uns, weiterhin unter den Bedingungen des Ersatzes eines Regimes durch das andere zu experimentieren. Bisweilen wurde eine Tendenz zum Sinken des allgemeinen Standes der Körpertemperatur bei künstlicher Beleuchtung beobachtet, aber diese Umschwünge lagen in den Grenzen gewöhnlicher physiologischer Schwankungen der zu erforschenden Funktion.

Völlige Änderung der Lebensweise

(Änderung der Ernährung und der Beleuchtung)

Die Änderung der Lebensweise der Affen wurde durch eine völlige Regimeumstellung von Ernährung und Beleuchtung erreicht. Dazu wurde die natürliche Beleuchtung völlig ausgeschaltet, und die Affen wurden auf eine zeitlich geänderte Futterverabreichung gesetzt (s. Tabelle 2, Serien 4 und 11).

Tabelle 2

Nr. der Serie	Anfangsdatum	Schlußdatum	Dauer in Tagen	Regime der Haltung der Affen: Beleuchtung	Regime der Haltung der Affen: Fütterungszeiten	Anmerkung
1	11. V. 1936	20. V. 1936	10	natürliche	9, 13 u. 15	Norm
2	29. V. 1936	4. VI. 1936	7	von 7—10 Uhr	21, 1 u. 5	Beleuchtung am Tage, Fütterung in der Nacht
3	16. VI. 1936	27. VI. 1936	17	künstliche von 7—20 Uhr	9, 13 u. 17	Norm, künstliche Beleuchtung
4	28. VI 1936	20. VII. 1936	23	künstliche von 19—7 Uhr	21, 1 u. 5	völlige Umstellung
5	22. VII. 1936	31. VII. 1936	11	natürliche	9, 13 u. 17	Norm
6	13. IX. 1936	19. IX. 1936	7	natürliche	9, 13 u. 17	dasselbe
7	23. IX. 1936	8. X. 1936	21	natürliche von 8—16 Uhr	9, 11, 30 u. 15	verkürzter Tag
8	27. X. 1936	5. XI. 1936	9	künstliche	9, 13 u. 17	Norm
9	24. XI. 1936	15. XII. 1936	21	von 7—13 Uhr von 19—1 Uhr	8.30 u. 12.30w 20.30 u. 0.30	diphasisches 24-Stunden-Regime
10	16.XII. 1936	12. I. 1937	28	natürliche	9, 13 u. 17	Norm
11	18. I. 1937	30. I. 1937	13	künstliche von 19—7 Uhr	21, 1 u. 5	völlige Umstellung
·12	3. II. 1937	18. II. 1937	15	natürliche	9, 13 u. 17	Norm
13	22. I. 1937	10. III. 1937	18	von 13—17 und von 1—7 Uhr	14.30—18.30, 2.30	diphasisches 24-Stunden-Regime
14	21. III. 1937	10. IV. 1937	29	natürliche	9, 13 u. 17	Norm
15	12. V. 1937	25. V. 1937	13	von 19—7 Uhr	9, 13 u. 17	Beleuchtg. i. d. Nacht, Fütterung am Tage
16	26. V. 1937	15. VI. 1937	20	natürliche	9, 13 u. 17	Norm

Bei der Änderung der Lebensweise änderte sich die Bewegungsaktivität der Tiere nicht sofort. So war z. B. beim Makakus-Lapunder „Patachon“ die

Bewegungsaktivität am ersten und am zweiten Tage der Änderung der Lebensweise zeitweilig stark eingeschränkt, zeigte aber keine Tendenz zu einer Umstellung. Erst am vierten Tage des Aufenthalts der Tiere unter veränderten Bedingungen verlagerte sich die Bewegungsaktivität in die Nachtstunden, und wurde zum Teil in den Abendstunden beobachtet (Abbildung 2). Die Verspätung der Umstellung der 24stündigen Aktivitätskurve bei einer völligen Änderung der Lebensweise wurde auch bei anderen Versuchsaffen beobachtet. Die Rückkehr zu den normalen Lebensbedingungen wurde nicht von einer analogen Verspätung im Auftreten des neuen Rhythmus begleitet. Schon während der ersten 24 Stunden des normalen Licht- und Ernährungsregimes zeigte die 24stündige Kurve der Aktivität einen normalen Verlauf.

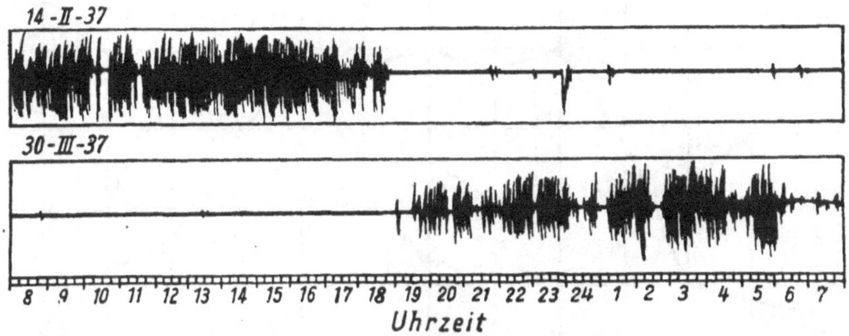

Abb. 2. Kurven der Bewegungsaktivität der Affen bei normaler Lebensweise und bei völliger Änderung derselben

So bewahrte die Aktivitätskurve bei einer völligen Umstellung der Lebensweise einen diphasischen Charakter, aber sie war eine spiegelbildliche Darstellung der Norm.

Die Daten, die in der 4. und 11. Versuchsserie erhalten worden sind, sind völlig gleichbedeutend. Weder die jahreszeitlichen Einflüsse noch der vorangegangene wiederholte Einfluß verschiedener Regimes der Ernährung und der Beleuchtung zeigen eine Einwirkung auf die Fähigkeit des Zentralnervensystems, sich einen neuen Rhythmus, der mit der veränderten Lebensweise des Tieres zusammenhängt, anzueignen. Analog den 24stündigen Schwankungen der Bewegungsaktivität verhalten sich auch die 24stündigen Schwankungen der Körpertemperatur. Wie aus der Abbildung 3 und 4 ersichtlich ist, wird auch hier eine völlige Umstellung der 24stündigen Kurven beobachtet (Daten der Serien 4 und 11). Nur die Bildung der umgestellten 24stündigen Kurve der Körpertemperatur unterscheidet sich etwas beim Übergang von einer normalen Lebensweise zu einer veränderten. Wenn das umgestellte Bild der Bewegungsaktivität in voller Ausbildung erst am 3. Tage erschien, so war eine etwas längere Zeitspanne nötig, um eine umgestellte Kurve der Körpertemperatur zu erhalten.

Wie aus der Abbildung 4 ersichtlich ist, trat nicht einmal am 13. Tage eine völlige Umstellung der Körpertemperaturkurve auf. All das spricht zweifellos für eine noch größere Stabilität der 24stündigen Kurve der Körpertemperatur im Vergleich mit der Kurve der Bewegungsaktivität, die sich bei einer völligen Änderung der Lebensweise äußert.

Einer völligen Umstellung sind ebenfalls auch die 24stündigen Schwankungen der Atemfrequenz unterworfen (Abbildung 5). Wie zu sehen ist, ist die Kurve der Atemfrequenz bei einer veränderten Lebensweise eine völlig spiegelbildliche Darstellung derselben Kurve unter normalen Bedingungen.

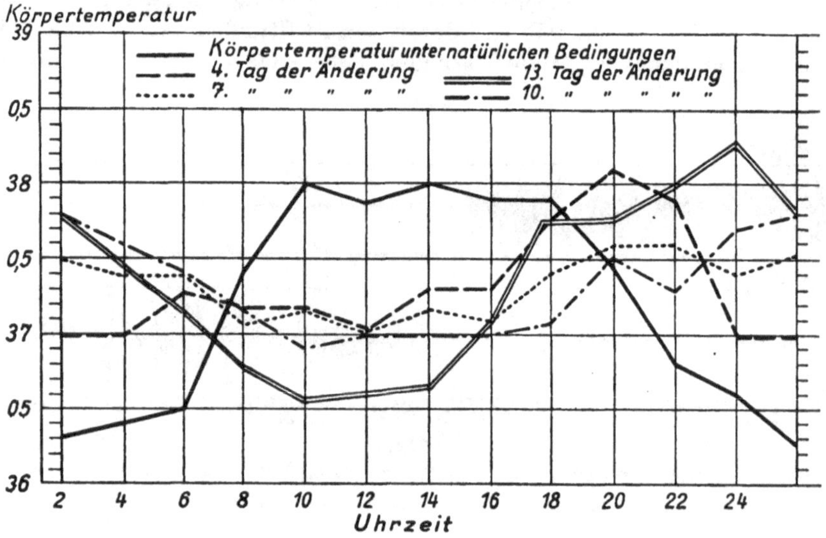

Abb. 3. 24stündige Kurve der Körpertemperatur bei Affen bei normaler Lebensweise und bei völliger Änderung derselben (die durchschnittliche Kurve für 4 Tiere)

Einer völligen Umstellung unter solchen Bedingungen sind ebenfalls der titrierte Alkaligehalt, der titrierte Säuregehalt und das p_H des Affenharns ausgesetzt. Wie aus der Abbildung 6 ersichtlich ist, ändern sich die physikalisch-chemischen Eigenschaften des Harns, die sich am Tage und in der Nacht scharf voneinander unterscheiden, bei einer Umstellung der Lebensweise. Hohe p_H-Werte, die für die Tagesportionen des Harns charakteristisch sind, verlagern sich in die Nachtstunden, und umgekehrt. Die 24-Stunden-Periodik hängt bei den Affen vom vegetativen Nervensystem und vom humoralen System ab, aber außerdem von allen chemischen Prozessen, die im Organismus verlaufen und durch das Regime der Ernährung und der Beleuchtung bedingt sind. Deshalb entstand die wichtige Frage nach der vorherrschenden Rolle dieses oder jenes Faktors bei der Bildung des 24-Stunden-Rhythmus physiologischer Prozesse bei den Affen.

Teilweise Änderung der Lebensweise
(Änderung der Ernährung)

Insofern die Mahlzeiten mit einer bedeutenden Vergrößerung der Wärmeproduktion im Organismus verbunden sind (die spezifisch-dynamische Wirkung der

Nahrung), kann das Ernährungsregime einen Einfluß auf die 24-Stunden-Periodik der physiologischen Funktionen ausüben. Allerdings wurde schon durch Versuche

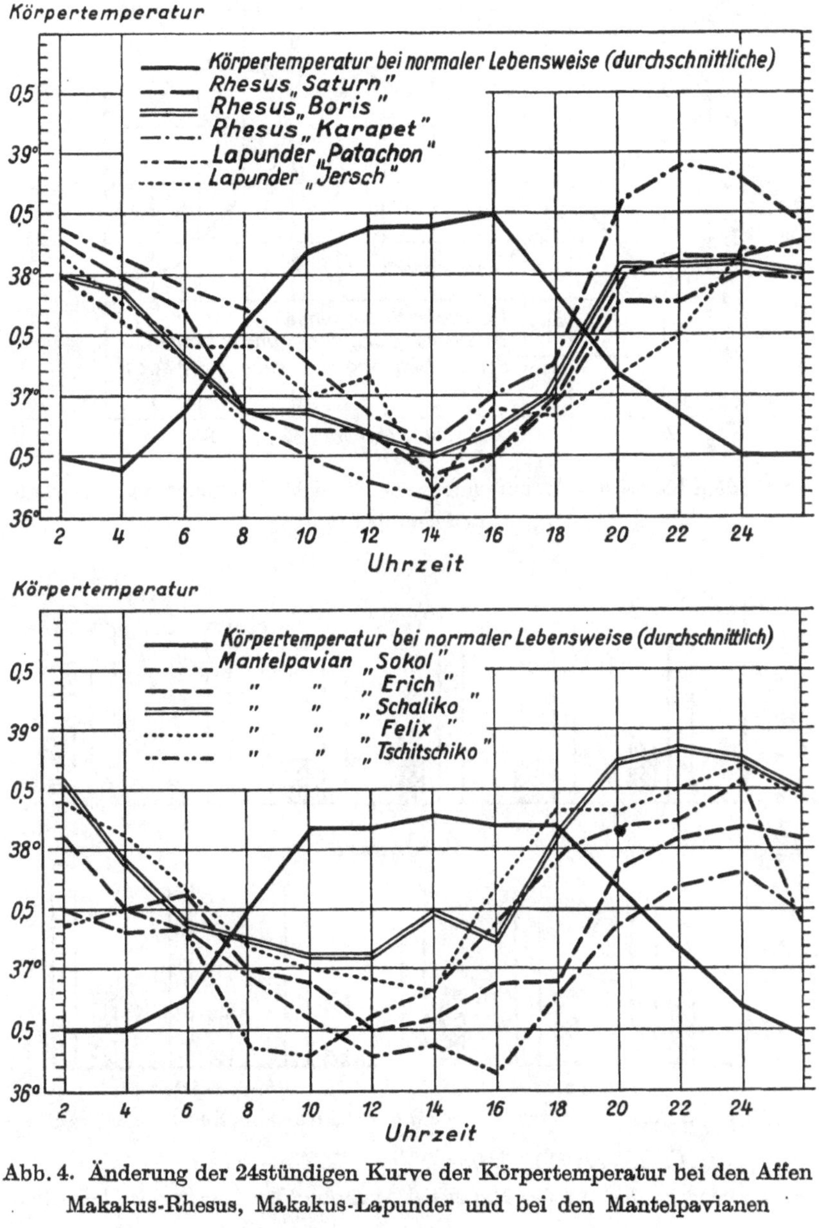

Abb. 4. Änderung der 24stündigen Kurve der Körpertemperatur bei den Affen Makakus-Rhesus, Makakus-Lapunder und bei den Mantelpavianen

von RICHET festgestellt, daß die Mahlzeiten beim Menschen eine nur unbedeutende Erhöhung der Körpertemperatur hervorrufen (bis 0,3° C).

Zur Lösung dieser Frage wurde an Affen eine Serie von Versuchen angestellt (Tabelle 2, Serie 2), während deren Dauer die Beleuchtung den Tag hindurch,

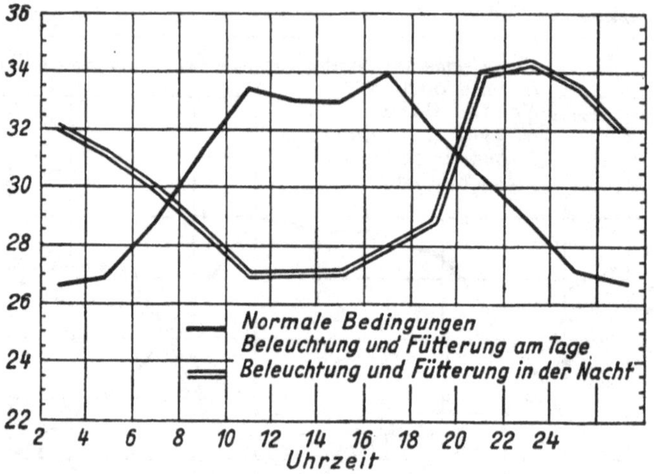

Abb. 5. 24stündige Kurve der Atemfrequenz der Affen bei normaler und bei veränderter Lebensweise

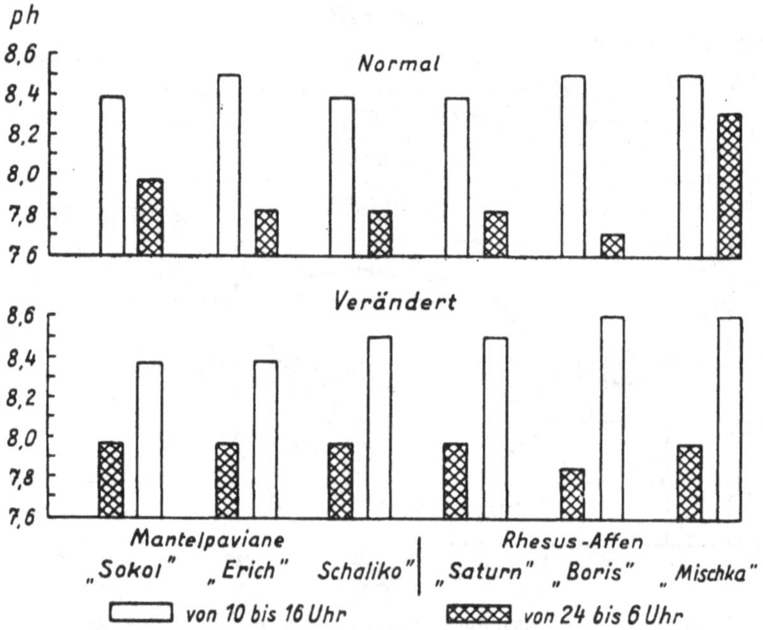

Abb. 6. Änderung des pH des Harns bei Änderung der Lebensweise bei Affen

die Fütterung in der Nacht (um 21, 1 und 5 Uhr) durchgeführt wurde. Eine isolierte Beleuchtung der Futterkrippen ermöglichte es den Affen, die Nahrung zu fressen. Wie spezielle Untersuchungen zeigten, erwies sich die Menge der gefressenen Nahrung unter diesen Bedingungen als stark verringert (Tabelle 3).

Tabelle 8

Nahrungsaufnahme der Affen unter normalen Bedingungen und bei Fütterung während der Nacht

Prozent des gefressenen Futters

Rufname	Fütterung am Tage		Fütterung in der Nacht		Anmerkung
	Frühstück	Abendbrot	Frühstück	Abendbrot	
Erich	66,1	79,0	68,1	52,3	
Saturn	56,8	66,2	54,3	41,0	Serie 2 u. 3
Patachon	64,9	71,7	63,3	49,8	
Akaki	41,3	49,1	43,9	36,2	

Aus dieser Tabelle ist ersichtlich, daß die Affen unter den Bedingungen der Verdunkelung bedeutend schlechter fressen (dies betrifft besonders das Abendbrot). Offensichtlich erweist sich bei einer Fütterung um 21 und 1 Uhr — ein vorhergehendes 16stündiges Hungern als ausreichend, um die Erregbarkeit des Nahrungszentrums trotz eines schnellen Sinkens der Körpertemperatur und der Aktivität der Tiere zu erhöhen (s. unten). Weiter rufen kleine Pausen zwischen den Mahlzeiten (bis 4 Stunden) solch eine Erregbarkeitssteigerung des Nahrungszentrums nicht hervor, was sich auch in den Prozentzahlen der gefressenen Nahrung während des Abendbrotes widerspiegelt. Somit erreichte das untersuchte Regime der Mahlzeiten offenbar nicht das Ziel im Sinne einer Steigerung der Nahrungserregbarkeit, deren Bedeutung in der spezifisch-dynamischen Wirkung sehr groß ist (Makarowa, 1938; Olnjanskaja, 1947; Belskaja, 1949).

Die Bewegungsaktivität der Affen unterschied sich bei Beleuchtung am Tage und bei Fütterung in der Nacht kaum von der normalen. Eine geringe Steigerung der Bewegungen in den Nachtstunden war mit den kurzen Perioden der Mahlzeiten verbunden. Nach Aufhören des Fressens hörte die Bewegungsaktivität sogleich auf, und die Affen schliefen sofort ein (Abbildung 7). Solch ein Regime hinterließ keinerlei Spuren, und sofort nach der Einführung des Tagesregimes der Ernährung zeigten die Kurven der Bewegungsaktivität eine Rückkehr zur Norm.

Noch überzeugender sind die Kurven der Körpertemperatur. Wie aus der Abbildung 8 ersichtlich ist, unterscheiden sich die 24stündigen Kurven der Körpertemperatur bei Beleuchtung am Tage und bei Fütterung in der Nacht nicht von den normalen. Hieraus kann man den Schluß ziehen, daß eine Änderung des Ernährungsregimes außerstande ist, bei Affen Entstellungen des 24-Stunden-Rhythmus hervorzurufen. Insofern die spezifisch-dynamische Wirkung der Nahrung bei den Affen gering ist und von keiner Steigerung der Körpertemperatur begleitet wird, darf man keine Änderungen der 24stündigen Kurve vom Ernährungsfaktor erwarten. Offensichtlich ist die Beleuchtung der Hauptfaktor, der auf die Änderung des 24-Stunden-Rhythmus einen Einfluß ausübt. Dieses Verhalten wurde durch folgende Versuchsserie begründet.

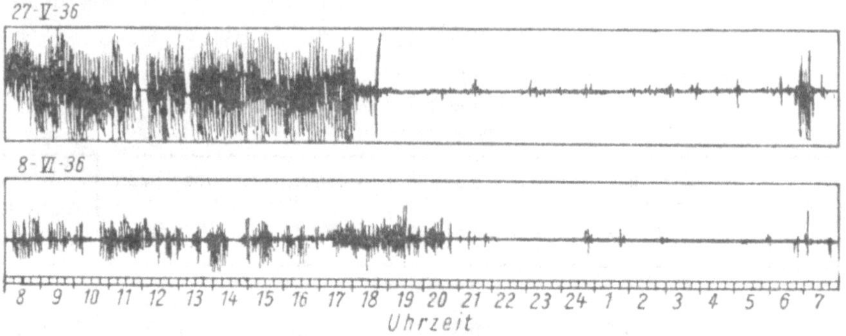

Abb. 7. Kurven der Bewegungsaktivität des Affen in der Norm und bei teilweiser Änderung der Lebensweise (Fütterung in der Nacht, Beleuchtung am Tage)

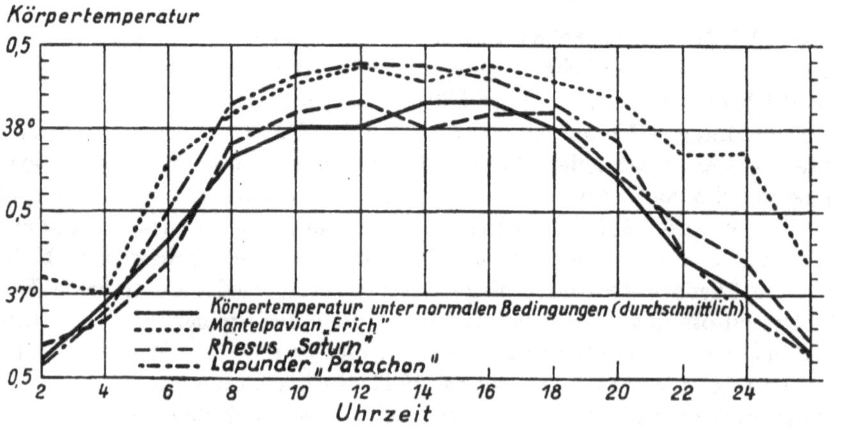

Abb. 8. 24stündige Kurven der Körpertemperatur bei Affen bei teilweiser Änderung der Lebensweise (Fütterung in der Nacht, Beleuchtung am Tage)

Teilweise Änderung der Lebensweise

(Änderung der Beleuchtung)

Die 15. Versuchsserie stellte im Gegensatz zu der vorhergehenden die Frage nach der Feststellung der Bedeutung der Beleuchtungsänderungen für die 24stündigen Schwankungen physiologischer Funktionen beim Affen. Beleuchtet wurden die Affen in der Nacht — von 19 bis 7 Uhr. Die Fütterung wurde am Tage im Dunkeln (beleuchtet wurden nur die Futterkrippen) um 9, 13 und 17 Uhr durchgeführt.

Wie auch bei der vorhergehenden Versuchsserie rief die Fütterung der Affen bei einer allgemeinen Verdunkelung eine Verminderung der Prozentzahl des von ihnen aufgefressenen Futters hervor (Tabelle 4).

Besonders merklich ist die Herabsetzung der Nahrungsaufnahme bei den Makaken („Boris", „Mischka", „Saturn") beim Abendbrot (Erklärung höher). Wenn auch in geringerem Maße als in der vorhergehenden Serie zeigt sich hier der Einfluß der Dunkelheit auf die Nahrungsaufnahme der Affen.

Tabelle 4

Nahrungsaufnahme der Affen unter normalen Bedingungen und bei Beleuchtung in den Nachtstunden (Fütterung in den Tagesstunden im Dunkeln)

Prozentzahl der gefressenen Nahrung

Name	Fütterung am Tage		Fütterung am Tage (im Dunkeln)		Anmerkung
	Frühstück	Abendbrot	Frühstück	Abendbrot	
Erich	84,8	78,5	81,9	78,3	Serie 14 u. 15
Schaliko	72,4	65,5	68,0	67,6	
Boris	69,5	74,5	74,9	56,8	
Mischka	77,5	71,4	70,4	58,9	
Saturn	77,2	70,4	76,4	56,5	

Die Kurven der Bewegungsaktivität der Affen in dieser Versuchsserie (Abbildung 9) zeigen, daß die Bewegungsaktivität voll und ganz dem Beleuchtungsregime folgt. Die Periode der Aktivität erweist sich als entstellt, und die Fütterung

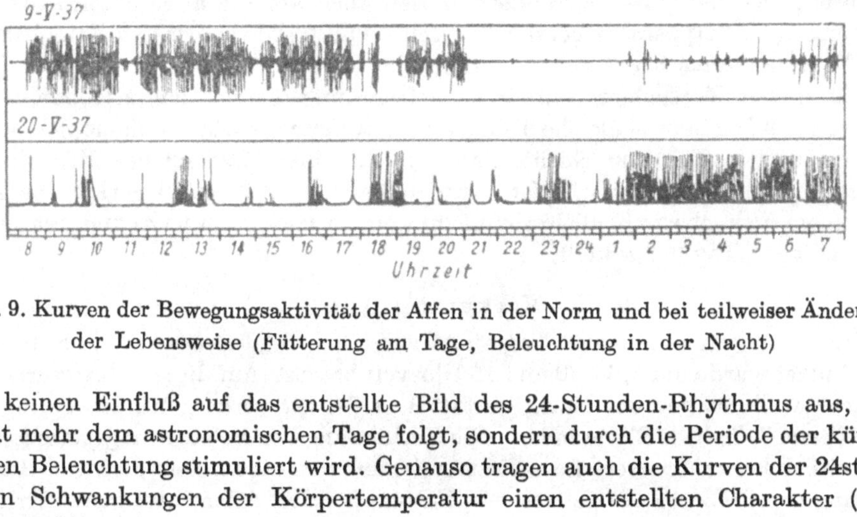

Abb. 9. Kurven der Bewegungsaktivität der Affen in der Norm und bei teilweiser Änderung der Lebensweise (Fütterung am Tage, Beleuchtung in der Nacht)

übt keinen Einfluß auf das entstellte Bild des 24-Stunden-Rhythmus aus, der nicht mehr dem astronomischen Tage folgt, sondern durch die Periode der künstlichen Beleuchtung stimuliert wird. Genauso tragen auch die Kurven der 24stündigen Schwankungen der Körpertemperatur einen entstellten Charakter (Abbildung 10).

Somit ist die Fütterung während der Stunden des astronomischen Tages nicht imstande, die unvermeidliche Entstellung des 24-Stunden-Rhythmus der physiologischen Funktionen im Organismus der Affen zu verhüten. Dieser Rhythmus wird durch die Beleuchtung bedingt und nur die künstliche Beleuchtung bei unseren Versuchen bestimmte den Verlauf des 24stündigen Zyklus der physiologischen Prozesse bei den Affen.

Die oben angeführten Versuchsserien bestätigen nicht nur die Möglichkeit einer Entstellung des 24-Stunden-Rhythmus bei den Affen unter dem Einfluß der

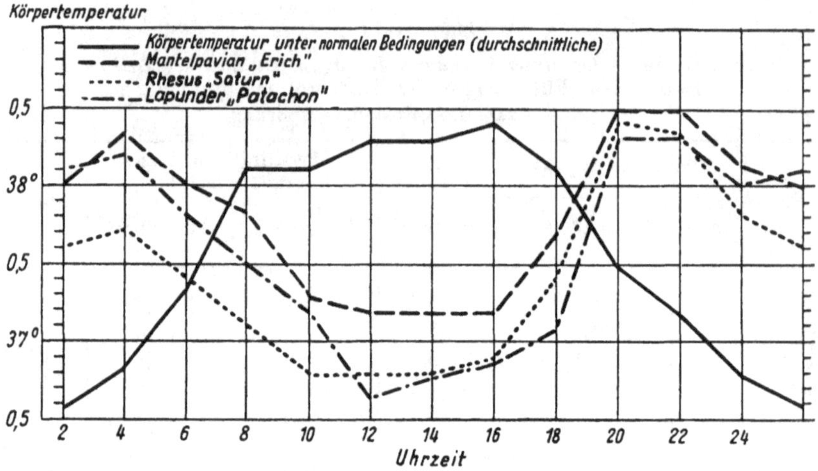

Abb. 10. 24stündige Kurven der Körpertemperatur beim Affen bei teilweiser Änderung der Lebensweise (Fütterung am Tage, Beleuchtung in der Nacht)

Änderung der Lebensweise, sondern weisen auch auf die außerordentliche Bedeutung des Sehapparates bei der Aufrechterhaltung der normalen Erregbarkeit des Nervensystems bei diesen Tieren hin.

In all diesen Versuchen teilte das Beleuchtungsregime den astronomischen 24-Stunden-Tag in zwei gleiche Teile, angepaßt dem natürlichen monophasischen Rhythmus von Tag und Nacht. Zum Zwecke einer Klärung der Möglichkeit, künstliche Rhythmen zu schaffen, wurden Versuche mit einem verkürzten Tag, mit einem mehrphasischen Rhythmus (mit einem zweiphasischen) und mit einem 36stündigen „Tag" angestellt.

Verkürzter Tag

In der erwähnten Serie wurde Tageslicht von 8 bis 16 Uhr verwandt (8 Stunden). Das Futter wurde um 9, 11.30 und 15 Uhr verabreicht. Auf diese Weise wurde die Dauer des Tages und der Nacht anstatt 1 : 1 (in der vorhergehenden Serie) wie 1 : 2 (Serie 7, Tabelle 2) verändert. Die Verkürzung der Beleuchtungsperiode und die zeitlich konzentriertere Futterverabreichung führten zu einer geringen Herabsetzung der Prozente des gefressenen Futters bei den Affen, besonders merklich beim Abendbrot. Im übrigen erreichte diese Herabsetzung nur einige Prozente und konnte dieses Regime nicht als ein solches charakterisieren, welches die Nahrungserregbarkeit bei den Versuchstieren herabsetzt.

Aus Abbildung 11 ist ersichtlich, daß eine Verkürzung der Beleuchtungsperiode auch eine entsprechende Verkürzung der Aktivitätsperiode hervorruft, wie dies aus der Kurve der Bewegungsaktivität ersichtlich ist. Andere Affen zeigten ähnliche Bilder. Offensichtlich hing die Verteilung von Aktivität und Ruhe im Laufe von 24 Stunden in größerem Maße von dem Verhältnis zwischen der Periode der Beleuchtung und der Verdunkelung ab.

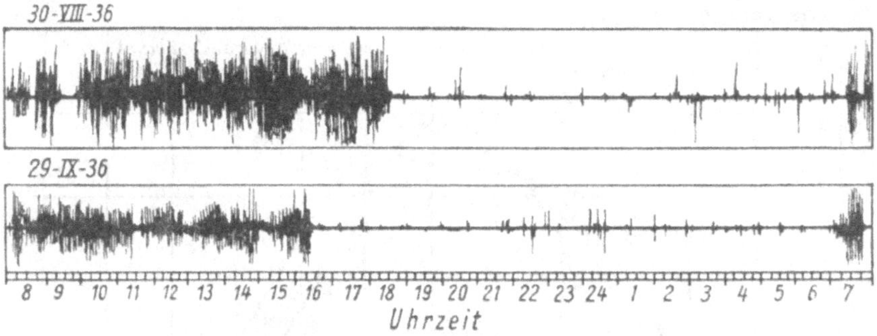

Abb. 11. Kurven der Bewegungsaktivität der Affen in der Norm und bei verkürztem Tag (Beleuchtung und Ernährung von 8—16 Uhr)

Die astronomische Teilung in Tag und Nacht hatte hier keine große Bedeutung, und die Phasengröße der Aktivität und der Ruhe hing vom Verhältnis der Beleuchtungs- und der Verdunkelungsperiode ab. Die sorgfältige Erforschung des 24-Stunden-Rhythmus bei Affen zu verschiedenen Jahreszeiten (Stscherbakowa, 1937) bestätigte diese Annahme und gestattete es, von einer Unabhängigkeit dieser Erscheinungen von dem diphasischen Charakter des Rhythmus zu sprechen. Die Verkürzung der 24stündigen Aktivitätsperiode wurde auch von einer entsprechenden Verkürzung der 24stündigen Kurve der Körpertemperatur begleitet (Abbildung 12). Diese Erscheinung ist für alle Affen charakteristisch. Offensichtlich übten die Änderungen in der Beleuchtungsdauer einen Einfluß auf die ganze Periodik der physiologischen Funktionen bei den Affen aus, die sowohl die Motorik (Aktivität) als auch zum Teil die vegetativen Funktionen umfaßt.

Diphasischer 24-Stunden-Rhythmus

Die experimentellen Änderungen der Wechselbeziehungen zwischen Ruhe und Aktivität stellten die Frage sowohl nach der Möglichkeit einer vollständigen Trennung vom normalen astronomischen Zyklus als auch nach der Schaffung mehrphasischer Rhythmen in den Vordergrund. In der ersten Versuchsserie dieser Art wurde von uns eine diphasische 24stündige Kurve geschaffen. Es wurden zwei Versuchsserien mit solch einem Regime angestellt. Bei der einen Serie (Serie 9) wurde von 7 bis 13 Uhr und von 19 bis 1 Uhr künstlich beleuchtet. Die Fütterung wurde um 8.30, 12.30, 20.30 und 0.30 Uhr durchgeführt.

Die gesamte Menge des verabreichten Futters entsprach der üblichen. Bei der anderen Serie (13) wurde von 13 bis 17 Uhr und von 1 bis 7 Uhr beleuchtet. Die Fütterung wurde um 14.30, 18.30, 2.30 und 6.30 Uhr durchgeführt. In beiden Serien hatte die Periode der Aktivität und der Ruhe nichts Gemeinsames mit dem astronomischen 24-Stunden-Zyklus.

Die Ernährung wurde in diesen Versuchsserien so geändert, daß die Mittagsmahlzeit ausfiel. Statt dessen wurde die entsprechende Futtermenge dem Frühstück und dem Abendbrot, die 4 Stunden auseinanderlagen, hinzugefügt. Wie die Untersuchungen der Futterreste zeigten, fraßen die Affen unter den Bedingungen solch

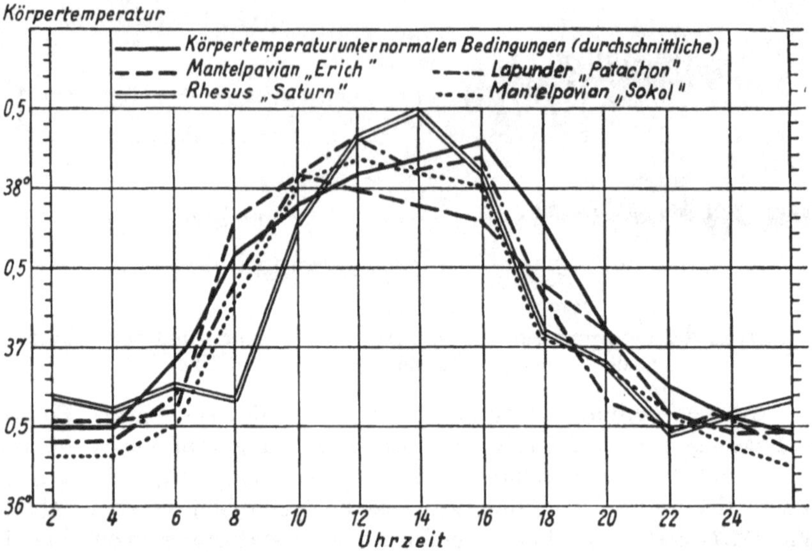

Abb. 12. 24stündige Kurven der Körpertemperatur bei Affen in der Norm und bei verkürztem Tag (Beleuchtung und Fütterung von 8—16 Uhr)

einer aufgeteilten Fütterung und diphasischen Beleuchtung schlechter, obwohl sie das Futter immer bei voller Beleuchtung des ganzen Raumes erhielten.

Tabelle 5

Nahrungsaufnahme der Affen unter normalen Bedingungen und unter den Bedingungen einer diphasischen 24-Stunden-Periode

Prozente des gefressenen Futters

Name	unter normalen Bedingungen		disphasische 24-Stunden-Periode		Anmerkung
	Frühstück	Abendbrot	Frühstück	Abendbrot	
Sokol	77,5	76,7	63,8	65,5	
Erich	81,0	85,0	68,2	66,5	Norm, Serie 12
Saturn........	78,2	66,1	45,8	42,3	
Patachon	76,0	70,7	56,6	41,3	Serie 7 und 13
Boris	74,7	72,7	47,4	46,4	
Mischka	78,4	71,6	46,2	45,3	
Schaliko	77,5	80,2	61,6	52,0	

Aus den angeführten Durchschnittsgrößen erhellt, daß die Schaffung eines mehrphasischen Rhythmus zu einer schroffen (besonders bei den Makaken) Herabsetzung der Nahrungsaufnahme führt. Hier muß man bei Vorhandensein der

Beleuchtung während der Futterverabreichung diese schroffe Herabsetzung der Nahrungserregbarkeit auf Kosten der Störungen der normalen zeitweiligen Wechselbeziehungen zwischen Schlaf und Wachsein (Ruhe und Aktivität) beziehen. Außerdem fällt die große Unterbrechung in der Ernährung (die Nacht) von einer Dauer von mehr als 12 Stunden aus, in deren Verlauf bei den Affen nicht nur die Prozesse der Verdauung vollständig ihren Abschluß finden, sondern auch in einem bedeutenden Maße die Prozesse der Resorption. Es ist offensichtlich, daß der periodisch auftretende Hungerzustand für eine normale Aufrechterhaltung der Wechselbeziehungen zwischen den Prozessen der Assimilation und der Dissimilation nötig ist. Die Kurven der Bewegungsaktivität bei den Affen zeigen, daß sich schon am dritten Tag bei der Mehrzahl von ihnen die mehrphasische 24stündige Kurve langsam ändert und im weiteren einen deutlichen diphasischen Rhythmus der Bewegungsaktivität bildet (Abbildung 13 und 14). Dieser Rhythmus wird von den Tieren während der Dauer der ganzen Versuchsserie aufrechterhalten. Die Rückkehr zum Ausgangsrhythmus (zur Norm) tritt in der Bewegungsaktivität außerordentlich schnell ein — am zweiten — dritten Tag. So zeigt die Bewegungsaktivität eine völlige Abhängigkeit von der veränderten Lebensweise bis zum völligen Abweichen vom normalen 24stündigen Zyklus, der früher vorhanden war.

Die 24stündigen Schwankungen der Körpertemperatur bei diesen Versuchen sind nicht weniger charakteristisch. Wie aus der Abbildung 15 ersichtlich ist, erwirbt die 24stündige Kurve der Körpertemperatur bei allen Affen einerseits eine charakteristische diphasische Form mit einer Erhöhung in den Stunden der Aktivität und andererseits eine Form, die durch eine Erhöhung in den Nachtstunden charakterisiert ist. Der Termin für das Auftreten der Entstellung der Temperaturkurve ist bei verschiedenen Affen ungleich. So wurde bei den Affen „Mischka" und „Schaliko" das Anwachsen in seiner vollen Form schon am dritten Tag beobachtet. Bei „Patachon" und „Boris" trat es erst am achten Tage in Erscheinung. Die Wiederherstellungsperiode nach den Versuchen dieser Serie

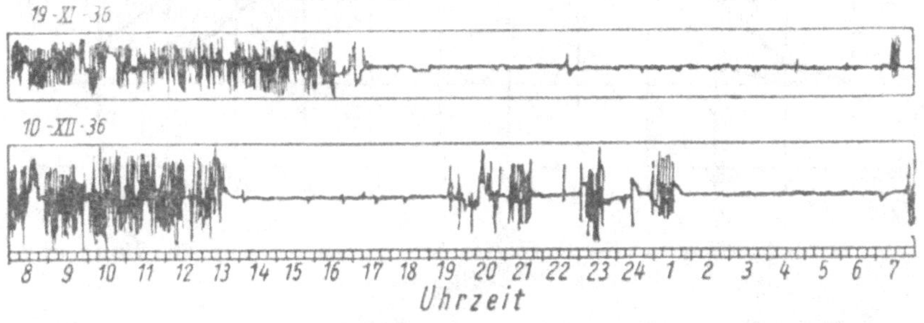

Abb. 13. Kurven der Bewegungsaktivität des Affen in der Norm und bei diphasischer 24-Stunden-Periodik

dauerte bei den Letztgenannten ebenfalls länger. Die völlige Wiederherstellung zur Norm nach den Versuchen wurde nach 4 bis 7 Tagen bei den meisten Affen beobachtet (Abbildung 16).

Eine Verschiebung des Säuregehalts im Harn wurde bei der Mehrzahl der Affen (4 von 7) nach einem Tag, bei den anderen am zweiten Tage und nur bei einem — am dritten Tag beobachtet.

Die Wiederherstellung der normalen Eigenschaften des Harns wurde am zweiten Tag nach der Einstellung der Versuche und der Rückkehr der Affen in normale Verhältnisse beobachtet.

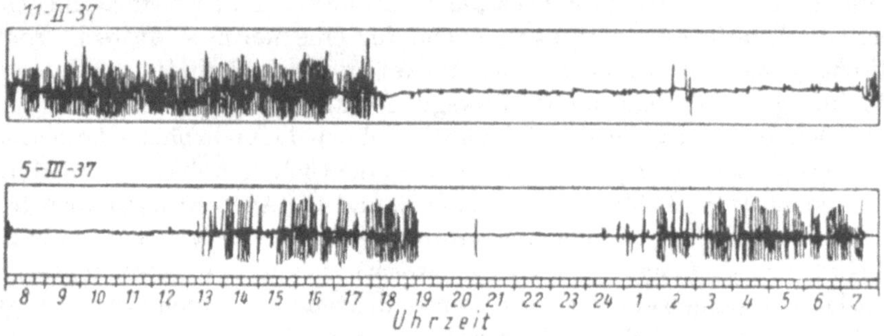

Abb. 14. Kurven der Bewegungsaktivität des Affen in der Norm und bei diphasischer 24-Stunden-Periodik

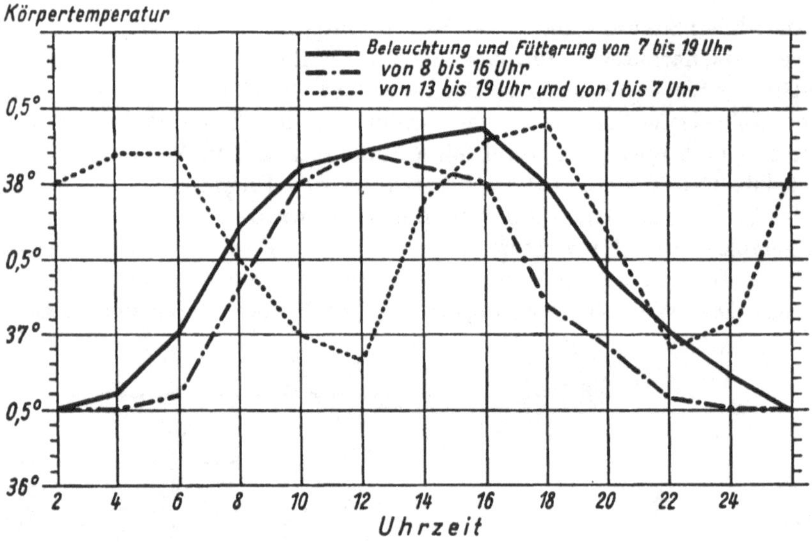

Abb. 15. 24stündige Kurven der Körpertemperatur bei Affen in der Norm und bei diphasischer 24-Stunden-Periodik

Die Daten dieser Beobachtungen lassen die Behauptung zu, daß der 24stündige Rhythmus bei den Affen voll und ganz von den Umweltbedingungen bestimmt wird. Nicht nur die Lage der 24stündigen Kurve ist von der zyklischen Aufeinanderfolge von Tag und Nacht abhängig, sondern auch ihre Form selbst befindet sich in Abhängigkeit von den die Affen umgebenden Bedingungen, von denen das Beleuchtungsregime die Hauptrolle spielt.

Erörterung der Resultate

Das oben dargelegte experimentelle Material, das als Ergebnis der Versuche mit einer Änderung des 24-Stunden-Regimes erhalten worden ist, läßt es zu, sowohl einige allgemeine Fragen der Entstehung der 24-Stunden-Rhythmen als auch einige Fragen der Biologie der Affen zu klären.

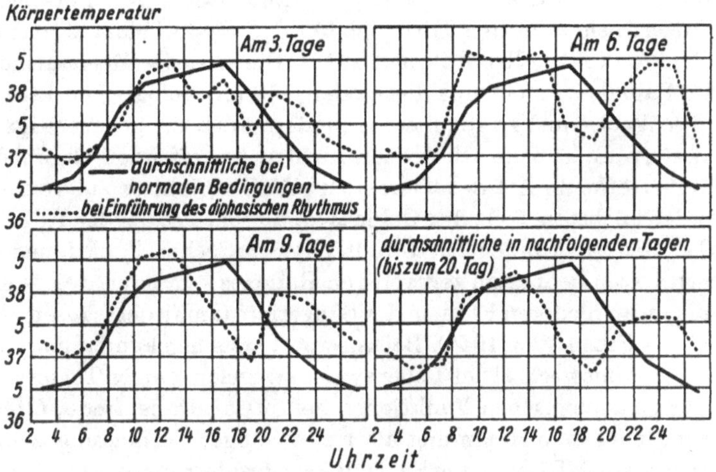

Abb. 16. Bildung der „zweiphasigen 24-Stunden"-Kurve der Körpertemperatur bei den Affen bei Einführung eines diphasischen jahreszeitlichen Regimes der Lebensweise

Das erhaltene Material bestätigt ganz offensichtlich die Angaben von der Möglichkeit einer experimentellen Entstellung des 24-Stunden-Rhythmus bei den Affen. Wenn bei den Versuchen englischer Forscher jedoch als Faktor, der den 24-Stunden-Rhythmus und die Körpertemperatur bestimmt, die Lebensweise im allgemeinen figurierte, konnte man bei unseren Versuchen mit einer großen Bestimmtheit die Bedeutung des Beleuchtungsfaktors feststellen. Der Letztgenannte hat zweifellos eine große Bedeutung sowohl bei der Entstehung als auch bei der Aufrechterhaltung des 24-Stunden-Rhythmus beim Menschen. Die Ernährung der Affen hauptsächlich mit pflanzlicher Nahrung erfordert es, bedeutende Gebiete der Vegetation zu betrachten. Hieraus erklärt sich, daß der Sehapparat phylogenetisch im Leben dieser Tiere eine besonders wichtige Rolle gewinnt. Den Reizungen des Sehapparates unterliegt nicht nur die Bewegungsaktivität im Verhalten dieser Tiere. Zum Unterschied von den Säugetieren anderer Ordnungen werden in den 24stündigen Zyklus die motorische Aktivität, die Bedingungen der Beständigkeitsaufrechterhaltung der Innenwelt, das Niveau der Oxydationsprozesse in den Geweben und auch die Erregbarkeit des Nahrungszentrums eingeschlossen. Alle Wechselbeziehungen zwischen den sogenannten anabolischen und katabolischen Prozessen ändern sich im Laufe des 24stündigen Zyklus.

Es wäre falsch, den Mechanismus der hier stattfindenden Prozesse als eine einfache reflektorische Antwort auf die Reizung des Sehrezeptors darzustellen. Eine einfache Momenteinwirkung des Lichts ruft keine beträchtlichen Umschwünge im

Stand der Körpertemperatur hervor. Genauso ist eine Verdunkelung des Tieres nicht imstande, sofort jene tiefen Umschwünge hervorzurufen, durch die sich die Nachtphase des 24stündigen Zyklus charakterisiert. All das zeugt davon, daß es trotz einer offensichtlichen Abhängigkeit des 24stündigen Zyklus von der Beleuchtung bei den Affen einen komplizierten Mechanismus der Aufrechterhaltung der 24stündigen periodischen Tätigkeit gibt. Eine Reihe von Forschern findet, daß dieser Mechanismus in den Hirngebieten des Hypothalamus und sogar des Thalamus liegt (ORBELI, ROSHONSKI, 1913). Die diesem Mechanismus eigene Labilität, die Fähigkeit, nicht nur diese oder jene physiologischen Zustände (der Ruhe oder des Wachseins) zu regulieren, sondern auch die gegenseitige Lage der Phasen zu ändern, d. h. neue Rhythmen für den betreffenden Organismus (und sogar für die betreffende Art des Tieres) zu schaffen, läßt es zu, von einer Teilnahme auch der höchsten Teile des Gehirns an diesem Prozeß der Regulierung zu sprechen. Daß der 24-Stunden-Rhythmus physiologischer Funktionen die Folge eines ausgearbeiteten bedingten zeitweiligen Reflexes sein kann, zeigte eine Reihe von Forschungen an niederen Formen der Säugetiere (an Fledermäusen — SLONIM, 1945; an Igeln — FILATOWA, 1944). Bei unseren Versuchen konnte man wiederholt sehen, daß der Regimewechsel der Lebensweise erst nach einigen Tagen einen neuen Rhythmus der physiologischen Funktionen hervorrief. Dabei findet offensichtlich eine Zerstörung oder eine Hemmung alter zeitweiliger Verbindungen infolge der Entstehung neuer statt. Diese neuen Beziehungen, insofern man von mehrphasischen Rhythmen spricht, sind weniger beständig als die alten natürlichen Rhythmen. Wenn die Letztgenannten auch einen kortikalen Charakter tragen, so stellen sie offensichtlich doch ausgeprägte natürliche bedingte Reflexe dar. Man braucht nicht zu bezweifeln, daß der 24stündigen rhythmischen Verteilung von Ruhe und Aktivität (und einer ihnen entsprechenden Änderung des physiologischen Zustandes) unbedingt reflektorische Beziehungen zugrunde liegen. Insofern jedoch der Reiz selbst — das Licht — ein mächtiges Signal für eine Reihe natürlicher bedingter Reflexe ist, schließt dieses ganze System ebenfalls auch die Hirnrinde ein. Gerade darin kann man die Elemente sehen, die den kortikalen Mechanismus der Regulierung der 24stündigen periodischen Tätigkeit ausmachen. Darauf jedoch beschränkt sich die Sache nicht. Wiederholte und mehrfache Verbindungen ein und derselben zeitweiligen Beziehungen im Zentralnervensystem des Tieres führen zur Bildung bedingter zeitweiliger Reflexe, denen zweifellos der Stoffwechsel im Organismus zugrunde liegt. Davon zeugen zahlreiche Fakta, die von den Mitarbeitern K. M. BYKOWS ermittelt sind (Versuche mit einer Injektion von Thyroxin [OLNJANSKAJA], mit der Thermoregulation [SLONIM]). Die 24-Stunden-Periodik bei den Affen wird von schroffen Umschwüngen sowohl im energetischen Gleichgewicht (SLONIM und KALMYKOWA, 1949) als auch im qualitativen Verlauf der Stoffwechselprozesse begleitet. Diese Umschwünge finden ihre beständige Widerspiegelung in der Tätigkeit der kortikalen Zellen, die dann die Rhythmen der Gewebsmetamorphosen wiederholen. Der kortikale Mechanismus zur Aufrechterhaltung des 24-Stunden-Rhythmus ist eng mit den Prozessen verbunden, die in den peripherischen Geweben und Organen verlaufen.

In der Literatur gibt es bis jetzt eine sehr begrenzte Anzahl von unbestreitbaren Tatsachen, die den direkten Einfluß des Lichts auf die physiologischen Funktionen bei den höheren Tieren bestätigen.

Neben den beschriebenen Einflüssen, die, wie wir zeigten, in bedeutendem Maße den Charakter unbedingter Reize tragen, sind die Einflüsse von großer Bedeutung, bei welchen die Beleuchtung ein bedingtes Signal (größtenteils ein natürliches) ist, das diese oder jene Seite der Tätigkeit des Organismus stimuliert. Solche Funktionen, wie die Lungenatmung, die Wärmeregulation, der Stoffwechsel, werden durch die Hirnrinde leicht mit dem Beleuchtungsfaktor verbunden.

Schließlich entsteht in Verbindung mit dem beschriebenen experimentellen Material die Frage nach der Möglichkeit, den Einfluß von Änderungen der Lebensbedingungen auf den 24-Stunden-Rhythmus festzustellen. Weiter oben wurde schon erwähnt, daß die physiologischen Umschwünge, die bei den geschaffenen künstlichen Rhythmen und den 24stündigen Regimes erhalten werden, sich der Größe nach in keiner Weise von den normalen 24stündigen Schwankungen unterscheiden. Offensichtlich gibt es keine direkten Beweise für die Einwirkung irgendwelcher zusätzlicher Faktoren (außer den Umweltfaktoren) auf die 24-Stunden-Periodik physiologischer Funktionen. Man muß jedoch die ins Auge springende Tatsache erwähnen, daß die Rückkehr zum normalen Rhythmus immer schneller vor sich geht als seine Änderung nach Änderung der Lebensbedingungen. Dies kann man sowohl am Rhythmus der Bewegungsaktivität als auch besonders kraß am Rhythmus der vegetativen Funktionen sehen. Ob dies für die Fälle mit einfacher vollständiger Entstellung des Rhythmus der Einfluß des mächtigen Reizes ist, den die natürliche Beleuchtung im Vergleich mit der künstlichen darstellt, oder ob hier irgendwelche vorläufig nicht faßbaren Faktoren vorhanden sind, insbesondere natürlich die unvollständig ausgeschaltete Rolle des Höranalysators — müssen die zukünftigen Untersuchungen zeigen.

Die Untersuchungen über das Verhalten von Affen, die von N. J. WOITONIS (1938) durchgeführt worden sind, messen der Manipulation dieser Tiere mit den umgebenden Gegenständen infolge eine direkten Entwicklung des Orientierungsreflexes bei ihnen eine kolossale Bedeutung bei. Dieser Reflex ist in der Hauptsache mit einer Sehrezeption der Gegenstände verbunden, und hieraus ergibt sich die große Bedeutung der Sehrezeption im Verhalten der Affen.

Die Arbeiten von N. A. TICH (1949) zeigten die kolossale Bedeutung der Herdenwechselbeziehungen im Verhalten der Affen. Diese Herdenwechselbeziehungen basieren sowohl auf den Sehwahrnehmungen als auch auf den Hörwahrnehmungen und sind mit dem komplizierten System der Töne verbunden, die von diesen Tieren, insbesondere von den Mantelpavianen, ausgestoßen werden. All diese Elemente des Herdenverkehrs können zweifellos eine Bedeutung für die 24-Stunden-Periodik bei den Affen haben, und in dieser Richtung müssen experimentelle Forschungen durchgeführt werden.

All das oben dargelegte Material läßt die allgemeine Schlußfolgerung zu, daß der 24-Stunden-Rhythmus bei den Affen gänzlich durch die Prozesse in der Umgebung der Tiere bestimmt wird und daß der Hauptfaktor, der den 24-Stunden-Zyklus der physiologischen Funktionen bei den Affen bestimmt, der Wechsel der Beleuchtung ist.

Schlußfolgerungen

1. Der Ersatz der natürlichen Beleuchtung durch eine künstliche übt keinen merklichen Einfluß auf die periodischen Schwankungen der Bewegungsaktivität und der Körpertemperatur bei Affen aus.
2. Die Entstellung des Beleuchtungsregimes ruft eine völlige Entstellung der Kurve der Bewegungsaktivität, der Atemfrequenz, der Körpertemperatur und des Säuregehalts des Harns hervor.
3. Die Entstellung der 24stündigen Kurve tritt zuallererst bei der Bewegungsaktivität (am 3.—4. Tag) und dann bei der Körpertemperatur (am 6.—13. Tage) auf.
4. Die Rückkehr zum natürlichen Rhythmus der einzelnen Funktionen findet auf umgekehrtem Wege, aber bedeutend schneller statt (am 2. Tage für die Bewegungsaktivität und am 3.—4. Tag für die Körpertemperatur).
5. Die Entstellung des Ernährungsregimes verändert nicht die Kurve der Bewegungsaktivität sowie der Körpertemperatur oder anderer Funktionen bei Affen. Es wird eine bedeutende Herabsetzung der Nahrungserregbarkeit bei Affen bei einem entstellten Ernährungsregime beobachtet.
6. Der Ersatz des monophasischen 24stündigen Regimes der Ernährung und der Beleuchtung durch die Einführung des diphasischen zieht eine völlige Unterordnung aller physiologischen Funktionen unter diesen Rhythmus bei den Versuchstieren nach sich.
7. Die Verkürzung und die Verlängerung der Perioden der Ernährung und der Beleuchtung ziehen die entsprechenden Umschwünge in der 24-Stunden-Periodik der physiologischen Funktionen nach sich.

Auf Grund dieser Forschungen können wir folgende Schlußfolgerungen ziehen:

a) Der Hauptfaktor, der die 24-Stunden-Periodik der physiologischen Prozesse bei Affen bestimmt, ist die Beleuchtung.
b) Der natürliche monophasische Rhythmus von Tag und Nacht und der ihm entsprechende physiologische Rhythmus im Organismus der Tiere kann bei der Schaffung eines künstlichen diphasischen Rhythmus leicht entstellt werden.
c) Der 24-Stunden-Rhythmus der physiologischen Prozesse bei Affen wird durch eine kompliziert-reflektorische Antwort der Tiere, vor allem auf die Reize des Sehapparates, voll und ganz bestimmt.

LITERATUR

Бельская И. П. Сборник работ «Опыт изучения физиологических функций в естественных условиях среды»,
BELSKAJA, J. P., Sammlung der Arbeiten: „Erfahrungen bei der Erforschung physiologischer Funktionen unter natürlichen Umweltbedingungen", unter Redaktion des Akademiemitgliedes K. M. Bykow, 1949.

Войтонис Н. Ю. Фронт науки и техники.
WOITONIS, N. In., Die Front der Wissenschaft und der Technik, 1938.

Калабухов Н. И. Успехи совр. биол.,
KALABUCHOW, N. J., Fortschritte der gegenwärtigen Biologie, 12, 164, 1940.

Калабухов Н. И. Зоологический журнал,
KALABUCHOW, N. J., Zoologische Zeitschrift, 12, 178, 1943.

Калабухов Н. И. Ученые записки ЛГУ.
KALABUCHOW, N. J., Wissenschaftliche Schriften der Leningrader Staatl. Universität 13, 80, 1940.

Конради и Щербакова. Цит. по Конради, Слоним, Фарфель. Основы физиологии труда.
KONRADI und STSCHERBAKOWA, Zit. nach Konradi, Slonim, Farfel. Grundlagen der Arbeitsphysiologie. Biologischer Medizinischer Staatlicher Verlag, 1935.

Лемкуль. Физиол. журнал СССР,
LEMKUL, Physiologische Zeitschrift der UdSSR, 19, 622, 1935.

Ольнянская Р. П. Кора головного мозга и газообмен.
OLNJANSKAJA, R. P., Hirnrinde und Gasaustausch. Leningrad, Diss. 1947.

Рожанский Н. А. Материалы к физиологии сна.,
ROSHANSKI, N. A., Beiträge zur Physiologie des Schlafs. Diss. St. Petersburg 1913.

Слоним А. Д. Изв. АН СССР, серия биол.,
SLONIM, A. D., Mitteilungen der Akademie der Wissenschaften der UdSSR, Serie Biologie, Nr. 3, 1945.

Слоним А. Д. и Калмыкова К. П. Труды Сухумской биостанции.
SLONIM, A. D., und KALMYKOWA, K. P., Arbeiten der Biologischen Station Suchumi. Verlag der Akademie der Medizinischen Wissenschaften der UdSSR, 1949.

Филатова Л. Г. Опыт эколого-физиологического исследования млекопитающих полупустынь Киргизии.
FILATOWA, L. G., Versuch einer ökologisch-physiologischen Erforschung der Säugetiere in den Halbwüsten Kirgisiens, Stadt Frunse, Diss., 1944.

Филатова Л. Г. и Никулина Н. Е. Бюлл. экспер. биол. и мед.,
FILATOWA, L. G., und NIKULINA, N. J., Bulletin für experimentelle Biologie und Medizin, 18, 29, 1944.

Филатова Л. Г. (См. статью в настоящем сборнике).
FILATOWA, L. G., (siehe den Artikel in der vorliegenden Sammlung).

Тих Н. А. Стадные отношения у обезьян гамадрилов.
TICH, N. A., Herdenbeziehungen bei den Mantelpavianen. Diss. 1949.

DELSZINSKI, Jahresberichte über die Leistungen und Fortschritte in der gesamten Medizin, 10, 1875.

MOSSO, A., Archiv italian. Biol., 8, 177, 1887.

OSBORNE, Journ. of Physiolog., 36, 1908.

POLIMANTI, Zeitschr. f. allg. Physiologie, 16, 1506, 1914.

O. J. MARGOLINA, E. J. BRANDT

24-Stunden-Rhythmus physiologischer Funktionen beim Menschen. Versuch seiner Änderung und Anwendung von Stimulatoren des Zentralnervensystems[1]

Die Arbeitsbedingungen auf dem Eisenbahntransport stellen oft an den Organismus des Arbeitenden außerordentliche Anforderungen in bezug auf die Dauer des Arbeitstages. Die Schichtarbeit und die lange Dauer des Arbeitstages sind für eine Reihe von Transportberufen spezifisch. Hier wird die Hauptlast der Arbeit nicht durch die physische Belastung, sondern durch die Schichtarbeit und die Dauer des Arbeitstages bestimmt (12- und 24-Stundendienst für Fahrdienstleiter, Stationsvorsteher u.a.). Auf diese Weise erholte sich ein großes Kontinent von Arbeitern im Laufe von vielen Jahren entsprechend den Arbeitsbedingungen (wenn diese Arbeit mit dem Nachtdienst zusammenfällt) am Tage und arbeitete in der Nacht.
In der heutigen Arbeitsphysiologie wird das Problem der Nachtarbeit und der Nachtdienste in der Hauptsache als ein Störungsproblem der 24stündigen periodischen Tätigkeit des Organismus angesehen. Nach dieser Auffassung stellten wir uns die Aufgabe: Die Schwankungen des 24-Stunden-Rhythmus einiger physiologischer Funktionen unter experimentellen Bedingungen und unter gewöhnlichen Arbeitsbedingungen zu verfolgen und die Änderungen des 24-Stunden-Rhythmus unter dem Einfluß einer Verabreichung von gewissen Stimulatoren des Zentralnervensystems, die oft angewandt werden, zu erforschen.
Die 24stündigen periodischen Schwankungen physiologischer Funktionen zogen schon lange die Aufmerksamkeit der Ärzte und der Physiologen auf sich. In der Hauptsache betrafen diese Beobachtungen die Schwankungen der Körpertemperatur beim Menschen und bei den Tieren. Die Körpertemperatur der Tiere ist beträchtlichen Schwankungen unterworfen, die durch die Artzugehörigkeit bedingt sind und im Laufe von 24 Stunden einen periodischen Charakter tragen. Zahlreiche Beobachtungen zeigten, daß die Körpertemperatur beim Menschen während des Schlafes annähernd um 0,5° C sinkt, aber am Tage während der aktiven Tätigkeit um 0,5° C steigt. Die größten 24stündigen Schwankungen der Körpertemperatur, die bis 3° erreichen, werden bei den Affen beobachtet. Beim Menschen überschreiten diese Schwankungen 1° nicht, und bei den Raubsäugetieren betragen sie nur 0,4°. Noch geringere Schwankungen der Körpertemperatur werden bei den Nagetieren beobachtet. Bei den Huftieren fehlen diese Schwankungen vollkommen.

[1] Die Arbeit wurde in der Physiologischen Abteilung (Wissenschaftlicher Leiter Professor A. D. SLONIM) des Laboratoriums für Arbeitshygiene (Chef M. J. GEN) der Oktober-Eisenbahn durchgeführt.

Die 24stündigen Schwankungen der Körpertemperatur beim Menschen werden auf ein allmähliches Sinken in den späten Abend- und Nachtstunden zurückgeführt, wobei sie ihr Minimum zwischen 3 bis 4 Uhr morgens erreichen. Von 9 bis 12 Uhr steigt die Körpertemperatur schnell. Auf diesem erhöhten Stand hält sie sich einige Stunden und beginnt von 18 bis 20 Uhr langsam zu sinken. Diese Konfiguration der Kurve ist für den Menschen typisch. Einige ihrer Abschnitte können bestimmte Umschwünge in Abhängigkeit von der Lebensweise zeigen, aber in der Hauptsache bewahrt die Kurve ihre typische Form.

Die Forscher versuchten, die gesetzmäßigen Schwankungen der Körpertemperatur im Laufe von 24 Stunden damit zu erklären, daß der Organismus sich am Tage in einem Zustand des Wachseins befindet und daß die Arbeit des Verdauungsapparates und die Muskeltätigkeit während der Tagesstunden die Körpertemperatur erhöhen.

Um den Einfluß der Muskelarbeit auf die 24stündigen Schwankungen der Körpertemperatur zu klären, wurden mehrfach spezielle Beobachtungen über die Bewegungsaktivität der Tiere angestellt. STSCHERBAKOWA brachte die Affen in einem speziellen Registrierkäfig unter und beim Anlegen der 24stündigen Kurve der Bewegungsaktivität überzeugte sie sich, daß die Zeit der größten Aktivität des Tieres mit der Zeit des höchsten Ansteigens der Körpertemperatur zusammenfällt. Es ist bekannt, daß die Muskelarbeit die Körpertemperatur schroff erhöht, wobei bestimmte Wechselbeziehungen zwischen der Intensität und Dauer der Arbeit und der Erhöhung der Körpertemperatur beobachtet werden (DEBSCINSKI, 1875).

Viele Autoren, die die Versuchspersonen radfahren ließen, stellten eine Erhöhung der rektalen Temperatur fest. Bei Berufsläufern stieg die Temperatur im Rektum bis 39,6°, und beim Holzsägen in einer unbequemen Stellung stieg sie bis 38,7°.

Diese Abhängigkeit der Körpertemperatur von der Muskelarbeit entstellt jedoch nicht den 24-Stunden-Rhythmus der Temperaturkurve, weil nach Beobachtungen die Temperaturkurve in den späten Nachtstunden gewöhnlich die Tendenz hat, zu sinken, sogar bei Fortsetzung der Muskelarbeit. Dasselbe wurde auch für die Morgenstunden festgestellt. Die Körpertemperatur steigt gegen Morgen, obgleich die Versuchsperson weiterhin im Bett liegt und sogar schläft.

Als nicht stichhaltig erwies sich ebenfalls die Annahme, daß die Temperaturschwankungen von der Nahrungsaufnahme abhängen. Hungernde Versuchspersonen lieferten eine typische 24-Stunden-Temperaturkurve.

Änderung des 24-Stunden-Rhythmus

Die Änderung des 24-Stunden-Rhythmus physiologischer Funktionen war Gegenstand zahlreicher Forschungen, aber die Mehrzahl der Tatsachen spricht eher für eine Trägheit, die für den physiologischen Rhythmus charakteristisch ist, als daß sie dieses Faktum im Prozeß der Lebenstätigkeit des Tieres und des Menschen erklärt.

Eine Reihe von Autoren versuchte, den 24-Stunden-Rhythmus der physiologischen Prozesse durch eine einfache Regimeänderung von Schlaf und Wachsein zu entstellen, d. h. durch den Schlaf am Tage und durch die Arbeit und Ernährung in der Nacht. Aber die Arbeit, die G. P. KONRADI und O. P. STSCHERBAKOWA (1935) in einer Brotfabrik durchführten, zeigte, daß eine Entstellung des 24-Stunden-Regimes von Schlaf und Wachsein bei Nachtarbeiten nicht von einer gleichzeitigen Entstellung des 24stündigen Zyklus der vegetativen Funktionen begleitet wird: der Körpertemperatur, des Gehalts an CO_2 im Blut, der Erregbarkeit des Zentralnervensystems usw.

Untersuchungen der Körpertemperaturschwankungen bei einem Studenten, der 10 Tage unter einem geänderten Regime von Schlaf und Wachsein arbeitete, wurden von BENEDICT durchgeführt (1902). Der Versuchsstudent führte von 19 bis 7 Uhr die Aufsicht über die Respirationskammer. Der Arbeitstag wurde so rationell ausgenützt, daß sogar nicht einmal für eine kurze Erholung Zeit übrigblieb. Am Morgen schlief er 4 bis 6 Stunden. Die bis zur Arbeit verbleibende Zeit ging er spazieren oder beschäftigte sich mit etwas anderem. Die normale 24stündige Temperaturkurve wurde vorher im Laufe von 4 Tagen bestimmt.

Im Laufe von weiteren 10 Tagen gelang es dem Autor nicht, eine völlige Entstellung der 24stündigen Temperaturschwankungen zu erhalten. Der Charakter der Schwankungen erinnerte im wesentlichen an das gewöhnliche Kurvenbild.

JÄGER (1881) führte an 5 Militärbäckern, die von nachts 3 Uhr bis 16 Uhr arbeiteten, Beobachtungen durch. Ihm gelang es, eine Erhöhung der Körpertemperatur in den Stunden zu zeigen, die unter gewöhnlichen Bedingungen den minimalen Größen entsprechen. Dabei begann diese Erhöhung schon während der letzten Stunde des Schlafes mit einer nachfolgenden Erhöhung in den ersten Arbeitsstunden. Der Versuch JÄGERS, dieses Ansteigen als eine Tendenz zur Entstellung der Temperaturkurve auszulegen, ist nicht stichhaltig, wenn man die beträchtliche Muskelbelastung der Bäcker und den Umstand in Betracht zieht, daß ihre Arbeit unter den Bedingungen einer hohen Raumtemperatur — von 31° bis 44° C — verlief, während die Temperatur des Erholungsraumes normal war. Die 24stündigen Temperaturschwankungen zeigten bei denselben Bäckern in völliger Ruhe bei einem Bett-Regime mit einem normalen Wechsel von Schlaf und Wachsein keine prinzipiellen Abweichungen von derselben Kurve, die unter Arbeitsbedingungen erhalten worden war. Auch R. P. OLNJANSKAJA (1940), die Beobachtungen an Schizophrenen, die sich 10 bis 12 Tage lang im Zustand eines narkotischen Schlafes befanden, durchführte, erhielt keine Entstellungen der 24stündigen Temperaturkurve.

In der Literatur, die sich mit dieser Frage befaßt, finden sich dennoch Arbeiten, in denen positive Resultate einer teilweisen und in einigen Fällen einer völligen Verzerrung des 24-Stunden-Rhythmus der Temperaturkurve beschrieben werden. So zeigten z. B. einige Forschungen, daß bei langem ununterbrochenen Einfluß eines entstellten 24stündigen Regimes (Nachtdienst und Tagesschlaf bei Krankenpflegerinnen) der normale Ablauf der 24stündigen Kurve sich allmählich verschiebt. Nach einer gewissen Zeit fällt das Temperaturmaximum in die Stunden, die unter gewöhnlichen Bedingungen durch die niedrigste Körpertemperatur charakterisiert sind.

Besonders interessant sind die Beobachtungen an zwei Krankenpflegerinnen. Bei diesen gelang es beim Übergang zur normalen Lebensweise nicht, in den ersten 24 Stunden eine normale 24stündige Kurve zu erhalten, und erst nach Verlauf einiger Zeit erhielt die Temperaturkurve ihr normales Aussehen.

LINDHARDT erreichte bei einer Grönlandexpedition unter den Bedingungen der Polarnacht, als das ganze Leben auf der Grundlage eines Regimes verlief, das willkürlich von dem Kollektiv der Expedition festgelegt wurde, eine experimentelle Entstellung des 24-Stunden-Rhythmus.

Bei der Analyse des angeführten Literaturmaterials muß man zugeben, daß man die Schwankungen des 24-Stunden-Rhythmus der physiologischen Funktionen nicht als einfachen Wechsel von Schlaf und Wachsein oder als Resultat einer Bewegungsaktivität, die in der Nacht geringer ist als am Tage, deuten darf. K. M. BYKOW betrachtet in seiner Monographie „Großhirnrinde und innere Organe" (1943) die 24-Stunden-Periodik als „eine Erscheinung, die hauptsächlich durch die Rinde der Großhirnhemisphären reguliert wird, aber nicht unmittelbar von dem Wechsel von Schlaf und Wachsein, sondern von der ganzen Masse der Reize abhängt, die durch ihre Wirkung auf die Exterorezeptoren den Erregbarkeitsgrad sowohl der subkortikalen Zentren als auch der Hirnrinde bestimmen". Deshalb wurde eine Entstellung des 24-Stunden-Rhythmus bei Versuchen am Menschen nur in den Fällen erreicht, in welchen das nächtliche Wachsein und der Tagesschlaf von entsprechenden Änderungen aller Umweltbedingungen sowohl in der Nacht als auch am Tage begleitet wurden. Unter diesem Gesichtswinkel ist die Arbeit von STSCHERBAKOWA sehr interessant. Ihr gelang es zu zeigen, daß die Rhythmik der physiologischen Prozesse bei den Affen von den äußeren Bedingungen, insbesondere von der Beleuchtung abhängt. Als sie systematisch den Käfig am Tage verdunkelte und in der Nacht beleuchtete, d. h., als sie den Tag zur Nacht machte, gelang es ihr, das Maximum der Körpertemperatur, der Bewegungsaktivität und des p_H-Wertes des Harns vom Tage auf die Nachtzeit zu verschieben. Es gelang STSCHERBAKOWA außerdem, eine diphasische Kurve zu erhalten, d. h. im Laufe eines astronomischen Tages — zwei Tage und zwei Nächte, in den Versuchen, in welchen die Beleuchtung und die Fütterung der Affen von 9 bis 13 und von 19 bis 1 Uhr durchgeführt wurde. In diesem Falle ergaben sich zwei Temperaturmaxima und zwei Perioden der Bewegungsaktivität. Im ersten Falle wurde die Entstellung am 7.—8. Tage erreicht, im zweiten — am 14.—15. Tage.

In unserer Arbeit erlaubten wir uns, die Frage nach der Möglichkeit eines Einflusses der Stimulatoren „Kola" und Phenamin auf den Verlauf der zeitweiligen Verbindungen im Zentralnervensystem aufzuwerfen, deren krasseste Äußerung beim Menschen gerade der 24-Stunden-Rhyhtmus ist.

Methodik und Bedingungen des Experiments

Wir stellten einige Serien von Versuchen zur Untersuchung der Kurve der 24-Stunden-Periodik in bezug auf die Bedingungen des Eisenbahntransportes an. Man konnte das ganze Material auf drei Serien verteilen.

Zur ersten Versuchsserie gehörten die Untersuchungen, die an einer Gruppe von 5 Kranken im Krankenhaus beim ärztlichen Sanitätsdienst der Oktober-Eisenbahn durchgeführt wurden (2 Männer und 3 Frauen im Alter von 20 bis 30 Jahren). Zur Zeit der Untersuchung waren das schon praktisch gesunde Leute, die sich wegen Anfertigung von Prothesen im Krankenhaus befanden. Allen 5 Personen war das rechte oder das linke Bein amputiert worden. Sie konnten sich alle frei auf Krücken bewegen und befanden sich unter einem relativ freien Regime. In der Hauptsache hielten sie sich an die allgemeine Ordnung — sie standen um 6 Uhr morgens auf und gingen um 10 Uhr abends schlafen.
Zur zweiten Versuchsserie gehörten die Untersuchungen, die an 9 Studenten des medizinischen Technikums im Alter von 17 bis 20 Jahren bei einem ununterbrochenen 24stündigen Wachsein durchgeführt wurden.
Schließlich bildete die Überprüfung der in den Arbeitsverhältnissen erhaltenen Tatsachen die dritte Etappe unserer Arbeit. Die Beobachtungen wurden an einer Gruppe von Dienstleitern des Moskauer und des Witebsker Bahnhofs durchgeführt. Insgesamt wurden ungefähr 50 Personen mit einem hohen Arbeitsdienstalter untersucht. So hatte diese Gruppe sich viele Jahre lang entsprechend ihren Arbeitsbedingungen am Tage erholt und in der Nacht gearbeitet (wenn diese Arbeit mit dem Nachtdienst zusammenfiel). Jede Gruppe wurde 3—4 Monate lang untersucht. Der Tagesdienst begann um 8 Uhr und endete um 20 Uhr; der Nachtdienst dauerte von 20 bis 8 Uhr. Die Körpertemperatur und die Pulsfrequenz wurden gemessen. Die Messungen wurden im Laufe von 24 Stunden oder im Laufe von 12 Stunden in der Tages- und Nachtschicht durchgeführt.
Bei den 24stündigen Untersuchungen wurden die Messungen in 4stündigen Abständen durchgeführt. Die erste Messung wurde um 12 Uhr vorgenommen. Dann folgten die anderen um 16, 20, 24, 4 Uhr und die letzte um 8 Uhr. Wenn aber die Beobachtung im Laufe von 12 Stunden durchgeführt wurde, so begann sie bei der Morgenschicht um 8 Uhr und endete um 20 Uhr; bei der Nachtschicht begann sie um 20 Uhr und endete um 8 Uhr.

Normaler 24-Stunden-Rhythmus

Auf der Abbildung 1 sind die Kurven der 24stündigen Schwankungen der Körpertemperatur und des Pulses (Durchschnittsdaten) bei den Rekonvaleszenten mit amputierten Extremitäten und bei den Studenten des medizinischen Technikums dargestellt. In beiden Fällen stellte der 24-Stunden-Rhythmus der Körpertemperatur und des Pulses ein typisches Bild dar, das vollkommen mit den Daten übereinstimmt, die in der Literatur erwähnt worden sind. Die maximale Temperaturerhöhung in den Tagesstunden und das charakteristische Sinken in den Nachtstunden wurde sowohl bei den Rekonvaleszenten mit amputierten Extremitäten bei einem normalen Regime von Schlaf und Wachsein als auch bei den Studenten bei einem ununterbrochenen 24stündigen Wachsein beobachtet. Die Pulsfrequenz ergab dieselbe charakteristische Kurve wie auch die Körpertemperatur. Besonders gut war die 24-Stunden-Rhythmik des Pulses bei den Rekonvaleszenten mit den amputierten Extremitäten ausgeprägt. Die Gesetzmäßigkeiten, die beim

Berechnen der Durchschnittsgrößen festgestellt worden waren, äußerten sich nicht immer in vollem Maße bei der Analyse individueller Daten. Außer den individuellen Eigentümlichkeiten, die jedem Menschen eigen sind, können sich das Regime und der Charakter des Verhaltens der einzelnen Versuchspersonen im Laufe eines Tages sogar bei Befolgung des üblichen Regimes ändern. Deshalb ist es interessant, die Schwankungen des 24-Stunden-Rhythmus der Körpertemperatur bei den einzelnen Versuchspersonen zu verfolgen.

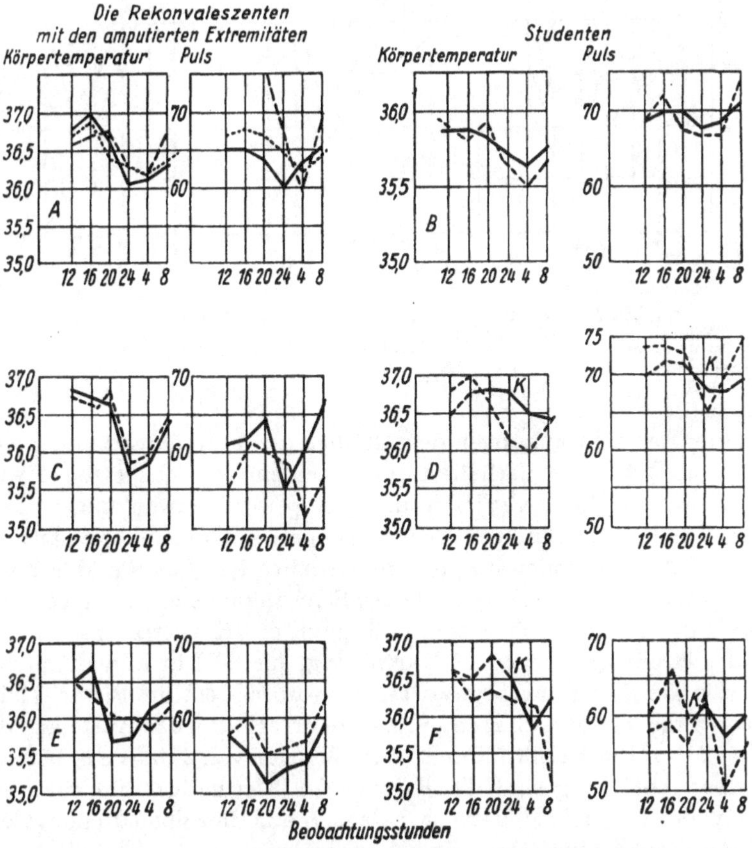

Abb. 1. 24stündige Kurven der Körpertemperatur und des Pulses in der Norm und unter dem Einfluß von „Kola“

.... Kontrolle ----- Kola (Dragee) - - - Kola (Schokolade)

Auf der Abbildung 2 sind die individuellen Kurven der Temperaturschwankungen bei zwei Rekonvaleszenten mit amputierten Extremitäten dargestellt (Durchschnittsdaten für dreimal 24 Stunden der Beobachtungen). Der Charakter der Schwankungen für alle 24-Stunden-Perioden ist annähernd stabil.

Versuchsperson Sch., 21 Jahre, lebhaft, aktiv. Am Tage befand er sich nur während der Untersuchung und bei der Visite des Arztes im Bett. In der freien Zeit spielte er Schach, las Zeitungen, Bücher oder besuchte andere Kranke in den benachbarten Krankenzimmern.

Versuchsperson S., 25 Jahre, apathisch, träge. Er verbrachte den ganzen Tag im Bett. Den größten Teil des Tages schlummerte oder schlief er. Er lebte zu der Zeit auf, wenn das Essen ausgetragen wurde.

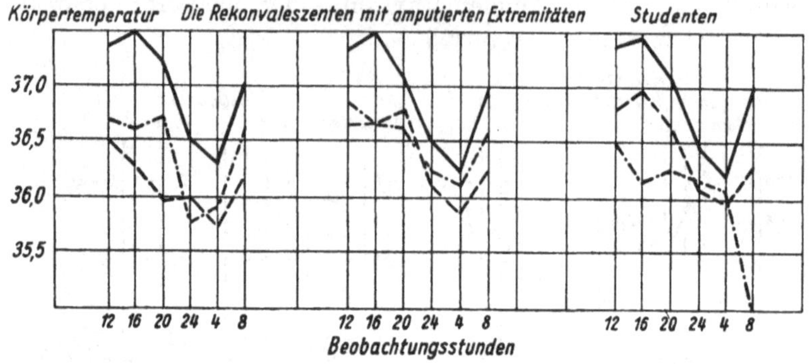

Abb. 2. 24stündige Kurven der Körpertemperatur

—— nach Mosso	—— nach Mosso	—— nach Mosso
—·— Sch	—·— K	—·— S
- - - S	- - - G	- - - Stsch

Der Charakter der Schwankungen der 24stündigen Temperaturkurve spiegelte in einem gewissen Maße das Verhalten dieser beiden Versuchspersonen wider. Bei der Versuchsperson Sch. verliefen die Temperaturschwankungen nach dem Typus der üblichen 24stündigen Schwankungen mit einem beträchtlichen Ansteigen in den Abendstunden und mit einem schroffen Fallen in den Nacht- und frühen Morgenstunden. Die Amplitude der Schwankungen zwischen 20 und 4 Uhr betrug 0,8°. Bei der Versuchsperson S. begann die Körpertemperatur nach Erreichung des Maximums gegen 12 Uhr mittags bis 20 Uhr allmählich zu sinken und hielt sich auf diesem herabgesetzten Niveau bis 24 Uhr. Bis ungefähr 4 Uhr zog sich das unbedeutende Sinken hin und dann erfolgte das Ansteigen der Temperatur bis 12 Uhr. Die Amplitude der Schwankungen von 20 bis 4 Uhr betrug 0,2°.

Auf derselben Abbildung sind die Kurven der 24stündigen Schwankungen der Körpertemperatur von zwei Versuchspersonen aus derselben Rekonvaleszentengruppe mit amputierten Extremitäten angeführt.

Versuchspersonen G. und K. — junge Mädchen im Alter von 18 bis 20 Jahren. Am Tage schliefen sie nicht. Sie verbrachten den größten Teil des Tages sitzend im Bett. Sie lasen und machten Handarbeiten. Ab und zu gingen sie im Krankenzimmer umher. Die Kurven der 24stündigen Schwankungen der Körpertemperatur zeigten keinerlei Abweichungen von dem normalen 24-Stunden-Rhythmus der Temperaturkurve, wobei beide Kurven fast völlig zusammenfielen.

Auf derselben Abbildung sind zwei Kurven der 24stündigen Temperaturschwankungen aus der anderen Gruppe von Versuchspersonen — von den

Studenten des medizinischen Technikums — dargestellt, die bei ununterbrochenem 24stündigen Wachsein untersucht wurden.
Versuchsperson S., 17 Jahre alt, verbrachte die Nacht ohne Schlaf leicht. Bis 3 Uhr nachts beschäftigte sie sich, den anderen Teil der Nacht verbrachte sie in Unterhaltung mit Freundinnen. Bei dieser Versuchsperson konnte man einen normalen 24-Stunden-Rhythmus der Temperaturschwankungen sehen.
Versuchsperson Stsch., 20 Jahre, kämpfte während der ganzen Nacht qualvoll mit dem Schlaf. Zum Unterschied von dem üblichen Charakter der Temperaturschwankungen dauerte anstatt des üblichen Ansteigens der Körpertemperatur von 4 bis 8 Uhr (die Zeit, in der das 24stündige Experiment abgeschlossen wird) ihr schroffes Fallen an.
Man kann sich vorstellen, daß bei dieser Versuchsperson die kortikalen Impulse, die mit bewußten Willensanstrengungen verbunden sind, den normalen Rhythmus der subkortikalen Tätigkeit gestört haben. Das nächtliche Sinken der Körpertemperatur wurde hier durch diese Einflüsse gehemmt, und das Ende der Untersuchung — die Ausschaltung der Willensanstrengungen — wurde von einem schroffen Fallen der Körpertemperatur begleitet. Analoge Daten wurden auch bei der Beobachtung einer professionellen Gruppe erhalten.
Die Analyse der erhaltenen Beobachtungsdaten an den Dienstleitern zeigte in einem noch größeren Maße als die Analyse der Daten, die unter experimentellen Verhältnissen erhalten worden waren, den Einfluß mannigfaltiger Reize, die den Verlauf des 24-Stunden-Rhythmus physiologischer Funktionen beeinflussen und sogar entstellen können.
Alle von uns untersuchten Fahrdienstleiter sowohl des Moskauer als auch des Witebsker Bahnhofs hatten ein beträchtliches Arbeitsdienstalter — nicht weniger als 5 Jahre. Sie waren in die Arbeit des Fahrdienstleiters von der Stellung des Wachhabenden einer Station oder in einigen Fällen von der Stellung eines Telegraphisten überführt worden. So war die vorhergehende Arbeit ebenfalls mit Nachtdiensten verbunden gewesen. Offensichtlich übten die vieljährige Gewöhnung an die Nachtarbeit, der Charakter der Arbeit und die Belastung des Arbeitstages einen Einfluß auf die 24stündige Periodik der physiologischen Funktionen aus. Die scheinbare Vielgestaltigkeit der individuellen Kurven konnte man danach systematisieren und das ganze Material in drei charakteristische Gruppen von Reaktionen aufgliedern.
Die erste Gruppe — der Anzahl nach die größte — gab ein typisches Bild der 24stündigen Schwankungen, das mit der klassischen normalen Kurve übereinstimmt. Auf der Abbildung 3 sind die Kurven der drei Gruppen von Reaktionen angeführt. Die erste Gruppe: Die Kurven, die aus den Durchschnittsdaten für 5 Personen im Laufe von 11 $\times$ 24 Beobachtungsstunden erhalten sind, und die typisierte individuelle Kurve der Versuchsperson S. Aus dieser Abbildung ist ersichtlich, daß die durchschnittliche Temperaturkurve und die typisierte individuelle vollkommen mit der klassischen Kurve nach MOSSO übereinstimmen: von 8 bis 16 Uhr Ansteigen der Temperaturkurve, dann allmähliches Sinken, das sein Minimum gegen 4 Uhr erreicht. Gegen 8 Uhr beginnt die Körpertemperatur

wieder zu steigen. Das höhere Niveau der Kurve bei MOSSO erklärt sich dadurch daß von diesem Autor die rektale Temperatur gemessen wurde.

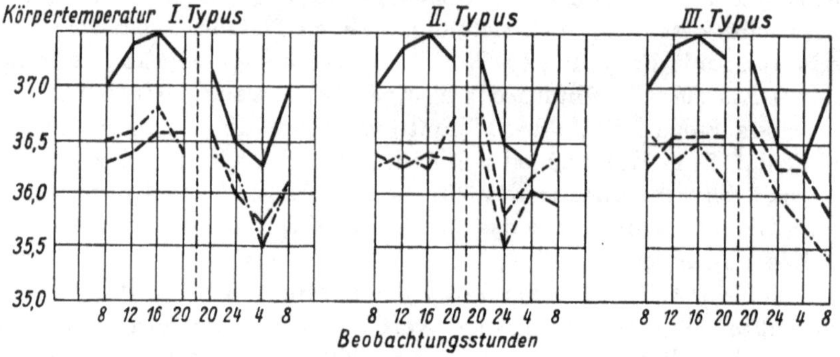

Abb. 3. 24stündige Kurven der Körpertemperatur bei den Fahrdienstleitern

----- nach Mosso	----- nach Mosso	----- nach Mosso
- - - S	- - - OL	- - - M
—·— Durchschnittsdaten	—·— Durchschnittsdaten	—·— Durchschnittsdaten

Es ist eine charakteristische Eigentümlichkeit der zweiten Gruppe, daß irgendeine Gesetzmäßigkeit der Temperaturveränderung in den Tagesstunden völlig fehlt. In den Nachtstunden verschob sich das minimale Sinken der Körpertemperatur von 4 Uhr auf 24 Uhr. Dann fand anstatt eines weiteren Sinkens, das bei den normalen Schwankungen des 24-Stunden-Rhythmus beobachtet wurde, ein Ansteigen der Körpertemperatur bis 4 Uhr statt. Dieses Ansteigen dauerte bisweilen bis 8 Uhr an. In einzelnen Fällen bestand eine Tendenz zum Sinken. Die Kurven der zweiten Gruppe, die auf der Abbildung 3 dargestellt sind, umfaßten das Material, das an 5 untersuchten Fahrdienstleitern im Laufe von 6 × 24 Beobachtungsstunden erhalten worden war, und die typisierte individuelle Kurve der Versuchsperson O.

Die dritte Gruppe umfaßte die Beobachtungen an 5 Versuchspersonen im Laufe von 7 × 24 Stunden. Bei dieser Gruppe beobachtete man, wie auch bei der vorigen, während des Tagesdienstes keine gesetzmäßigen Schwankungen, die für eine normale Kurve charakteristisch sind. Beim Nachtdienst wurde ein allmähliches Sinken der Körpertemperatur von 20 bis 8 Uhr beobachtet. In einzelnen Fällen hatte die Kurve einen stufenartigen Charakter, wenn die Körpertemperatur sich um 24 Uhr und um 4 Uhr auf ein und demselben Niveau hielt. Es gab Fälle, in denen die Körpertemperatur um 4 Uhr anstieg. Aber in allen Fällen sank sie gegen 8 Uhr, anstatt wie üblich anzusteigen, wie das für diese Zeit charakteristisch ist. Auf der Abbildung 3 sind die durchschnittliche 24stündige Kurve der Körpertemperatur für die dritte Gruppe und die typisierte Kurve der Versuchsperson M. angeführt.

Die angeführten typisierten Abweichungen der 24stündigen Kurven bei der professionellen Gruppe stellen eine Äußerung einer unvollständigen Entstellung des 24-Stunden-Rhythmus dar.

Diese Entstellungen charakterisieren sich sowohl durch eine Entstellung der Konfiguration der Kurve und der Amplitude der Schwankungen als auch durch eine Verschiebung des nächtlichen Minimums in bezug auf den astronomischen 24stündigen Zyklus.

Einfluß der Stimulatoren auf die 24-Stunden-Periodik der physiologischen Funktionen

Das Problem der Stimulatoren, die die Leistungsfähigkeit steigern, wird bei uns weitgehend ausgearbeitet. Die angebotenen zahlreichen Präparate haben eine Stimulation vor allem des sympathischen Nervensystems im Auge, das die gesamte Leistungsfähigkeit erhöht. Zu solchen sympathikotropen Substanzen müssen alle Abkömmlinge des Adrenalins (Pervitin, Benzedrin, Phenamin) gerechnet werden.
In unserer Arbeit wurde Phenamin (β-Phenilisopropylamin) angewandt, das besonders in den Jahren des Vaterländischen Krieges Gegenstand ausführlicher Untersuchungen wurde (Winogradow und Woroljew, 1944; Ginezinski und Samter, 1944; Rikkl, 1944; u. a.).
Unsere Aufgabe bestand darin, die Wirkung dieses Präparates auf den 24-Stunden-Rhythmus unter gewöhnlichen Arbeitsverhältnissen zu erforschen.
Eine andere Gruppe von Mitteln, die die Leistungsfähigkeit stimulieren, wurde schon lange angewandt. Hier steht ein natürliches Produkt der afrikanischen Pflanze „Cola acuminata" an erster Stelle. Das Koffein und das in Chloroform unlösliche Kolanin bilden die Hauptwirkungsgrundlage von „Kola". Das Kolanin stellt eine Doppelbindung von Koffein, Theobromin und Tannin dar. Bei seiner Auflösung im Organismus wird eine bedeutende Menge Koffein frei, das in statu nascendi gerade auf den Organismus wirkt.
Die Untersuchungen mit dem Präparat „Kola" wurden im Städtischen Krankenhaus des ärztlichen Sanitätsdienstes an Rekonvaleszenten mit amputierten Extremitäten und an Studenten des medizinischen Technikums, aber auch unter Arbeitsverhältnissen an Fahrdienstleitern des Moskauer Bahnhofs durchgeführt.
Die Untersuchung im Städtischen Krankenhaus begann um 12 Uhr, und dann wurde sie im Laufe von 24 Stunden alle 4 Stunden durchgeführt. Das Präparat „Kola" wurde als Dragée oder Schokolade im Verlauf von 24 Stunden mit einer Pause von 48 Stunden zwischen den Untersuchungen gegeben, die Dosis betrug 6 g des reinen Präparates. Die erste Portion wurde eine Stunde vor der Untersuchung gegeben (wobei die erste Portion eine doppelte war) und dann bei jeder Untersuchung mit Ausnahme der letzten.
Auf der Abbildung 1 sind die durchschnittlichen Schwankungen der Körpertemperatur und des Pulses (die Kontrolldaten und Daten mit Verabreichung des Präparates „Kola") bei den Rekonvaleszenten mit amputierten Extremitäten (Abbildung 1) und ebenfalls die Durchschnittswerte der 24stündigen Schwankungen der Körpertemperatur und des Pulses bei den Studenten des medizinischen Technikums (Abbildung 1) dargestellt. Man kann sehen, daß sich bei den Durchschnittsdaten der Einfluß des Präparates „Kola" nicht äußert und die Kurven der 24stündigen Schwankungen der Körpertemperatur denselben Charakter

tragen, wie auch bei den Kontrollversuchen. Die 24stündigen Schwankungen des Pulses sind im Vergleich mit den Kontrolldaten sehr ausgeglichen. Man konnte annehmen, daß der stimulierende Einfluß des Präparates „Kola" sich in den Nachtstunden infolge der Ausschaltung der Hirnrinde während des Schlafes möglicherweise nicht äußern konnte. Deshalb wurde die Untersuchung an den Studenten bei einem ununterbrochenen 24stündigen Wachsein durchgeführt, wobei wir in diesem Falle die doppelte Portion — dieselben 6 g reinen Präparates nur in den Nachtstunden gaben, angefangen um 23 Uhr und bei jeder Untersuchung. In diesem Falle zeigte die Kurve der Körpertemperatur und des Pulses bei einem entstellten 24-Stunden-Regime die Tendenz zu einer gewissen Abflachung, wobei sie auf einem höheren Niveau verlief, aber die typische Konfiguration bewahrte. Die 24stündigen Schwankungen des Pulses spiegelten die Einflüsse des Präparates „Kola" nicht wider.

Begreiflicher wird der Einfluß des Präparates „Kola" bei der Analyse der individuellen Daten (Abbildung 1 C). Die Versuchsperson Sch., die wir schon als Beispiel anführten, befand sich unter den üblichen Bedingungen im Zustand einer erhöhten Erregbarkeit. Die Einnahme des Präparates „Kola" übte auf sie keinerlei Wirkung aus. Umgekehrt reagierte die Versuchsperson S. (Abbildung 1 E), sonst träge und apathisch, auf die Einnahme des Stimulators. Die Konfiguration der Kurve änderte sich. Anstatt des allmählichen Sinkens der Körpertemperatur, von 12 Uhr ab, stieg sie unter dem Einfluß der Einnahme des Präparates „Kola" von 12 bis 16 Uhr und fiel dann steil. Von 20 bis 24 Uhr hielt sich die Temperatur auf diesem gesunkenen Niveau, und anstatt eines weiteren Sinkens zeigte sie ein bedeutendes Ansteigen gegen 4 Uhr, welches bis 8 Uhr andauerte. Der Puls reagierte nicht so deutlich auf die Einnahme des Präparates „Kola".

Bei der Untersuchung an Studenten des medizinischen Technikums äußerte sich der stimulierende Einfluß des Präparates „Kola" in individuellen Fällen deutlicher (Abbildung 1 D). Die Versuchsperson SM. gab eine flachere Temperaturkurve unter dem Einfluß des Stimulators „Kola", und die Temperatur hielt sich auf einem höheren Niveau. Ebenso verliefen die 24stündigen Schwankungen des Pulses. Die erregende Wirkung von „Kola" äußerte sich sehr deutlich bei der Versuchsperson Stsch. (Abbildung 1 F). Anstatt eines schroffen Fallens von 4 bis 8 Uhr, zeigte die Temperatur unter dem Einfluß von „Kola" das für diese Zeit übliche Ansteigen.

Unter Arbeitsverhältnissen wurde das Präparat „Kola" sowohl während des Tagesdienstes als auch des Nachtdienstes verabreicht. In jeder Schicht erhielt der Fahrdienstleiter 6 g des reinen Präparates, 2 g pro Einnahme. Auf Abbildung 4 sind die Kurven — die Durchschnittsdaten (Tag- und Nachtdaten) der Körpertemperatur und des Pulses dargestellt. Auch in diesem Falle ist zu sehen, daß die Kurven der 24stündigen Schwankungen der Körpertemperatur und des Pulses den Verlauf der Kontrollkurve wiederholen. Nur die Temperaturschwankungen in den Nachtstunden verlaufen auf einem höheren Niveau. Dies zeugt wiederum von der erregenden Wirkung dieses Präparates. Dasselbe kann man auch von den individuellen 24stündigen Schwankungen sagen, obwohl in einzelnen Fällen solch eine Gesetzmäßigkeit wie an den Durchschnittsgrößen (Versuchspersonen M. und D.) nicht zu sehen ist.

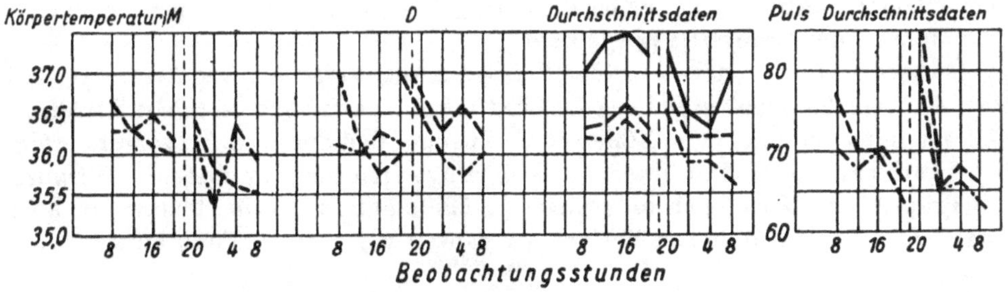

Abb. 4. 24stündige Kurven der Körpertemperatur bei Fahrdienstleitern vor und nach dem Einnehmen von „Kola"

· · · · nach Mosso —·— vor Einnahme von „Kola" – – – nach Einnahme von „Kola"

Das Phenamin übt einen bedeutend schrofferen Einfluß auf die 24-Stunden-Periodik aus. Phenamin wurde einmalig in einer Dosis von 0,015 g nur im Nachtdienst — zwischen 24 und 1 Uhr — verabreicht. Auf der Abbildung 5 sind die

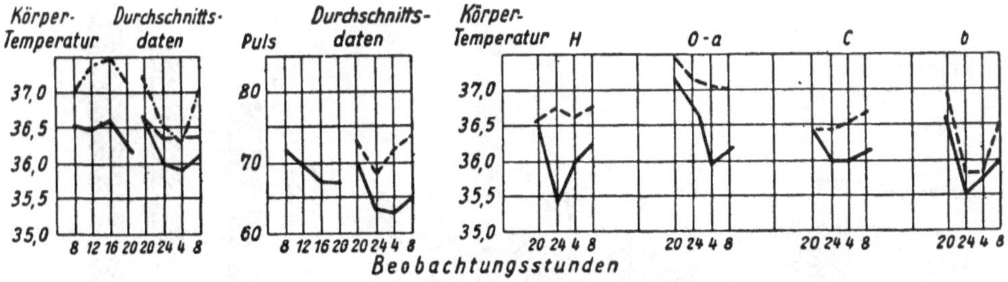

Abb. 5. 24stündige Kurven der Körpertemperatur und des Pulses bei den Fahrdienstleitern vor und nach Phenamineinnahme

—·— nach Mosso ——— vor Verabreichung von Phenamin
– – – nach Verabreichung von Phenamin

Kurven der Körpertemperatur und des Pulses von den Fahrdienstleitern der Tages- und Nachtschicht dargestellt, die während des Nachtdienstes kein Phenamin erhielten und die Phenamin erhielten. Man kann sagen, daß Phenamin sogar den üblichen Verlauf der Temperaturkurve entstellte. Nach einem unbedeutenden Sinken in den Nachtstunden zeigte die Kurve die Form einer geraden Linie. Die Amplitude der Schwankungen in den Nachtstunden der Kontrolluntersuchungen erreichte 0,6° und nach Phenaminverabreichung 0,2°. Die Pulsfrequenz nahm in den Nachtstunden unter dem Einfluß von Phenamin zu. Dabei begann die Beschleunigung des Pulses schon ab 24 Uhr und dauerte bis 8 Uhr an, d. h. bis zum Arbeitsende.

Die individuellen Daten der 24stündigen Schwankungen der Körpertemperatur (Versuchspersonen N., O., S. und B.) (Abbildung 5) unterstreichen die schroffe

erregende Wirkung dieses Stimulators. In einzelnen Fällen ist eine völlige Änderung der Kurvenkonfiguration zu sehen. Diese ist jedoch bei der Versuchsperson B., dem einzigen Fahrdienstleiter, der ein geringes Dienstalter hat (ungefähr anderthalb Jahre), am wenigsten ausgeprägt.
Die Analyse der subjektiven Daten (Befragung der Versuchspersonen) zeigt, daß Phenamin (in den meisten Fällen) die Leistungsfähigkeit verbessert, die Schläfrigkeit vertreibt und in einigen Fällen einen Zustand der Euphorie hervorruft. Folglich kann man sagen, daß unter Arbeitsbedingungen die stimulierende Wirkung des Präparates „Kola" sich in geringerem Maße äußert als das Phenamin; aber es ändert nicht den üblichen Verlauf der ganzen vegetativen Funktionen.

Bedingt-reflektorischer Einfluß auf die 24stündige Kurve

Bei der Arbeit der Fahrdienstleiter lenkte jener Umstand die Aufmerksamkeit auf sich, daß in ein und derselben Stunde fast in allen Fällen die Körpertemperatur und der Puls niedriger waren, wenn sie das Arbeitsende bedeuteten, als in derselben Stunde, wenn sie den Arbeitsanfang bedeuteten (Abbildung 6).
Dieses Faktum wurde sowohl in den Morgenstunden als auch in den Abendstunden beobachtet, wobei das Präparat „Kola" es nicht aufhob.

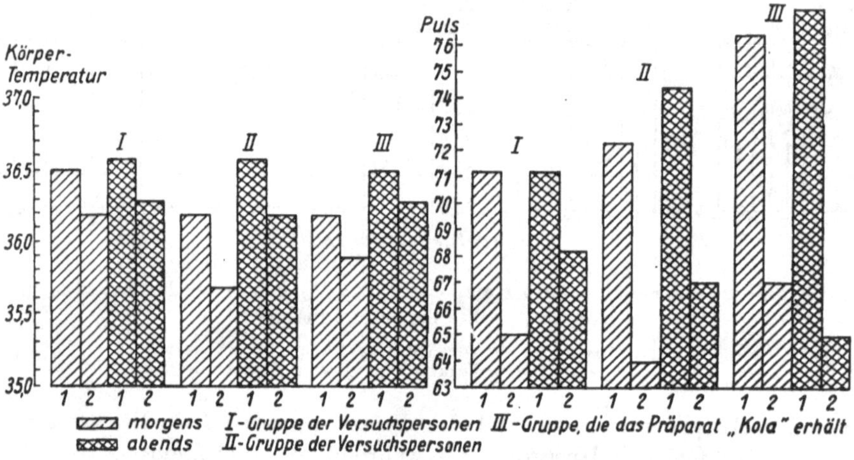

Abb. 6. Bedingt-reflektorische Änderungen der Körpertemperatur und des Pulses bei den Fahrdienstleitern
1 — Arbeitsanfang 2 — Arbeitsende

Offensichtlich konnte das Arbeitsende und der bevorstehende Schlaf (die Erholung) ein Signal für die Entstehung von Impulsen in der Hirnrinde sein, die den Verlauf der vegetativen Funktionen auf die erforderliche Seite lenkten.
Analoge Fakta wurden in unserem Laboratorium erhalten und zeigen die Rolle der kortikalen Einflüsse auf die Wärmeregulierung. Der Gasaustausch bei den Schaffnern auf der Bremsplattform des Wagens stieg in der kalten Zeit bei einer Eisenbahnfahrt von Leningrad nach Ijuban. Bei der Rückfahrt nach Leningrad

fiel bei derselben Lufttemperatur der Gasaustausch bei den Schaffnern, sobald sich der Zug Leningrad näherte. Im ersten Falle waren Signale für eine bevorstehende Abkühlung vorhanden. Im zweiten Falle wurde der Übergang in einem warmen Raum erwartet.

Dieselben Fakta wurden experimentell bei einer Fahrt im Personenwagen erhalten. Der Gasaustausch stieg auf der Hinfahrt und fiel auf der Rückfahrt.

Diese Erscheinung, die in der Arbeitsphysiologie „Schlußdrang" genannt wird, entsteht infolge bedingter Verbindungen auf die umgebenden Milieuverhältnisse. Deshalb stellte sich die Körpertemperatur bei den Fahrdienstleitern zum Schichtende auf den bevorstehenden Schlaf ein. Bei dem Schaffner stellte sich der Gasaustausch bei der Rückfahrt auf die bevorstehende Wärme, im Experiment auf das Arbeitsende und auf die bevorstehende Erholung ein.

Die Daten, die in unserem Laboratorium erhalten worden sind, können als ein Ergänzungsglied in jener langen Kette von Tatsachen dienen, die von den nächsten Schülern und Mitarbeitern K. M. Bykows, von Slonim mit einer Gruppe von Mitarbeitern der Suchumischen Filiale des Allunionsinstituts für Experimentelle Medizin, von Olnjanskaja, von Popowa-Zarewa und vielen anderen erhalten worden sind. Diese Tatsachen ermöglichen es uns, jene Fälle von Entstellung des 24-Stunden-Rhythmus der physiologischen Funktionen zu verstehen, die Stscherbakowa und andere Autoren erhalten haben.

Entsprechend der von K. M. Bykow aufgestellten Klassifikation kann der Unterschied der Kennzeichen für ein und dieselbe Arbeitsstunde zu den korrigierenden Einflüssen der Rinde gerechnet werden, wo der verlaufende Prozeß — der normale 24stündige Zyklus — sich unter dem Einfluß der Rindensignale verändert.

Bei unseren Daten erlauben wir uns, den Unterschied der physiologischen Kennzeichen für ein und dieselbe Arbeitsstunde, wenn sie den Anfang oder das Ende der Arbeit darstellt, als eine Umstellung des 24-Stunden-Rhythmus der physiologischen Funktionen zu deuten, die in stärkerem Maße von Rindeneinflüssen als von einer Einwirkung der pharmakologischen Stimulatoren „Kola" und Phenamin herrührt.

Schlußfolgerungen

1. Die Untersuchung des 24-Stunden-Rhythmus physiologischer Funktionen des Menschen unter experimentellen Bedingungen ergibt ein typisches Bild, das völlig mit den Literaturdaten übereinstimmt. Das maximale Ansteigen der Temperaturkurve wird in den Abendstunden und ihr maximales Sinken in den Nacht- und frühen Morgenstunden beobachtet.
2. Das ununterbrochene 24stündige Wachsein entstellt die Konfiguration der 24stündigen Schwankungen physiologischer Funktionen nicht.
3. Die Untersuchung des 24-Stunden-Rhythmus physiologischer Funktionen unter den Arbeitsverhältnissen bei Personen mit langjähriger Gewohnheit an Nachtarbeit gibt kein deutliches Bild einer Rhythmusentstellung. Drei Gruppen von Kurven treten hervor: Die erste, am häufigsten vertretene Gruppe gibt ein typisches Bild normaler 24stündiger Schwankungen; die zweite

Gruppe zeigt ein früheres Ansteigen der Kurve (gegen 4 Uhr morgens) anstatt des um diese Zeit üblichen Sinkens; die dritte Gruppe zeigt ein Sinken der Temperaturkurve gegen 8 Uhr morgens anstatt des üblichen Ansteigens.

4. Die physiologischen Kennzeichen sind unter den Arbeitsverhältnissen in ein und derselben Stunde, wenn sie den Anfang der Arbeit darstellt, sowohl in den Morgen- als auch in den Abendstunden immer höher als in denselben Stunden, wenn sie das Ende der Arbeit bedeuten. Diese Erscheinung kann man als korrigierenden Einfluß der Hirnrinde erklären.
5. Die Anwendung des Präparates „Kola" verändert nicht den 24-Stunden-Rhythmus. Die Kurve verläuft auf einem höheren Niveau, was von der erregenden Wirkung dieses Präparates zeugt.
6. Die Anwendung des Phenamins als Stimulator zeigt eine bedeutend größere erregende Wirkung bei einer schroffen Änderung des Charakters der 24stündigen Kurve.

Die subjektive Analyse zeigt, daß Phenamin die Leistungsfähigkeit erhöht, die Schläfrigkeit vertreibt und in einigen Fällen einen Zustand der Euphorie hervorruft.

Auf Grund sämtlicher Untersuchungen kann man den allgemeinen Schluß ziehen, daß in der 24stündigen periodischen Tätigkeit des Menschen hauptsächlich exterorezeptive Reizungen mitwirken, die die periodischen Erregbarkeitsschwankungen des Zentralnervensystems bestimmen.

Der 24-Stunden-Rhythmus kann unter dem Einfluß pharmakologischer Substanzen, die den Erregbarkeitszustand der höchsten Teile des Gehirns verändern, schroff verändert werden.

LITERATUR

Виноградов и Воробьева. Военно-мед. сборник,
WINOGRADOW und WOROBJEWA, Mil.-med. Sammlung, 1, 1944.

Гинецинский и Самтер. Там же,
GINEZINSKI und SAMTER, Ebenda, 1944.

Конради и Щербакова. Цит. по Конради, Слоним, Фарфель. Основы физиологии труда,
KONRADI und STSCHERBAKOWA, Zit. nach Konradi, Slonim, Farfel. Grundlagen der Arbeitsphysiologie, 1935.

Ольнянская. Труды психиатрической клиники им. акад. И. П. Павлова.
OLNJANSKAJA, Arbeiten der psychiatrischen Klinik I. P. Pawlows, 1940.

Филатова. Дисс. Киргизский мед. ин-т,
FILATOWA, Diss. Kirgisisches medizinisches Institut, 1944.

Щербакова. Экспериментальное изучение суточного ритма физиологических процессов (см. настоящий сборник).
STSCHERBAKOWA, Experimentelle Erforschung des 24-Stunden-Rhythmus physiologischer Prozesse (s. vorliegende Sammlung).

BENEDICT und SNELL, Pflügers Archiv f. die gesamte Physiolog., 90, 1902.

DEBSCINSKI, Jahresberichte über die Zeitungen und Fortschritte in der gesamten Medizin; 10. Jahrgang, 1875.

JÄGER, Archiv f. klin. Mediz., 29, 1881.

G. M. TSCHERKOWITSCH

Einfluß des Phenamins auf den 24-Stunden-Rhythmus physiologischer Prozesse bei Affen[1]

Der 24-Stunden-Rhythmus, d. h. die Änderung der Intensität einer Reihe von physiologischen Prozessen im Laufe von 24 Stunden, wird durch die Lebensweise des Tieres bedingt und hängt von einer Reihe äußerer und innerer Faktoren ab. Bei hochorganisierten Tieren (Säugetieren) reguliert die Hirnrinde, indem sie Impulse aus der Umwelt und aus den inneren Organen erhält (BYKOW), den 24-Stunden-Rhythmus und den Wechsel von Schlaf und Wachsein, wobei sie alle Funktionen des Organismus integriert.

Der 24-Stunden-Rhythmus hängt mit der Nahrungsaufnahme (KALABUCHOW, 1939), mit der Beleuchtung (SZYMANSKI, 1914, 1918; STSCHERBAKOWA, 1937), mit dem Alter und mit dem Geschlecht (BROWMANN, 1937) zusammen. Für Affen hat die Beleuchtung im 24-Stunden-Rhythmus eine große Bedeutung. STSCHERBAKOWA (1938) kam zu dem Schluß, daß die Beleuchtung ein entscheidender Faktor in der 24-Stunden-Periodik physiologischer Prozesse bei Affen ist.

Als STSCHERBAKOWA die Zeit der Beleuchtung und der Fütterung der Tiere änderte, beobachtete sie einen entsprechend veränderten 24-Stunden-Rhythmus der Bewegungsaktivität und der physiologischen Funktionen.

In dieser Arbeit wurde der Versuch unternommen, den 24-Stunden-Rhythmus bei Affen ohne eine Änderung der Umweltbedingungen und folglich ohne jegliche Änderung der Einwirkungen auf die Exterorezeptoren sondern nur mit Hilfe pharmakologischer Mittel zu verändern.

In dieser Serie wurde das Präparat Phenamin angewandt. Diese Substanz stammt aus der Gruppe der sympathomimetischen. Das Phenamin wird seit 1930 praktisch angewandt. Seine Wirkung auf den Organismus wird als eine die „Müdigkeit vertreibende und die Leistungsfähigkeit erhöhende", besonders in den Nachtstunden, definiert. Phenamin wird in jenen Fällen angewandt, wenn es nötig ist, eine hohe Aktivität der physiologischen Funktionen volle 24 Stunden aufrechtzuerhalten, d. h. in den Nachtstunden ohne Kompensation durch einen Tagesschlaf. Nur in 15% der Fälle kann man eine paradoxe Wirkung des Phenamins antreffen — eine Verschlechterung des Wohlbefindens und der Leistungsfähigkeit (SEREISKI, 1941; WINOGRADOW, WOROBJEWA, GULJAJEW und SHUKOW, 1944; GINEZINSKI, SAMTER und NATANSON, 1944).

Bei Untersuchungen am Menschen ist festgestellt worden, daß die optimale Phenamindosis — 15 bis 20 mg pro dosi und 60 mg pro die beträgt. Diese Dosis

[1] Die Arbeit ist zusammen mit der Biologischen Station der Akad. der Med. Wissensch. der UdSSR ausgeführt worden (Dir.: Dr. der biologischen Wissenschaften L. G. WORONIN).

ruft eine gute Stimmung hervor, wobei sie eine gute Leistungsfähigkeit bedingt und die Schläfrigkeit fernhält.

Solch eine Wirkung des Phenamins ist das summarische Resultat der Wechselwirkung eines komplizierten Komplexes von verschiedenen physiologischen Funktionen und Prozessen, die durch objektive Methoden festgestellt werden können. Zu diesen Prozessen gehören die Erhöhung des Blutdrucks und des Pulses, die Erhöhung des Gewebsstoffwechsels und der reflektorischen Erregbarkeit, die Verminderung der motorischen Chronaxie (WINOGRADOW, WOROBJEWA, GULJAJEW und SHUKOW, 1944) usw. In bezug auf die Körpertemperatur beim Menschen wird darauf hingewiesen, daß Phenamin die Körpertemperatur geringfügig erhöht. MARGOLINA und BRANDT (1949), die den Einfluß des Phenamins auf die 24-Stunden-Periodik bei Fahrdienstleitern untersuchten (s. diese Sammlung), fanden, daß Phenamin die Amplitude der Temperaturschwankungen verkleinert. Da die 24stündigen Schwankungen der Körpertemperatur beim Menschen klein sind und gewöhnlich die Grenze von 0,6° nicht überschreiten, wählten wir zur Klärung des Phenamineinflusses auf die 24stündige Temperaturkurve als Versuchstiere Affen, bei denen die 24stündige Amplitude in der Norm 2,0—2,8° erreicht (STSCHERBAKOWA, 1937).

Es wurden außerdem die Schwankungen der 24stündigen Bewegungsaktivität der Affen unter dem Einfluß von Phenamin erforscht.

Es wurden 3 Rhesus-Makaken und 2 Mantelpaviane im Alter von 1,5 bis 2 Jahren untersucht. Das Gewicht der Versuchstiere betrug 2,5—3,5 kg. Die Messung der Körpertemperatur wurde rektal mit einem tierärztlichen Maximalthermometer im Laufe von 24 Stunden in 4stündlichen Abständen: um 8, 12, 16, 20, 24 und 4 Uhr vorgenommen. Zur Aufzeichnung der Bewegungsaktivität wurde in einem großen Käfig in einer Höhe von 30 cm über dem Fußboden ein Netz aufgestellt, das den ganzen Fußboden bedeckte und auf Gummiballons ruhte, von welchen Gummischläuche zu einer Mareyschen Kapsel mit einem Hebel verliefen, der auf dem Band eines Kymographen alle Bewegungen auf dem Netz vermerkte.

Phenamin wurde in einer Zuckerlösung per os verabreicht.

Zu Beginn unserer Arbeit erhielten wir bei den Affen eine normale Temperaturkurve und die Aufzeichnung einer normalen 24stündigen Aktivität.

Zur Kontrolle wurden die Tiere systematisch gewogen, und ihr allgemeiner Zustand wurde beobachtet. Als Kontrolle dienten ebenfalls die normalen Kurven der Bewegungsaktivität und der Körpertemperatur, die wir in der Mitte und am Ende der durchgeführten Serie von Versuchen erhielten.

Durch die Arbeiten unseres Laboratoriums (STSCHERBAKOWA, 1937) wurde gezeigt, daß in der Norm die Körpertemperatur der Affen beträchtliche Veränderungen im Laufe von 24 Stunden durchmacht. Die Körpertemperatur erreicht die höchsten Werte um 14 bis 16 Uhr und die niedrigsten um 4 Uhr. In bezug auf die 24stündige Bewegungsaktivität wurde festgestellt, daß die Affen einen deutlich ausgeprägten monophasischen Tagesrhythmus besitzen.

Unsere Temperaturkurven und die Kurven der Bewegungsaktivität bestätigen die früher erhaltenen Daten.

Die 24stündige Kurve der Körpertemperatur und die Kurve der 24stündigen Bewegungsaktivität der Affen ändern sich parallel. Der maximalen Temperatur entspricht die maximale Beweglichkeit, und der minimalen die Ruhe. Offensichtlich besteht eine Abhängigkeit zwischen der Bewegungsaktivität des Affen und seiner Körpertemperatur. Bei der Arbeit mit den Affen mußten wir von der Dosierung abweichen, die beim Menschen gebräuchlich ist. Die für den Menschen optimale Dosis — 0,3 mg auf 1 kg Körpergewicht — war bei den Affen unwirksam. Um aber Umschwünge in den 24-Stunden-Rhythmus solcher Funktionen, wie die Körpertemperatur und die Bewegungsaktivität, zu erzielen, war eine sehr große Dosis Phenamin erforderlich.

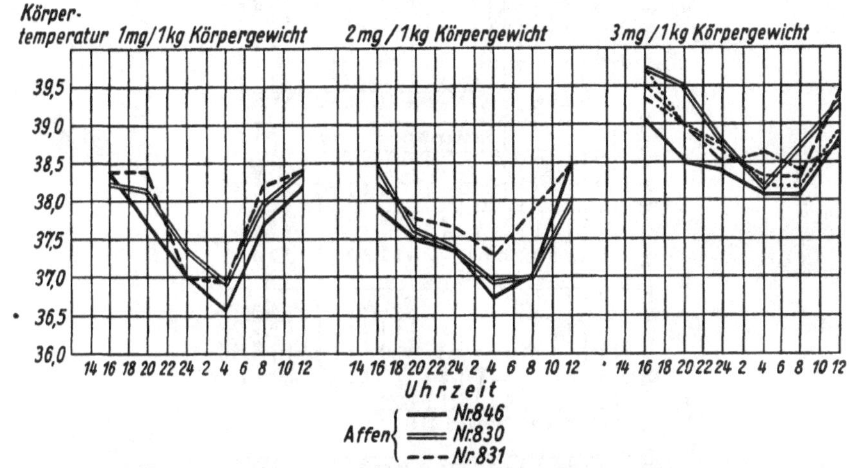

Abb. 1. 24stündige Kurven der Körpertemperatur bei den Affen nach Phenaminverabreichung (Dosen 1, 2 und 3 mg auf 1 kg Körpergewicht)

Auf der Abbildung 1 sind die Temperaturkurven nach einer Phenaminverabreichung in einer Dosis von 1 mg auf 1 kg Körpergewicht dargestellt. Diese von drei Rhesus-Makaken erhaltenen Kurven unterscheiden sich nicht von einer normalen Temperaturkurve. Hier fallen ebenfalls die hohen Werte der Körpertemperatur in die Tagesstunden (12 bis 16 Uhr) und die niedrigen — in die Nachtstunden. Die charakteristisch tiefe Zacke nach unten, die der nachts 4 Uhr üblichen mit einer Körpertemperatur entspricht, die bis 36,7° durchschnittlich sinkt, bleibt erhalten. Durch diese Dosis ändern sich weder die Bewegungsaktivität noch das Verhalten der Affen. Der Nachtschlaf wird nicht gestört.

Bei Anwendung einer Dosis von 2 mg auf 1 kg Körpergewicht schlägt die Temperaturkurve ein wenig um. Die Temperatur steigt in der Nacht um 24 Uhr und um 4 Uhr. Die Bewegungsaktivität in den Nachtstunden ändert sich auch durch diese Dosis nicht (Abbildung 2).

Diese Verschiedenheit in der Wirkung auf die Körpertemperatur und auf die Bewegungsaktivität der Affen, die bei einer Dosis von 2 mg auf 1 kg Körpergewicht erhalten worden ist, zeugt davon, daß der Umschwung der Temperaturkurve offensichtlich nicht nur von der sich steigernden Beweglichkeit des Tieres, sondern auch von der unmittelbar erregenden Wirkung des Phenamins auf die Zentren der Wärmeregulation abhängt.

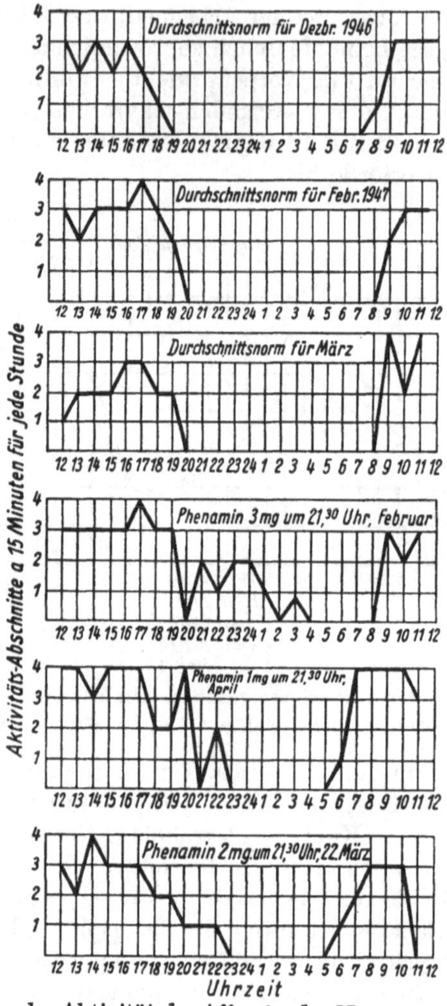

Abb. 2. 24stündige Kurven der Aktivität der Affen in der Norm und bei Verabreichung von Phenamin (Dosen 1, 2, 3 mg auf 1 kg Körpergewicht)

Die Dosis, die zehnmal die menschliche übersteigt — 3 mg auf 1 kg Körpergewicht — verursacht einen bedeutenden Umschwung der Temperaturkurve und ändert das Verhalten des Affen, indem sie seine Bewegungsaktivität steigert. Durch diese Dosis werden die Affen übermäßig beweglich, reagieren schroff, wenn man sich ihnen nähert, wenn man ihnen die Hand entgegenstreckt. Während die Affen gewöhnlich das Lockmittel ruhig und nicht eilig aus unseren Händen nahmen, reißen sie es nach Phenamin mit einer schroffen Bewegung heraus, springen weg, laufen sofort wieder heran, wobei sie eine sichtlich übermäßige Beweglichkeit äußern. Bei Sprüngen stößt der Affe sich mit viel mehr Kraft vom Stützpunkt ab, als dies zur Überwindung der betreffenden Entfernung erforderlich ist.

Phenamin erregt das motorische Rindengebiet außerordentlich und beseitigt die Schlafhemmung, weil die beobachtete übermäßige Beweglichkeit der Affen sich auch in den Nachtstunden erhält.

Bei einer ununterbrochenen 24stündigen Messung der Körpertemperatur schlafen die Affen ohne Phenaminverabreichung gut und schlafen sogar während der Temperaturmessung ein, wobei sie an dem Brett hängen. Bei einer Temperaturmessung nach Phenaminverabreichung sind die Affen in den Nachtstunden die ganze Zeit in Bewegung, drehen das Brett dauernd um, mühen sich mit ihm ab. All das findet in der Dunkelheit statt, wobei der entscheidende Faktor, der die Bewegungsaktivität der Affen beeinflußt — das Licht —, und andere äußere Reize fehlen.

Die Temperaturkurve erleidet bei dieser Phenamindosis beträchtliche Änderungen. Sie wird flacher, verliert die charakteristische Zacke nach unten um 4 Uhr nachts. Die Körpertemperatur hält sich die ganze Nacht auf hohen Werten, wobei sie um 24 Uhr 38,6° und um 4 Uhr 38,4° erreicht. Bei einer Phenaminverabreichung in einer Dosis von 3 mg auf 1 kg Körpergewicht um 21 Uhr bleibt die Temperaturkurve auch in den folgenden 24 Stunden etwas erhöht (Abbildung 3).

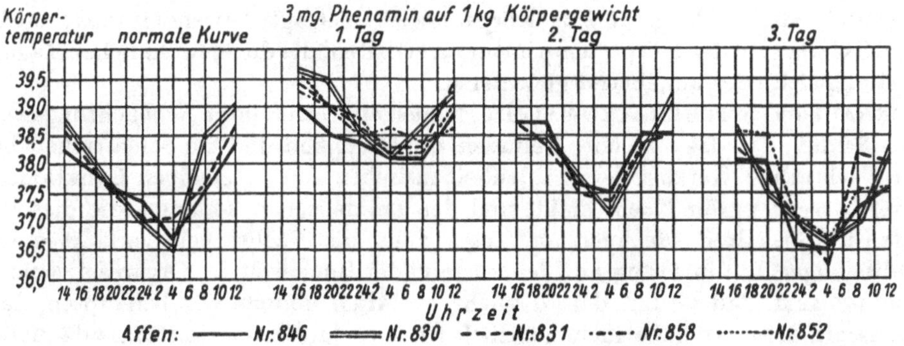

Abb. 3. Wiederherstellung der 24-Stunden-Periodik der Körpertemperatur nach Phenaminverabreichung (Dosis 3 mg auf 1 kg Körpergewicht)

Als wir 3 mg Phenamin auf 1 kg Körpergewicht um 9 Uhr morgens verabreichten und Temperaturmessungen in den folgenden 24 Stunden durchführten, erhielten wir eine normale Temperaturkurve.

Das Problem der Phenaminanwendung erlangt eine große Bedeutung für jene Fälle, in denen es notwendig ist, den 24-Stunden-Rhythmus zu ändern und die Stunden des Wachseins und der Leistungsfähigkeit auf 24 Stunden und sogar noch länger auszudehnen — bei ununterbrochenen 24stündigen Diensten. Der bestimmte 24-Stunden-Rhythmus der physiologischen Funktionen, der sich während der Existenz der betreffenden Art und während des Lebens des betreffenden Individuums herausgebildet hat, ist nicht leicht zu verändern, selbst wenn eine Reihe von Reizen unter den Bedingungen eines Arbeitsmilieus auf den Organismus einwirkt.

Margolina und Brandt (s. die Arbeit in dieser Zusammenstellung), die den 24-Stunden-Rhythmus an Fahrdienstleitern untersuchten, fanden, daß bei der Mehrzahl der Versuchspersonen, deren Dienstzeit nicht unter 5 Jahre lag und die früher volle 24 Stunden gearbeitet hatten (Dienstschichten), die Temperaturkurve eine normale Konfiguration bewahrte und die Körpertemperatur in den Nachtstunden fiel, wobei sie die minimalsten Werte gegen 4 Uhr erreichte. Die anderen Fahrdienstleiter zeigten unbedeutende Abweichungen von der Norm. Aber im allgemeinen werden die Änderungen der Temperaturkurve bei den Fahrdienstleitern von Margolina und Brandt als Änderungen angesehen, die keine völlige Entstellung des 24-Stunden-Rhythmus zeigen.

Im Zusammenhang damit gewinnt das Problem der Anwendung von Stimulatoren des Zentralnervensystems, insbesondere die Anwendung von Phenamin, Bedeutung. Dieses Präparat flacht die Temperaturkurve ab, indem es die Körpertemperatur in der Nacht steigert. Es erhöht die Pulsfrequenz und ruft eine Reihe von Änderungen physiologischer Funktionen des Organismus hervor. Dies zieht das subjektive Empfinden einer erhöhten Leistungsfähigkeit und das Fehlen von Müdigkeit nach sich.

Unsere Versuche an Affen jedoch zeigen, daß man eine sehr große Dosis von Phenamin, die 2—3 mg für 1 kg Körpergewicht beträgt, anwenden muß, um in der Nacht Werte der Körpertemperatur zu erhalten, die den gewöhnlichen Tageswerten gleich oder annähernd gleich sind.

Konradi und Stscherbakowa (1935) kamen auf Grund ihrer Beobachtungen zu dem Schluß, daß das schlechte Befinden, die Müdigkeit und die Schläfrigkeit bei der Nachtarbeit von der Verschiedenheit zwischen den vegetativen Funktionen, deren Niveau in der Nacht sinkt, und den animalischen kommen, die dieselbe Intensität behalten wie auch am Tage, d. h., die Nachtarbeit verläuft unter Bedingungen, die in bezug auf den Zustand der Innenwelt des Organismus nicht adäquat sind. Auf Grund der Versuche an Affen können wir behaupten, daß Phenamin diese Aufgabe nicht gänzlich löst, da zur Gewährleistung adäquater Bedingungen bei der Nachtarbeit, d. h. zur Hebung der vegetativen Funktionen bis zum Niveau der animalischen, sehr große Dosen des Präparats erforderlich sind.

Schlußfolgerungen

1. Der 24-Stunden-Rhythmus physiologischer Funktionen kann nicht nur durch eine Einwirkung auf die Exterorezeptoren, sondern auch mit Hilfe pharmakologischer Mittel — des Phenamins — geändert werden.
2. Phenamin erhöht die nächtliche Körpertemperatur und die Bewegungsaktivität der Affen.
3. Zur Entstellung des 24-Stunden-Rhythmus physiologischer Funktionen bei den

Affen ist eine große Dosis des Präparates erforderlich — 3 mg auf 1 kg Körpergewicht, wobei die Wirkung des Phenamins 24 Stunden anhält.

4. Der unter dem Einfluß von Phenamin veränderte 24-Stunden-Rhythmus der physiologischen Funktionen entspricht nicht völlig dem Rhythmus bei Wachsein am Tage.

LITERATUR

Быков К. М. Кора головного мозга и внутренние органы.
BYKOW, K. M., Großhirnrinde und innere Organe. Medizinischer staatlicher Verlag, 1944.

Виноградов М. И., Воробьева В. С., Гуляев П. И., Жуков Е. К. Военно-мед. сборник,
WINOGRADOW, M. J., WOROBJEWA, W. S., GULJAJEW, P. J., SHUKOW, J. K., Militär-medizinische Sammlung, Verlag der Akademie der Wissenschaften der UdSSR, 17, 1944.

Гинецинский, Барабашова, Шамарина. Успесовр. биол.,
GINEZINSKI, BARABASCHOWA, SCHAMARINA. Fortschritte der gegenwärtigen Biologie, XVI, 2, 113, 1943.

Гинецинский А. Г., Самтер Я. Ф., Натансон Н. В. Военно-мед. сборник,
GINEZINSKI, A. G., SAMTER, J. F., NATANSON, N. W., Militär-medizinische Sammlung, 1, 1944.

Калабухов Н. И. Вопросы экол. и биоценол.,
KALABUCHOW, N. J., Fragen der Ökologie und der Biozönol., 7, 92, 1939.

Калабухов Н. И. Зоолог. журнал,
KALABUCHOW, N. J., Zoologische Zeitschrift, 18, 915, 1939.

Конради и Щербакова. Цит. по Конради, Слоним, Фарфель. Физиология труда.
KONRADI und STSCHERBAKOWA, Zit. nach Konradi, Slonim, Farfel. Physiologie der Arbeit. Biologischer Medizinischer Staatlicher Verlag, 1935.

Марголина О. И. и Брандт Э. И. (см. статью в настоящем сборнике).
MARGOLINA, O. J., und BRANDT, E. J. (s. den Artikel in der vorliegenden Zusammenstellung).

Серейский М. Я. Клин. мед.,
SEREISKI, M. J., Klinische Medizin, 14, 77, 1941.

Сорокин П. А. Клин. мед.,
SOROKIN, P. A., Klinische Medizin, 22, 70, 1944.

Щербакова О. П. Бюлл. экспер. биол. и мед.,
STSCHERBAKOWA, O. P., Bulletin für experimentelle Biologie und Medizin, 4, 335, 1937.

Щербакова О. П. Бюлл. экспер. биол. и мед.,
STSCHERBAKOWA, O. P., Bulletin für experimentelle Biologie und Medizin, 5, 167, 1938.

Щербакова О. П. (см. статьи в настоящем сборнике),
STSCHERBAKOWA, O. P., (s. die Artikel in der vorliegenden Zusammenstellung).

BROWMANN, Journ. Exper. Zoolog., 74, 375, 1937.

SZYMANSKI, Pflügers Archiv, 158, 348, 1914.

SZYMANSKI, Pflügers Archiv, 171, 224, 1918.

I. S. KANFOR

Einfluß des Phenamins auf den 24-Stunden-Rhythmus der Veränderungen des Blutzuckerspiegels bei Affen [1]

Der 24-Stunden-Rhythmus physiologischer Funktionen im Organismus bildet eine wichtige biologische Anpassungserscheinung der Tiere an die Umwelt. Die Intensitätsänderung der physiologischen Prozesse im Laufe von 24 Stunden hängt sowohl von inneren als auch von äußeren Faktoren ab und wird anscheinend bei den höheren Tieren durch subkortikale Gebiete sowie durch die Hirnrinde reguliert. Die Erforschung der Periodizität der physiologischen Funktionen im Tierorganismus und der Möglichkeit einer Einwirkung auf ihren Verlauf ist eine aktuelle Aufgabe gegenwärtiger Untersuchungen, die dank der Anwendung des Phenamins — eines allgemein anerkannten Stimulators des Nervensystems — neue Perspektiven eröffnet.

Versuche, die TSCHERKOWITSCH an Affen der Biologischen Station Suchumi der Akademie der Medizinischen Wissenschaften der UdSSR durchführte, ergaben, daß man erst nach Verabreichung von 2 und 3 mg Phenamin pro Kilogramm Körpergewicht einen deutlichen Einfluß des Phenamins auf die Änderung der 24stündigen Kurve der Körpertemperatur und der Kurve der motorischen Aktivität bei den Affen feststellen konnte. Nach Verabreichung von 2 mg Phenamin pro Kilogramm Körpergewicht änderte sich die Kurve der 24-stündigen Körpertemperatur weniger. Gleichzeitig verringerte sich das gewöhnlich vorhandene Sinken der Körpertemperatur in den Nachtstunden, das bisweilen 2° erreicht. Nach Verabreichung von 3 mg Phenamin pro Kilogramm Körpergewicht des Tieres bemerkt man ein allgemeines bedeutendes Steigen der 24stündigen Temperaturkurve um fast 1,5°. Gleichzeitig bemerkt man, daß die Temperatur in den Nachtstunden nicht mehr sinkt. Das führt zu einer Abnahme der Schwankungen der 24stündigen Körpertemperatur, und die Kurve verliert die für die normale 24stündige Kurve charakteristische Zacke nach unten gegen 4 Uhr. Die Körpertemperatur hält sich in den Nachtstunden auf hohen Werten, wobei sie 38,6° (um 24 Uhr) und 38,4° (um 4 Uhr) anstatt 36,6° und 36,5° zu derselben Zeit unter gewöhnlichen Bedingungen erreicht. Durch diese Dosis steigert sich ebenfalls die Bewegungsaktivität der Affen am Tage schroff, besonders aber auch in der Nacht.

Eine Reihe von Arbeiten ist der Erforschung des Phenamineinflusses auf den Kohlenhydratstoffwechsel gewidmet. Als M. J. SEREISKI im Laufe von drei

[1] Die Arbeit wurde gemeinsam mit der Biologischen Station der Akademie der Medizin. Wissenschaften der UdSSR durchgeführt (Dir.: Dr. d. biol. Wissenschaften L. G. WORONIN).

Stunden in halbstündlichem Abstand bei Kranken den Blutzucker nach Phenaminverabreichung bestimmte, stellte er keine Änderungen seines Spiegels fest. B. D. DILL, R. E. JOHNSON und C. DALY beobachteten bei 17 Kranken nach einer intramuskulären Injektion von 20 mg Amphetamin in 2%iger Lösung den Blutzuckerspiegel vier Stunden lang. Sie konnten irgendeinen Einfluß des Phenamins auf den Blutzuckerspiegel und auf die Ausnutzung der Kohlenhydrate ebenfalls nicht bemerken. Einige Autoren wandten β-Phenolisopropylamin an und stellten fest, daß 10 mg dieses Präparates ein Sinken des Blutzuckergehaltes und ein Sinken des Blutdrucks hervorrufen, aber 20 mg, in 1 cm³ gelöst, eine Erhöhung des systolischen Blutdrucks nach 2 Stunden und eine Erhöhung des Zuckergehalts im Blut um 15 bis 20 mg hervorrufen. Die Erhöhung des Blutzuckerspiegels beginnt zwei Stunden nach Verabreichung des Präparates, erreicht das Maximum nach 4 Stunden und kehrt dann im Laufe der nächsten 24 Stunden allmählich zu den Ausgangswerten zurück. TIMOFEJEWA stellte experimentell an Kaninchen eine Erhöhung des Blutzuckerspiegels nach subkutaner Injektion von 10 bis 20 mg Phenamin fest, wobei von ihr vermerkt ist, daß die Kurve einen geringeren Anstieg zeigt und einen wellenartigen Charakter trägt. Leider hat die Autorin die Protokolle der Versuche nicht veröffentlicht.

Die Analyse der angeführten Untersuchungen zeigt die Mangelhaftigkeit der dieser wichtigen Frage gewidmeten Arbeiten. Diese wichtigen Erwägungen waren der Grund, der uns veranlaßte, uns mit der Frage des Einflusses von Phenamin auf die Blutzuckerkurve unter experimentellen Bedingungen zu befassen. Wir entschlossen uns, diese Frage an Affen zu untersuchen. Aufgabe unserer Arbeit war es, die 24stündigen Blutzuckerschwankungen bei Affen sowohl bei normaler Ernährung als auch unter den Bedingungen eines kurzfristigen Hungers zu erforschen. Dann aber wollten wir den Einfluß des Phenamins auf diese Erscheinungen studieren, wenn man es den Versuchstieren am Tage oder in der Nacht verabreicht.

Versuchsanordnung

Die Versuche wurden im Laufe von 24 Stunden durchgeführt. Nach einem 24stündigen Versuch konnten die Affen sich 48 Stunden erholen. Die Untersuchungen des Blutzuckers wurden 6 mal in 24 Stunden mit vierstündigen Abständen durchgeführt. Zuerst wurde eine 24stündige Kurve der Veränderungen des Blutzuckerspiegels unter physiologischen Bedingungen bei üblicher Ernährung angelegt bei Fütterung der Affen dreimal am Tage: um 9, 13 und 17.50 Uhr. Das Futter verblieb 2 Stunden in den Käfigen, während dieser Zeit fraßen die Affen es allmählich. Im Laufe der ganzen Untersuchung blieben die Stunden der Fütterung, die Zusammensetzung und Menge des Futters konstant. Darauf wurde eine 24stündige Nüchternkurve der Blutzuckerschwankungen aufgenommen. Nach einer zweitägigen Pause wurde eine 24stündige Kurve der Blutzuckerschwankungen der Versuchsaffen nach Verabreichung von 0,01 g Phenamin, gelöst in 2 cm³ destillierten Wassers, angelegt. Und nach weiteren 48 Stunden wurde die Untersuchung des Blutzuckerspiegels nach Verabreichung der gleichen Dosis Phenamin, aber unter den Bedingungen eines 24stündigen Hungers, durchgeführt.

Das Phenamin wurde den Versuchstieren immer zu ein und derselben Zeit: um 12 Uhr, per os verabreicht. Die letzte Reihe der Untersuchungen der 24stündigen Kurve des Blutzuckerspiegels bei den Affen wurde nach Phenaminverabreichung in der Nacht (um 24 Uhr) sowohl unter physiologischen Bedingungen als auch unter Hunger durchgeführt. Die erwähnte Reihe von Untersuchungen hatte das Ziel, den Effekt des Phenamins in der Periode, in der der Blutzuckerspiegel unter üblichen Bedingungen am niedrigsten ist, endgültig zu kontrollieren.
Die Versuche wurden an 3 Affen (2 Rhesus-Makaken und 1 Mantelpavian) durchgeführt. Die Affen waren $2^1/_2$ bis 3 Jahre alt. Jeder wog ungefähr 3 kg. Das Phenamin wurde nur per os zu 10 mg in 24 Stunden verabreicht, was einer Durchschnittsdosis von 3 mg pro Kilogramm Körpergewicht entspricht. Bei der Versuchsanordnung gingen wir von den Daten M. J. SEREISKIS aus, der festgestellt hatte, daß eine Dosis von 2 bis 5 mg pro Kilogramm Körpergewicht für junge Affen nicht toxisch ist.
Die erste Reihe der Versuche bestand in der Anlegung der normalen 24stündigen Kurve des Blutzuckerspiegels unter physiologischen Bedingungen und bei Hunger während der 24 Stunden des Versuches. Wir führen die Untersuchungsergebnisse an.

Tabelle 1

24stündige Schwankungen des Blutzuckerspiegels[1] bei üblicher Ernährung		24stündige Schwankungen des Blutzuckerspiegels bei Hunger	
Uhrzeit	Zuckergehalt (in mg %)	Stunden der Untersuchung	Zuckergehalt (in mg %)
12	81	12	90
12.30 Fütterung		16	72
13	104	20	42
17.30 Fütterung		24	59
20	96	4	62
24	93	8	56
8	106		
9.00 Fütterung			

[1] Durchschnittszahlen, die von 3 Affen erhalten wurden.

Die in der Tabelle 1 angeführten Werte und die Abbildung 1 zeigen, daß der Blutzuckerspiegel bei den Affen unter den Bedingungen des 24stündigen Hungers im Vergleich mit dem Blutzuckerspiegel bei üblicher Ernährung schroffe Änderungen erleidet, die von einem schnellen Sinken des Zuckerspiegels im zirkulierenden Blut zeugen. Besonders rasch sinkt der Zuckerspiegel im Blut bei den hungernden Affen in den Tagesstunden. Der Grad der Abnahme des Zuckerspiegels während dieser Zeit ist so groß, daß er den hypoglykämischen Zustand erreicht (in unseren Versuchen betrug der Durchschnittswert 42 mg%; und bei den einzelnen Affen — 40,34 und 52 mg%).
Dieses erklärt sich durch die große Bewegungsaktivität der Affen in den Tagesstunden, die einen großen Verbrauch an Kohlenhydraten erfordert. In den Abend-

und Nachtstunden steigt der Blutzuckerspiegel allmählich an und erreicht die untere Grenze der Norm. In den Morgenstunden des nächsten Tages beginnt der Blutzuckergehalt von neuem zu sinken. Unter normalen Bedingungen bei üblicher dreimaliger Fütterung erlitt der Blutzuckerspiegel im Laufe von 24 Stunden nicht solche beträchtlichen Schwankungen, was sich aus der ununterbrochenen Ergänzung der energetischen Aufwände auf Kosten der Kohlenhydrate der gefressenen Nahrung erklärt.

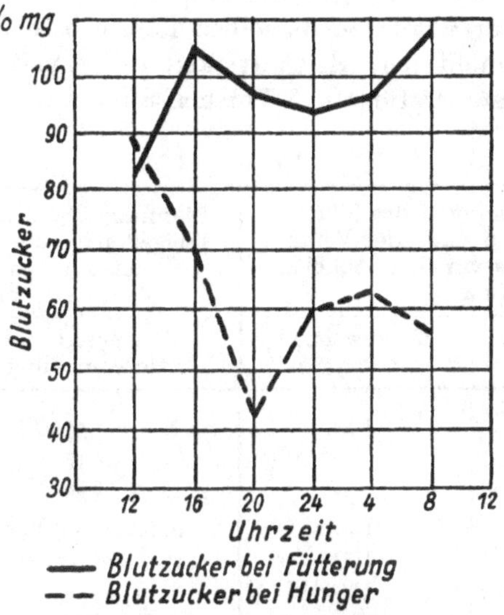

Abb. 1. 24stündige Blutzuckerkurve bei den Affen unter physiologischen Bedingungen und beim 24stündigen Hungern

Das bei unseren Versuchen beobachtete Faktum, daß ein 24stündiger Zyklus von Schwankungen des Blutzuckers existiert, der unter den Bedingungen einer normalen Ernährung und unter den Bedingungen des Hungers seine charakteristischen Besonderheiten aufweist, fällt mit der 24stündigen Periodizität der Schwankung der Körpertemperatur und der Bewegungsaktivität der Affen, die STSCHERBAKOWA in Versuchen festgestellt hat, zusammen. Bei einem Vergleich der Kurven der 24stündigen Bewegungsaktivität der Affen und der 24stündigen Kurven der Körpertemperaturschwankungen bei den Affen, die STSCHERBAKOWA angelegt hat, mit den Schwankungen des Blutzuckerspiegels der Affen stellt sich heraus, daß sie völlig übereinstimmen. Der Periode der Muskelaktivität der Affen unter den Bedingungen einer normalen Ernährung entspricht die Kurve der Zunahme des Blutzuckergehalts, die sich gegen die Periode der Nachtruhe (gegen 24 Uhr) allmählich senkt. Unter den Bedingungen des Hungers entsprechen die Stunden der größten Aktivität der Affen (von 12 bis 20 Uhr) der Periode des schroffsten Sinkens des Blutzuckerspiegels. Ab 20 Uhr tritt ein allmähliches physiologisches Erlöschen der Bewegungsaktivität und ein allmähliches Sinken der Körpertemperatur ein und gleichzeitig beginnt eine Zunahme des Blutzuckers, welche ihren höchsten Stand in den Nachtstunden (von 24 bis 4 Uhr) erreicht. Der morgendlichen Aktivitätssteigerung entspricht ein von neuem eintretendes Sinken des Blutzuckergehalts.

In der zweiten Versuchsreihe wurde unseren Versuchsaffen 0,01 g Phenamin per os, das in 2 cm³ destillierten Wassers gelöst war, verabreicht. Das Phenamin wurde das eine Mal unter den Bedingungen einer normalen Ernährung, das andere Mal unter den Bedingungen des Hungers einmalig um 12 Uhr oder um 24 Uhr verabreicht. Der Blutzucker wurde zu derselben Zeit wie in den Kontrollversuchen bestimmt. In Anbetracht der Gleichartigkeit der erhaltenen Resultate führen wir die Durchschnittswerte für alle 3 Versuchsaffen an.

Tabelle 2

24stündige Schwankungen des Blutzuckerspiegels vor und nach der Verabreichung von Phenamin bei üblicher Ernährung		24stündige Schwankungen des Blutzuckerspiegels nach der Verabreichung von 0,01 g Phenamin um 24 Uhr bei üblicher Ernährung	
Zeitpunkt der Untersuchung	Zuckermenge (in mg %)	Zeitpunkt der Untersuchung	Zuckermenge (in mg %)
12	104	12	71
12.10 ist 0,01 g Phenamin verabreicht worden		16	81
		20	93
16	125	24.10 ist 0,01 g Phenamin verabreicht worden	
20	100		
24	115	4	124
4	103	8	100
8	92	12	110
12	111		

Die Werte der Tabelle 2 und ebenfalls die Abbildung 2 zeigen, daß 4 Stunden nach der Verabreichung von Phenamin eine deutliche Erhöhung des Blutzuckerspiegels wahrgenommen wird. Die Zunahme des Zuckergehalts äußert sich besonders deutlich bei Phenaminverabreichung in der Nacht, weil seine bedeutende Erhöhung in der Nacht auf der Basis eines relativ stabilen Blutzuckerspiegels wahrgenommen wird. Die Hyperglykämie nach Phenaminverabreichung dauert annähernd 24 Stunden. Die Schwankungen des Blutzuckergehalts tragen einen wellenartigen Charakter. Das Maximum der Erhöhung des Blutzuckerspiegels wird nach 4 Stunden erreicht. Gegen Ende der achten Stunde kehrt der Blutzuckergehalt zum Ausgangsstand zurück, und dann steigt er von neuem, aber auf eine geringere Höhe. Folglich kann man als bewiesen ansehen, daß der Blutzuckerspiegel nach Phenaminverabreichung unter den üblichen Bedingungen der Ernährung sowohl bei Verabreichung am Tage als auch in der Nacht steigt. Es ist zu betonen, daß die Werte, welche die Schwankungen des Blutzuckerspiegels charakterisieren, bei Phenaminverabreichung höher sind als bei den Kontrollversuchen. 24 Stunden nach der Phenaminverabreichung hört seine hyperglykämische Wirkung auf, da der Blutzuckerspiegel sowohl bei den Kontrollversuchen, als auch bei dem erwähnten Versuch fast übereinstimmt. Auf Grund dieser Daten kann man folgern, daß das applizierte Phenamin sowohl am Tage als auch in der Nacht eine gesteigerte Umwandlung des Leberglykogens in Zucker und seine Ausscheidung ins Blut hervorruft, wobei diese Wirkung des Phenamins ungefähr 24 Stunden anhält.

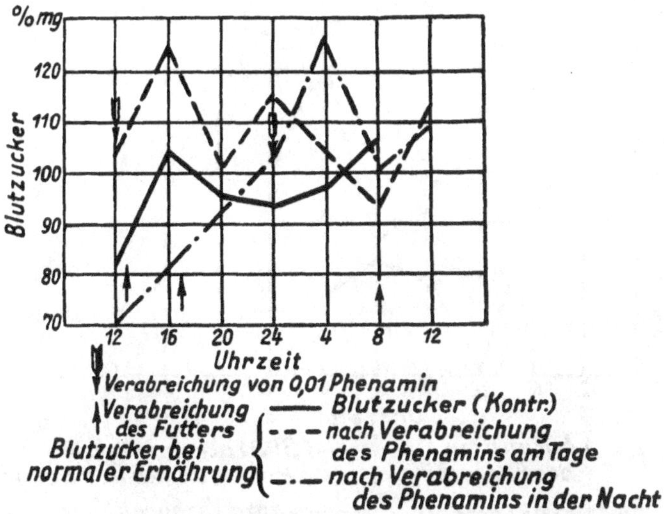

Abb. 2. 24stündige Kurve des Blutzuckers bei den Affen nach Verabreichung von Phenamin um 12 Uhr und um 24 Uhr im Vergleich mit der Kontrolle bei der üblichen Ernährung

In der nächsten Versuchsreihe wurde den Affen unter den Bedingungen 24stündigen Hungers die übliche Dosis (0,01 g) Phenamin um 12 Uhr und nach 48stündiger Erholung um 24 Uhr eingegeben. Der Blutzuckergehalt wurde ebenfalls in den üblichen Stunden bestimmt.

Wir führen die erhaltenen Daten an.

Tabelle 3

24stündige Schwankungen des Blutzuckergehalts vor und nach der Verabreichung des Phenamins um 12 Uhr unter den Bedingungen des Hungers		24stündige Schwankungen des Blutzuckergehalts vor und nach der Verabreichung des Phenamins um 24 Uhr unter den Bedingungen des Hungers	
Zeitpunkt der Untersuchung	Zuckermenge im Blut (in mg %)	Zeitpunkt der Untersuchung	Zuckermenge im Blut (in mg %)
12	86	24	77
verabreicht 0,01 g Phenamin		verabreicht 0,01 g Phenamin	
16	93	4	98
20	84	8	107
24	77	12	109
4	66	16	97
8	101	20	81
12	81	24	98

Die in der Tabelle 3 angeführten Werte und die Kurven der Abbildung 3 zeigen, daß nach Phenaminverabreichung unter den Bedingungen des Hungers sowohl am Tage als auch in der Nacht der Blutzuckerspiegel steigt. Die Zunahme des

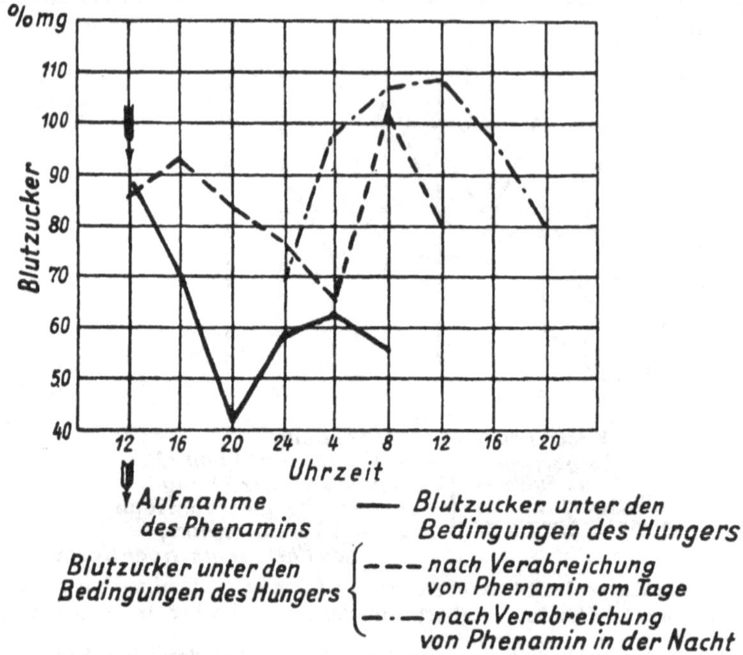

Abb. 3. 24stündige Kurve des Blutzuckers bei den Affen vor und nach der Verabreichung von 0,01 g Phenamin unter den Bedingungen des Hungers im Vergleich mit der Kontrolle

Blutzuckergehalts, die in der Nacht beobachtet wird, ist beträchtlicher als am Tage. Außerdem waren nach Phenaminverabreichung für die Schwankungen des Blutzuckergehalts bei den Versuchsaffen höhere Werte charakteristisch als in den Kontrollversuchen, obwohl die Ausgangswerte beim Versuchsbeginn fast ein und dieselben waren.

Die oben angeführten Daten weisen ohne Zweifel darauf hin, daß Phenaminverabreichung auch ohne Aufnahme von Kohlenhydraten von außen. d.h. beim Hungern eine Hyperglykämie hervorruft, die lange Zeit andauert. Die Hyperglykämie, die durch Phenamin unter den Bedingungen des Hungers hervorgerufen wird, tritt besonders deutlich und lange bei seiner Verabreichung in der Nacht, wenn der Verbrauch an Blutzucker für energetische Prozesse in bedeutendem Maße ausgeschlossen ist, in Erscheinung.

Die von uns erhaltenen Ergebnisse zeigen, daß Phenamin nicht nur den Rhythmus des 24stündigen Verlaufs der Temperaturkurve und der Bewegungsaktivität bei den Affen entstellt, sondern daß es auch den Kohlenhydratstoffwechsel bei den Affen stark verändert und es ermöglicht, den Verlauf der 24stündigen Kurve des Blutzuckers experimentell zu ändern. Wenn man die Stimulation der kortikalen

Prozesse durch Phenamin in Betracht zieht, so hat man, scheint uns, allen Grund anzuerkennen, daß die bei diesen Versuchen festgestellte hyperglykämische Wirkung des Phenamins bei den Affen ebenfalls durch seinen stimulierenden Einfluß auf die kortikalen Prozesse bedingt ist, welche eine gesteigerte Umwandlung des Leberglykogens in Zucker und seine Ausscheidung ins Blut bedingen.
Die durchgeführten Versuche können unserer Meinung nach die bis jetzt strittige Frage nach dem Einfluß des Phenamins auf den Blutzuckerspiegel endgültig lösen.

Schlußfolgerungen

1. Die durchgeführten Versuche gestatten die Feststellung, daß bei den Affen ein deutlich ausgeprägter 24stündiger Zyklus der Blutzuckerspiegelkurve unter den Bedingungen einer üblichen Ernährung vorhanden ist, was eine wesentliche physiologische Eigenart der Affen im Vergleich mit anderen Säugetieren darstellt.
2. Die zyklischen Veränderungen des Blutzuckergehalts kommen bei den Affen besonders anschaulich während des Hungerns zum Vorschein, da sie von einem schroffen Sinken seines Gehalts bis zur Hyperglykämie am Tage und von einer Zunahme des Zuckergehalts in der Nacht begleitet werden.
3. Die zyklischen Schwankungen des Blutzuckerspiegels im Laufe von 24 Stunden stehen in direkter Abhängigkeit von der 24stündigen Periodizität der motorischen Aktivität der Affen.
4. Das Phenamin hat einen deutlichen Einfluß auf den Blutzuckerspiegel, da es seine Erhöhung sowohl unter den Bedingungen einer normalen Ernährung als auch unter den Bedingungen des Hungers hervorruft. Das in der Nacht eingegebene Phenamin entstellt den 24stündigen Zyklus des Zuckergehalts und ruft eine Hyperglykämie während der Nacht hervor.
5. Die Steigerung der motorischen Aktivität der Affen unter dem Einfluß von Phenamin fällt mit der Periode der Erhöhung des Blutzuckerspiegels zusammen.
6. Die Zunahme des Zuckergehalts im Blut unter dem Einfluß von Phenamin im Falle einer ungenügenden Zuckeraufnahme von außen (beim Hungern) wird durch den Eintritt des Zuckers ins Blut aus den Stellen seiner Deponierung hervorgerufen. Deshalb ist zu empfehlen, Phenamin therapeutisch in Verbindung mit einer ausreichenden Ernährung anzuwenden.

LITERATUR

Быков К. М. Кора голонвого мозга и внутренние органы,
Bykow, K. M., Großhirnrinde und innere Organe. Biol. Med. Verlag, 1947.

Марголина О. И. и Брандт Э. П. (см. статью в настоящем сборнике),
Margolina, O. J., und Brandt, E. P., (s. den Artikel in der vorliegenden Zusammenstellung).

Серейский М. Я. Клин. мед.,
Sereiski, M. J., Klin. Med., Band XIV, Nr. 12, S. 77, 1941.

Он же. Сов. медицина,
Sereiski, M. J., Gegenwärtige Medizin, Nr. 8, S. 15, 1942.

Он же. Стимуляторы нервной системы.
SEREISKI, M. J., Stimulatoren des Nervensystems. Med. staatlicher Verlag, 1943.

Тимофеева. Фармакология и токсикология,
TIMOFEJEWA, Pharmakologie und Toxikologie, Band IV, 6, 1941.

Черкович Е. М. (См. статью в настоящем сборнике).
TSCHERKOWITSCH, E. M., (s. den Artikel in der vorliegenden Zusammenstellung).

Щербакова О. П. (См. статью в настоящем сборнике),
STSCHERBAKOWA, O. P., (s. den Artikel in der vorliegenden Sammlung).

DILL, B. D., JOHNSON, R. E., a. DALY, C., Journ. Biol. Chem., 128, 29, 1939.

R. P. OLNJANSKAJA · T. W. POPOWA

24-Stunden-Periodik der Körpertemperatur bei alimentärer Dystrophie

In zahlreichen Untersuchungen des Stoffwechsels beim Hunger und bei einer ungenügenden Ernährung wird dem 24-Stunden-Rhythmus der physiologischen Funktionen des Organismus fast keine Aufmerksamkeit geschenkt, und insbesondere wird die Frage nach dem 24-Stunden-Rhythmus der Körpertemperatur völlig ungenügend beleuchtet.

In den bekannten Arbeiten über den Hunger (völliges experimentelles Hungern) wird nur das Faktum einer mehr oder weniger ausgeprägten Hypothermie erwähnt, und nur in einzelnen Mitteilungen finden sich Hinweise über eine Änderung der Körpertemperatur während des Tages.

So betrugen die 24stündigen Schwankungen der Körpertemperatur in den Untersuchungen von LUCIANI nach 30tägigem völligem Hungern eines Menschen 0,5°. Einige Autoren beobachteten eine unbedeutende Verminderung der Differenz zwischen der maximalen und der minimalen Höhe der 24stündigen Temperatur unter 24stündigem Hungern eines Menschen, und bisweilen überschritt sie die Grenzen der 24stündigen Temperaturschwankungen in der Norm. Als MAGNUS-LEVY (1906) den Stoffwechsel nach einer beträchtlichen und längeren Unterernährung eines Menschen (9 Monate) untersucht, erwähnt er eine Differenz zwischen der Abend- und der Morgentemperatur (ohne Angabe der Stunden) im Durchschnitt von 0,4° (nach 14tägigen Beobachtungen).

In der Literatur über alimentäre Dystrophie sind die Daten der 24stündigen Schwankungen der Temperatur ebenfalls ungenügend dargestellt.

Eine allgemeine Herabsetzung der Körpertemperatur wird in vielen klinischen Beobachtungen (TUSCHINSKI, ALESCHINA und SEIZ, 1943; BALKOWSKI, 1943; FLEKEL, 1943; FILATOW, KOWSCHIKOW und LINDE, 1943; FISCHMAN, 1943; EFIMOWA und ELPERIN, 1944; GAUCHMANN, 1944; u. a.) mit einer Abnahme bis 35,0° und tiefer beim komatösen und agonalen Zustand des Organismus festgestellt (SCHULUTKO, 1942; GELSTEIN, 1943; MJASNIKOW, 1945; GUBERGRIZ, 1946). Hinweise über eine Schwankung der Körpertemperatur während des Tages jedoch finden sich nur in der Arbeit von BALKOWSKI, der eine „Eintönigkeit" der Temperatur mit Schwankungen in Grenzen von 0,1 bis 0,2° in einzelnen Fällen erwähnt.

Die ungenügende Beleuchtung der erwähnten Frage in der Literatur gab den Anlaß, das Material unserer Beobachtungen anzuführen. Von besonderem Interesse ist auch der Umstand, daß die 24-Stunden-Periodik der physiologischen Prozesse mit dem Stoffwechselablauf eng zusammenhängt. Deshalb ist der

Zustand einer tiefen Unterdrückung der Lebensprozesse beim Menschen, den man bei der Dystrophie beobachten kann, sehr wichtig bei der Erforschung der Genese der 24stündigen periodischen Temperaturschwankungen.

Die Untersuchungen wurden im Mai und Juni 1942 in der Klinik (Professor D. M. GROTEL) durchgeführt. Beobachtet wurden 20 Personen (17 Frauen und 3 Männer) mit der Diagnose „alimentäre Dystrophie II. und III. Grades (ohne sichtbare Ödeme)".

Sämtliche Kranke befanden sich in einem stark ausgeprägten Zustand der Unterernährung. Bei 4 Kranken lag der Index BUSCHARS (das Verhältnis Gewicht in kg/Größe in dcm) unter 2,0, d. h. unter dem Wert, der den letzten Grad der Unterernährung nach der Klassifikation von BUSCHAR („starke Unterernährung") charakterisiert. 14 Personen hatten diese Kennzahl innerhalb der Grenzen „starke Unterernährung" (2,0—2,8) und 2 Personen litten an Magerkeit (Index BUSCHARS 3,4—3,5).

Die Körpertemperatur wurde bei 12 Personen (9 Frauen und 3 Männer) 7mal am Tage (von 6 bis 21 Uhr) im Laufe von 3 bis 17 Tagen gemessen. Der Grundumsatz wurde bei 20 Personen untersucht.

Das Verhalten des Grundumsatzes wurde bei alimentärer Dystrophie früher schon ausführlich beschrieben (POPOWA, T. W., 1946), weshalb wir nicht lange bei ihm verweilen und die erhaltenen Daten für die allgemeine Charakteristik der untersuchten Gruppe von Kranken anführen wollen (Tabelle 1).

Wie aus der Tabelle ersichtlich ist, war der Grundumsatz bedeutend herabgesetzt (im Durchschnitt 37%), mit einer maximalen Abweichung von 63,4%. Der außerordentlich niedrige (bis 0,58) Respirationskoeffizient (im Durchschnitt 0,63) lenkt

Tabelle 2

Durchschnittslage der 24stündigen Körpertemperatur bei alimentärer Dystrophie

Kranke	Geschlecht	Daten der Messung	Anzahl der Tage	Zeitpunkt der Messung					
				12	15	18	21	6	9
1. B–ra	Frau	22.V. — 2.VI. 1942	10	36,2	36,3	36,4	36,4	36,1	36,4
2. N–ra	,,	22.V. — 31.V. 1942	10	36,3	36,4	36,3	36,3	36,3	36,3
3. Sch–off	Mann	28.V. — 3.VI. 1942	7	36,8	36,7	36,8	36,3	36,5	36,9
4. T–off	,,	8.VI. —26.VI. 1942	17	36,7	36,7	36,8	36,4	36,5	36,6
5. L–ra	Frau	4.VI. —19.VI. 1942	16	36,2	36,3	36,3	36,1	35,9	35,9
6. A–off	Mann	18.VI. —20.VI. 1942	3	—	36,9	36,7	36,5	36,5	36,2
7. K–ra	Frau	20.VI. —26.VI. 1942	7	36,7	36,5	36,6	36,5	36,2	36,8
8. K–itsch	,,	20.VI. —26.VI. 1942	7	36,5	36,4	36,5	36,6	35,7	36,3
9. S–aja	,,	27.VI. — 1.VII. 1942	5	36,9	36,1	36,4	36,2	35,8	35,6
10. D–na	,,	27.VI. — 1.VII. 1942	5	35,9	36,6	36,7	36,7	36,2	36,2
11. O–ra	,,	4.VII.— 9.VII. 1942	6	36,3	36,4	36,5	36,2	36,4	36,4
12. S–ra	,,	4.VII.—10.VII. 1942	7	36,5	36,8	36,9	36,8	35,9	36,3
Durchschnitt				36,42	36,50	36,58	36,42	36,16	36,33

Tabelle 1

Grundumsatz bei alimentärer Dystrophie

Kranke	Geschlecht	Alter	Gewicht (in kg)	Größe (in cm)	Index nach Buschar	Puls	Atmung	V_0 in 1 Min.	Verbrauch O_2 in 1 Min. (in cm^3)	Respirations-koeffizient	Cal. in 1 Min.	Cal. für 24 Stunden	Cal. nach Benedict	Prozent der Abweichung
P – na	Frau	28	44,8	167	2,7	42	15	2,52	120	0,64	0,46	662	1263	—47,6
S – ra	,,	30	57,1	170	3,4	56	16	1,85	78	0,60	0,35	504	1377	—63,4
B – ra	,,	29	34,5	161	2,1	48	18	2,35	99	0,63	0,45	648	1147	—43,5
N – ra	,,	40	33,8	159	2,1	70	19	2,3	92	0,65	0,41	590	1059	—44,3
D – na	,,	46	32,2	147	2,2	80	17	2,22	101	0,59	0,46	662	1011	—34,6
Sch – aj	,,	48	30,1	156	1,9	62	22	1,75	75	0,65	0,34	490	1009	—51,5
Z – ra	,,	66	45,3	160	2,8	44	17	1,54	71	0,63	0,32	461	1073	—57,0
Z – ra	,,	47	27,3	146	1,9	58	18	3,26	130	0,59	0,59	850	962	—11,7
S – ra	,,	68	31,8	156	2,0	66	20	3,5	148	0,60	0,68	979	931	+ 5,1
K – itsch	,,	30	40,8	157	2,6	50	21	3,7	129	0,62	0,59	850	1111	—23,5
Sch – or	,,	58	36,5	159	2,3	46	24	2,8	114	0,64	0,51	784	1071	—31,5
S – ra	,,	29	38,2	155	2,5	58	16	5,0	165	0,64	0,74	1066	1059	+ 1,0
T – ra	Mann	49	48,5	179	2,6	50	16	3,6	148	0,65	0,68	979	1305	—25,0
A – or	Frau	30	41,4	152	2,7	64	15	2,9	118	0,63	0,53	763	1160	—34,2
S – ra	,,	35	40,0	165	2,4	46	18	3,6	163	0,61	0,73	1051	1628	—35,5
K – ra	Mann	55	43,8	178	2,5	60	19	2,5	97	0,58	0,44	634	1343	—52,3
T – or	Frau	38	30,4	154	2,0	68	20	2,9	116	0,65	0,52	749	1054	—28,9
S – ra	,,	49	28,1	155	1,8	52	20	2,2	84	0,61	0,38	547	981	—44,2
	Mann	55	60,8	173	3,5	48	20	2,1	90	0,64	0,41	590	1400	—57,8
	Frau	46	27,3	152	1,8	44	18	2,0	84	0,66	0,38	547	1366	—60,0
					Durchschnitt			2,73	110	0,63	0,81	718	1165	—37

die Aufmerksamkeit auf sich. Dies zeugt von einem Azidosezustand, der sich bekanntlich beim Hungern infolge tiefer Störungen des Stoffwechsels entwickelt.
Bei der Wiederherstellung des Organismus als Folge einer normalen Ernährung nach überstandener alimentärer Dystrophie steigt der Respirationskoeffizient und kann größer als 1,0 werden, wie dies schon früher beschrieben worden ist (Popowa, T. W.).
Wie aus der Tabelle 2 ersichtlich ist, beobachteten wir keine schroff ausgeprägte Hypothermie (bis 35,0°), welche in den Arbeiten der oben zitierten Autoren erwähnt worden war.
Man muß in Betracht ziehen, daß das Niveau der Körpertemperatur von folgenden Bedingungen abhing: von dem Grad der alimentären Dystrophie, der Beobachtungszeit der Kranken (was besonders wichtig ist für die Jahre 1941 bis 1942, als sich mit jedem Monat die Lebens- und Ernährungsbedingungen änderten), der Aufenthaltszeit im Krankenhaus u. a.
Wie beispielsweise Filatow, Kowschikow und Linde berichten, wurde bei der Aufnahme der Kranken eine Körpertemperatur unter 36° bei 33% der Fälle und bei der Entlassung bei nur 7% der Fälle beobachtet.
Die Aufenthaltsbedingungen in der Klinik spielten zweifellos auch eine Rolle. Unsere Kranken befanden sich in warmen Krankenzimmern im Bett und wurden nach einer gewissen Aufenthaltszeit auf der Station untersucht. Hiermit ist anscheinend auch zu erklären, daß stark herabgesetzte Temperaturlagen fehlten.
Eine Körpertemperatur unter 36,0° (35,7—35,9°) wurde bei 4 Kranken in den Morgenstunden beobachtet (d. h. ebenso wie bei den vorhergehenden Autoren — bei 33% der Fälle). Bei den anderen Kranken lag sie immer unter 37,0° und schwankte von 36,1 bis 36,9°.
Es ist möglich, daß die stark ausgeprägte Hypothermie, die in einzelnen Fällen fehlte, sich auch durch nicht erkannte Komplikationen erklären ließ. Hierauf richtet Flekel die Aufmerksamkeit. Er betont, daß das Fehlen einer subnormalen Temperatur in der Regel darauf hinweist, daß diese Komplikationen vorhanden sind.
Die Letztgenannten waren nach den Daten von Tschernoruzki (1943) zu dieser Zeit unter den Kranken mit alimentärer Dystrophie als Frühjahrsaufflackern einer Tuberkulose vorhanden (der tuberkulösen Lymphadenitiden, Pleuritiden und der hämatogen-disseminierten Formen).
Die Schwankungen der Körpertemperatur im Laufe des Tages waren bedeutend kleiner im Vergleich mit den normalen 24stündigen Temperaturschwankungen.
Unsere Untersuchungen zeigten, daß die 24stündigen Schwankungen der Körpertemperatur bei alimentärer Dystrophie merklich verkleinert war. Während in der Norm die Differenz zwischen dem maximalen und dem minimalen Temperaturstand 0,80—0,94° ausmacht, betrug sie bei der alimentären Dystrophie nur 0,42°.
Dabei muß man in Betracht ziehen, daß die von uns angegebenen Daten nicht die maximal möglichen 24stündigen Temperaturschwankungen in der Norm darstellen.
Benedict und Snell (1902) führen Daten von einem Temperaturunterschied im Laufe von 24 Stunden an, der gleich 1,54° ist. Aus den neuesten Forschungen

(FRUMKIN und MITAUTOREN, 1935), die an einem großen und statistisch bearbeiteten Material durchgeführt worden sind, ergibt sich, daß 24stündige Temperaturschwankungen in der Norm in den Grenzen von 1,6° möglich sind.

Ein 24stündiges Hungern des Menschen setzt die Grenzen der Temperaturschwankungen im Laufe des Tages etwas herab (bis 0,6°), obgleich sie nach einigen Angaben 1,2° betragen.

Was die Zeit des Maximums und Minimums der Temperatur während des Tages betrifft, so stimmt sie in der Hauptsache (nach Durchschnittsdaten) mit den normalen Kurven überein (Maximum um 18 Uhr und Minimum um 6 Uhr).

Man muß den Vorbehalt machen, daß bei uns die Messung der Körpertemperatur um 24 und um 3 Uhr fehlt. Aber nach dem allgemeinen Verlauf der Kurve kann man annehmen, daß wir um 6 Uhr das Temperaturminimum in der Nacht erfaßt haben, das womöglich etwas früher aufgetreten war.

Es ist interessant, die von uns erhaltenen Daten mit den Temperaturschwankungen bei „bettlägerigen“ Kranken zu vergleichen, die nicht an alimentärer Dystrophie leiden. Als solch eine Kontrolle können die Untersuchungen OLNJANSKAJAS (1940) dienen, die an Schizophrenen unter Dauernarkose durchgeführt worden sind.

Die 24stündigen Schwankungen der Körpertemperatur halten sich und ändern sich nicht während eines 10- bis 12tägigen narkotischen Schlafes und ebenfalls nicht nach seiner Unterbrechung, obgleich eine ungenügende Ernährung auch bei den betreffenden Kranken stattfand.

Als Kontrolle des Einflusses eines langen Bettregimes können ebenfalls die Daten MARGOLINAS und BRANDTS dienen, die von Rekonvaleszenten mit amputierten Extremitäten erhalten worden sind, bei welchen die Grenzen der 24stündigen Körpertemperaturschwankungen im Durchschnitt 0,8° betrugen.

So geben weder eine Einschränkung der Nahrungsaufnahme noch ein langes Bettregime ein so schroffes Sinken der Schwankungen der 24stündigen Temperaturkurve, wie es bei alimentärer Dystrophie beobachtet wurde.

Man muß diese Erscheinungen nach unserer Ansicht durch eine Herabsetzung der allgemeinen Erregbarkeit der Kranken mit alimentärer Dystrophie und durch die Herabsetzung der Erregbarkeit ihres Zentralnervensystems erklären. Das Akad.-Mitgl. K. M. BYKOW betont die Bedeutung der Erregbarkeit der subkortikalen Zentren und der Hirnrinde bei der 24-Stunden-Periodik. Die Erregbarkeitsänderung der höchsten Gehirnteile kann den 24-Stunden-Rhythmus schroff ändern, wie STSCHERBAKOWA und ebenfalls MARGOLINA und BRANDT gezeigt haben. Aus den Arbeiten auf dem Gebiete der alimentären Dystrophie ist bekannt, daß die Erregbarkeit dieser Kranken schroff herabgesetzt ist. Für sie ist der Zustand „der Gehemmtheit“, der Passivität und der Gleichgültigkeit, oft mit einer tiefen Depression, mit einer Adynamie und anderen Störungen seitens des zentralen und peripheren Nervensystems charakteristisch (s. die Literatur bei SWETSCHNIKOW, 1947).

Der nach den Durchschnittsdaten beschriebene Verlauf der Temperaturkurve variiert etwas in individuellen Schwankungen der 24stündigen Temperatur. Auf der Abbildung 1 sind die Kurven für jeden der 12 Kranken, die von uns untersucht worden sind, angeführt. Sie unterscheiden sich etwas sowohl nach den Größen der Schwankungen als auch nach dem allgemeinen Typus der Kurve.

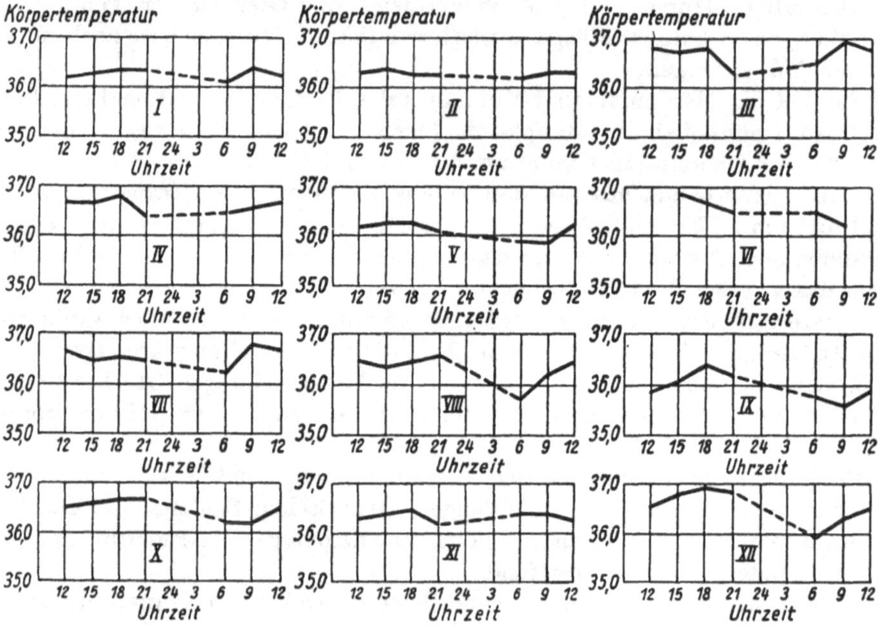

Abb. 1. Individuelle 24stündige Schwankungen der Körpertemperatur (Durchschnittsdaten)

Folgende Höchstschwankungen der Temperatur kommen im Laufe von 24 Stunden vor.

0,2°	1 Person
0,3°	2 Person
0,4°	2 Person
0,5°	1 Person
0,6°	1 Person
0,7°	2 Person
0,8°	1 Person
0,9°	1 Person
1,0°	1 Person

Wenn man die Größe der Schwankungen 0,8° als Norm bei einem gesunden Menschen annimmt, so wurden Schwankungen der 24stündigen Temperatur, die unter dieser Größe lagen, bei 9 Personen von 12, d. h. bei 75% der Kranken, und eine stark herabgesetzte Schwankung des Temperaturniveaus (0,2—0,5°) — bei 6 Personen, d. h. bei 50% der Kranken, beobachtet.

Wenn man die Kurven nach der Zeit des Maximums und des Minimums analysiert, kann man feststellen, daß sie in der Mehrzahl der Fälle mit den typischen, normalen Kurven, mit einem Maximum von 16 bis 20 Uhr und einem Minimum in den frühen Morgenstunden übereinstimmen.

Die einzelnen Abweichungen eines früheren oder etwas späteren Maximums oder Minimums sind nicht scharf ausgeprägt und ändern nicht den normalen Verlauf der Kurve, die nach den Durchschnittsdaten aufgezeichnet ist, was gestatten würde, von einer Entstellung der 24stündigen Temperaturperiodik unter dem Einfluß der alimentären Dystrophie zu sprechen.

Obwohl eine Verkleinerung der Schwankungsamplituden der Körpertemperatur beobachtet wird, hält sich die 24-Stunden-Periodik trotz der tiefen Stoffwechselstörungen bei der alimentären Dystrophie. Die erwähnte Erscheinung, ebenso wie auch die Aufrechterhaltung der 24-Stunden-Rhythmik der Körpertemperatur bei Schizophrenen, die von R. P. OLNJANSKAJA beobachtet wurde, entspricht völlig der Darstellung von Akad. K. M. BYKOW, daß die 24stündige periodische Tätigkeit beim Menschen durch die ganze Masse der exterorezeptiven Reize bestimmt und durch die Schaffung stabiler zeitweiliger Verbindungen zwischen der Hirnrinde und den vegetativen Zentren im Gebiet des Hypothalamus aufrechterhalten wird.

Das Letztgenannte findet dank dessen statt, daß die „Umgebung, in der die Einwirkung der Impulse, die die 24-Stunden-Periodik bestimmen, stattgefunden hat, sich mit einem bestimmten Zustand der niederen vegetativen Zentren und mit der mit diesem Niveau verbundenen Reihe physiologischer Funktionen verbindet" (BYKOW). In unserem Falle veränderte die aufrechterhaltene bedingt-reflektorische Verbindung auch die frühere 24-Stunden-Periodik in bezug auf die Körpertemperatur trotz einer Änderung der interorezeptiven Reizungen nicht, die zweifellos infolge der Umschwünge im Stoffwechsel unter dem Einfluß der alimentären Dystrophie stattfinden.

Der verschiedene Störungsgrad der bedingt-reflektorischen Tätigkeit bei der alimentären Dystrophie (JAKOWLEWA, 1946) erklärt scheinbar einige individuelle Besonderheiten der Temperaturkurve bei den von uns untersuchten Kranken.

Schlußfolgerungen

1. Bei der Untersuchung der Kranken mit alimentärer Dystrophie unter Krankenhausbedingungen wird eine mäßige Hypothermie festgestellt.
2. Die 24stündige Temperaturkurve zeigt beträchtliche Veränderungen mit einer schroffen Herabsetzung der Grenzen der 24stündigen Schwankungen, die im Durchschnitt 0,42° betragen, wodurch die Kurve einen stark „abgeflachten" Charakter gewinnt.
3. Die individuellen Kurven weisen in 50% der Fälle auf eine Herabsetzung der Differenz zwischen dem maximalen und dem minimalen Niveau der 24stündigen Körpertemperatur von 0,2—0,5° und in 75% der Fälle — bis 0,2—0,7° hin.
4. Der Charakter der 24stündigen Temperaturschwankungen (in bezug auf die Zeiten der maximalen und der minimalen Größen) stimmt sowohl in den Durchschnittsdaten als auch in der Mehrzahl der einzelnen Kurven mit der normalen typischen 24stündigen Temperaturkurve überein. Einzelne kleine Änderungen der zeitweiligen Beziehungen gestatten es nicht, von einer Entstellung der 24stündigen Temperaturrhythmik unter dem Einfluß der alimentären Dystrophie zu sprechen.

LITERATUR

Балковский. Тр. эвакогоспиталей ФЭП,
BALKOWSKI, Arbeiten der evakuierten Hospitale (Frontevakuationspunkt) Nr. 50, 7, Seite 51, 1943.

Быков К. М. Кора головного мозга и внутренние органы, НКЗ СССР,
BYKOW, Großhirnrinde und innere Organe, (Volkskommissariat für Gesundheitswesen der UdSSR, Medizinischer staatlicher Verlag), Seite 192, 1944.

Гаухман. Ученые записки I ЛМИ,
GAUCHMANN, Wissenschaftliche Schriften I, (Leningrader Medizin. Institut), Leningrad, Seite 35, 1944.

Гельштейн. Труды Второй терапевтической конференции, изд. РЭП,
GELSCHSTEIN, Arbeiten der Zweiten therapeutischen Konferenz, Verl. Verteilungsevakuationspunkt, Nr. 95, Seite 77, 1948.

Губергриц. Болезни наруш. питания. Сб. трудов. Госмедиздат УССР,
GUBERGRIZ, Krankheiten durch Ernährungsstörungen. Sammlung der Arbeiten. Staatlicher medizinischer Verlag der USSR (Ukrainische SSR), Seite 111, 1946.

Ефимова и Эльперин. Ученые записки IЛМИ,
JEFIMOWA und ELPERIN, Wissenschaftliche Schriften I (Leningrader Medizin. Institut), Leningrad, Seite 69, 1944.

Марголина и Брандт. (См. статью в настоящем сборнике).
MARGOLINA und BRANDT, (s. den Artikel in dieser Zusammenstellung).

Мясников. Клиника алиментарной дистрофии, изд. ВММА,
MJASNIKOW, Klinik der alimentären Dystrophie, L., 1945.

Ольнянская. Тр. псих. клиники им. акад. И. П. Павлова. ВИЭМ, сб. II. Длительный наркоз при шизофрении,
OLNJANSKAJA, Arbeiten der Psych. Klinik: I. P. Pawlow des Allunionsinstituts für experimentelle Medizin. Sammlung II. Dauernarkose bei der Schizophrenie, 1940.

Попова Т. В. Тр. Ленинградского филиала ВИЭМ за годы Отечественной войны,
POPOWA, T. W., Arbeiten der Leningrader Filiale des Allunionsinstituts für experimentelle Medizin in den Jahren des Vaterländischen Krieges. Medizinischer staatlicher Verlag, Seite 40, 1946.

Попова Т. В. Работы ленинградских врачей за годы Отечественной войны,
POPOWA, T. W., Arbeiten der Leningrader Ärzte in den Jahren des Vaterländischen Krieges, 8, Seite 61, 1946.

Свечников. Болезнь голодания (алиментарная дистрофия).
SWETSCHNIKOW, Krankheit des Hungerns (alimentäre Dystrophie). L., 1947.

Тушинский, Алешина и Зейц. Работы ленинградских врачей за годы Отечественной войны,
TUSCHINSKI, ALESCHINA und SEIZ, Arbeiten der Leningrader Ärzte in den Jahren des Vaterländischen Krieges, 3, Seite 14, 1943.

Филатов, Ковшиков и Линде. Тр. Ленинградского научно-исслед. ин-та переливания крови,
FILATOW, KOWSCHIKOW und LINDE, Arbeiten des Leningrader wissenschaftlichen Forschungsinstituts für Bluttransfusion, Band V, Seite 191, 1943.

Фишман. Тр. второй терапевтической конференции, изд. РЭП,
FISCHMANN, Arbeiten der zweiten therapeutischen Konferenz, Verlag (Verteilungsevakuationspunkt, Nr. 95, Seite 77, 1943.

Флекель. Тр. эвакогоспиталей ФЭП,
FLEKEL, Arbeiten der evak. Hospitale (Frontevakuationspunkt), Nr. 50, 7, Seite 51, 1943.

Фрумкин, Эстерин, Овчинский, Фонштейн и Черногубов. Тр. Басманной образцовой б-цы.
FRUMKIN, ESTERIN, OWTSCHINSKI, FONSTEIN und TSCHERNOGUBOW, Arbeiten des Basmanischen Musterkrankenhauses, M., I, Seite 104, 1935.

Черноруцкий. Работы ленинградских врачей за годы Отечественной войны,
TSCHERNORUTZKI, Arbeiten der Leningrader Ärzte in den Jahren des Vaterländischen Krieges, 3, Seite 3, 1943.

Шулутко. Сб. научных работ Ин-та усов. врачей за годы Отечественной войны,
SCHULUTKO, Sammlung wissenschaftlicher Arbeiten des Instituts für ärztliche Fortbildung in den Jahren des Vaterländischen Krieges. Leningrad, Seite 233, 1942.

Щербакова. Экспериментальное изучение суточной периодики физиологических функций у обезьян (см. статью в настоящем сборнике).
STSCHERBAKOWA, Experimentelle Erforschung der 24-Stunden-Periodik physiologischer Funktionen bei Affen (s. den Artikel in dieser Zusammenstellung).

Яковлева. Тр. Ленинградского филиала ВИЭМ за годы Отечественной войны,
JAKOJEWA, Arbeiten der Leningrader Filiale des Allunionsinstituts für experimentelle Medizin in den Jahren des Vaterländischen Krieges. Medizinischer staatlicher Verlag, Seite 29, 1946.

BENEDICT a. SNELL, Arch. f. gesamt. Physiolog., 90, 33, 1902.

MAGNUS-LOEWY, Zeitschr. f. Klin. Med., 69, 177, 1906.

JURGENSEN, Nagels Handbuch d. Physiolog. d. Menschen, 1, 563.

A. G. PONUGAJEWA

Herdenform und 24-Stunden-Periodik bei Fledermäusen

Zu der Anzahl äußerst schwieriger und wenig bearbeiteter Probleme der ökologischen Physiologie gehört zweifellos die Frage nach den Wechselbeziehungen der Tiere in der Gruppe.

Die physiologische Bedeutung von Ansammlungen höherer Tiere (Fledermäuse, Nagetiere, Affen) ist völlig unerforscht. In der Literatur finden sich Hinweise von HILL (1913) auf die Bedeutung der Wärmeproduktion bei einer Ansammlung von weißen Laboratoriumsmäusen und Laboratoriumsratten. SLONIM und STSCHERBAKOWA (1935) (s. vorliegende Zusammenstellung) beobachteten eine beträchtliche Abhängigkeit der Affenansammlung von den meteorologischen Bedingungen. Indessen hängt die Form des Herdendaseins bei den Tieren zweifellos mit dem System unbedingter und natürlich bedingter Reflexe zusammen, die sowohl das Verhalten des Organismus im ganzen (in der Umwelt ihresgleichen) als auch den Verlauf der physiologischen Prozesse in der Herde wie in dem Milieu des natürlichen Lebens für die betreffende Art bestimmen.

Bei der Untersuchung der physiologischen Besonderheiten der Tiere in der Herde ist wichtig, das Faktum des physiologischen Integrierens selbst und ebenfalls das der Rezeption und der zentralen Koordination festzustellen, die diese integrative Tätigkeit gewährleisten. Analoge Forschungen gibt es in der Literatur nicht. Die von der Schule des Akademiemitgliedes BYKOW ausgearbeitete Lehre von der kortikalen Regulation der vegetativen Funktionen und die von ihm entwickelte Lehre von der reflektorischen Regulierung der physiologischen Funktionen gestatten es, an diese Erscheinungen von neuen Gesichtspunkten aus heranzutreten.

Das Problem des 24-Stunden-Rhythmus der Aktivität und der physiologischen Schwankungen im ganzen Organismus sind, wie dies aus zahlreichen Tatsachen ersichtlich ist (s. vorliegende Zusammenstellung), sowohl mit den Bedingungen der Umwelt als auch mit der Entstehung nachfolgender Reaktionen im Zentralnervensystem des Tieres eng verbunden. Von diesem Standpunkt ist das Studium der Wechselbeziehungen zwischen der Entstehung und der Aufrechterhaltung des 24-Stunden-Rhythmus bei den Fledermäusen und ihrer Lebensweise in Herden von besonderem Interesse.

Die Fledermaus ist ein wenig geeignetes Objekt zur Anstellung experimenteller Beobachtungen. Die Existenz des Tieres unter Laboratoriumsbedingungen mit Erhaltung einer mehr oder weniger normalen Lebenstätigkeit ist nur sehr kurze Zeit möglich, nicht länger als 2 bis 5 Tage. Deshalb sind die physiologischen Angaben von diesen Tieren, die sich in der Literatur finden, einander äußerst widersprechend.

In der Arbeit SLONIMS (1945), die den Fragen der Wärmeregulierung, der 24-Stunden-Periodik und des Grundumsatzes bei den Fledermäusen der Gattung Myotis myotis und Myniopterus schreibersi gewidmet ist, werden Daten angeführt, die beträchtliche Schwankungen des Grundumsatzes und der Körpertemperatur im Laufe von 24 Stunden zeigen, die den Charakter erworbener bedingter zeitweiliger Verbindungen tragen.

Die Aufgabe der vorliegenden Untersuchung war es, die Bedeutung der Herdenform der Fledermäuse für die Aufrechterhaltung des 24-Stunden-Rhythmus festzustellen. Zu diesem Zweck wurden der Gasaustausch und die 24-Stunden-Periodik der Körpertemperatur bei Tieren erforscht, die allein sitzen und in Gruppen zu 5 und 10 Stück zusammensitzen.

Einige Autoren messen den Ultraschallwellen von hoher Frequenz bei der Orientierung der Fledermäuse im Fluge eine große Bedeutung bei. Zweifellos kann dieser Mechanismus auch bei der Bildung von Wechselbeziehungen dieser Tiere in der Herde in Erscheinung treten.

Um die Rolle der Schallreize bei der Bildung des 24-Stunden-Rhythmus in einer Gruppe von Fledermäusen zu klären, wurde bei ihnen das Hörorgan ausgeschaltet. Es wurden die Ohren mit einem dazu besonders vorbereiteten Material verklebt, und dann wurde im Laufe von 24 Stunden die Körpertemperatur verfolgt.

Beobachtet wurden zwei Gattungen von Fledermäusen:

1. die die Höhle Adsaba, nahe Suchumi, bewohnende Myotis myotis („Höhlen"-Form der Fledermäuse), deren Herdenform sehr stark ausgeprägt ist, wobei das Sammeln der Fledermäuse zu großen Ansammlungen nach einem bestimmten System vor sich geht, und
2. die in Hülle und Fülle die Bodenräume bewohnende Rhynolophus hipposideros, die in der Regel allein lebt.

Die „Höhlen"-Form der Fledermäuse (Myotis myotis) lebt unter streng stabilen Temperaturbedingungen + 15° C und der Rhynolophus hipposideros — bei einer höheren, stark schwankenden Temperatur (von + 40 bis + 25° C im Sommer) [BALAFUJEW, 1935].

Versuchsanordnung

Die 24stündigen Schwankungen der Körpertemperatur wurden vom Juni bis August unter natürlichen Wohnbedingungen der Tiere in einer Höhle und in einem Bodenraum beobachtet. Der Gasaustausch wurde in der Höhle und unter Laboratoriumsbedingungen untersucht. Die Körpertemperatur wurde mit einem Thermometer nach Aßmann bei Rhynolophus hipposideros unter dem Flügel und bei Myotis myotis rektal gemessen.

Der Gasaustausch wurde in kurzen Zeitabständen, die nicht mehr als 1 Stunde betrugen, nach der pneumatischen Methode in geschlossenen Kammern bestimmt.

24-Stunden-Periodik und Reaktion auf Reizung

Die Fledermaus, die soeben von der Wand der Höhle (gefangen mit einem Schmetterlingsnetz) heruntergekommen ist, zeigt eine starke Überhitzung des

Organismus, und ihre Körpertemperatur steigt von 16—17° bis 29—30° C. Die Abkühlung des Tieres geht im Laufe vieler Stunden sehr langsam vor sich.
Diese Reaktion kann als eine Reaktion des ganzen Organismus auf die Reizung angesehen werden, die durch die Umplazierung des Tieres während des physiologischen Tagesschlafs hervorgerufen wird und den Zustand der Heterothermie bedingt.
Aus den unten angeführten Tabellen 1 und 2 kann man ersehen, wie die beschriebene Reaktion auf die Reizung sich in der 24-Stunden-Periodik widerspiegelt (s. auch Abbildung 1).

Tabelle 1

Körpertemperatur bei Fledermäusen Myotis myotis

Zeitpunkt der Beobachtung	Nr. der Fledermaus						Durchschnitts-körpertemperat. (in °C)
	1	2	3	4	5	6	
10	29,5	28,0	30,0	28,0	30,0	31,0	29,5
14	29,0	28,0	30,0	30,0	29,0	27,0	28,5
19	27,0	25,5	22,5	27,5	26,5	26,0	26,0
23	32,0	22,0	23,0	20,0	26,0	21,0	24,0
7	21,5	17,0	17,0	16,5	17,5	16,5	17,5
11	17,0	16,0	16,0	17,0	16,5	16,5	16,5

In Tabelle 1 wird die Körpertemperatur bei 6 Fledermäusen von der Gattung Myotis myotis, die ungefähr um 10 Uhr morgens gefangen worden sind, angeführt. Es wird eine Abkühlung des Tieres im Laufe vieler Stunden beobachtet. Ein zweites Ansteigen der Körpertemperatur in den Nachtstunden wird nicht bei allen Tieren festgestellt, und die Körpertemperatur steigt nur unbedeutend.
Auf diese Weise stört das Aufwachen am Tage den normalen Nachtrhythmus während der ersten 24 Stunden nach dem Einfangen der Fledermaus.
In der Tabelle 2 werden die Daten angeführt, die an 3 bedeutend früher — um 7 Uhr morgens — eingefangenen Fledermäusen derselben Gattung erhalten worden sind. Die Abkühlung des Tieres dauerte bis 20 Uhr, und ab 21 Uhr wurde ein zweites Ansteigen der Körpertemperatur beobachtet, das der Stunde der abendlichen Bewegungsaktivität der Tiere entspricht.
Wenn also die Stunde, in der der Reiz gesetzt wird (das Einfangen), sich der Stunde nähert, in die die Periode der Bewegungsaktivität fällt, so verschwindet die 24-Stunden-Periodik der Temperatur: Die Schwankungen der Temperatur bleiben erhalten, wenn das Zufügen der Reizung auf frühere Stunden verlegt wird. Offensichtlich muß eine Periode von nicht weniger als 12 Stunden zwischen der letzten Phase der Homoiothermie (nach der Reizung) und der spontanen Erhöhung der Körpertemperatur in den Nachtstunden verstreichen.
Es ist ziemlich schwierig, den Mechanismus der erwähnten Erscheinung zu verstehen. Die Annahme liegt nahe, daß die 24stündigen Temperaturschwankungen bei bestimmten ständig wirkenden Bedingungen der Außen- und Innenwelt entstehen. Bei einer Störung des 24-Stunden-Rhythmus muß zur Wiederherstellung

des gestörten labilen Gleichgewichts der Innenwelt die Zeit mit dem Erhöhungsmoment der 24stündigen Aktivität verbunden werden. Gleichzeitig mit unseren Untersuchungen wurden dem Charakter nach ähnliche Erscheinungen im Laufe der Arbeit von MAISELIS und RUTTENBURG an Ratten festgestellt.

Tabelle 2

Körpertemperatur bei Fledermäusen Myotis myotis

Zeitpunkt der Beobachtung	Nr. der Fledermaus			Durchschnittskörpertemperatur (in °C)
	1	2	3	
12	31,5	30,0	29,5	30,5
16	22,5	28,5	23,5	25,0
20	26,0	18,5	22,5	22,0
21	21,5	27,5	32,0	27,0
22	31,0	30,0	28,0	29,5
23	30,5	30,5	32,0	31,0
24	29,5	27,5	29,5	29,0
3	17,5	21,5	22,0	20,0
5	18,0	17,5	16,0	17,0

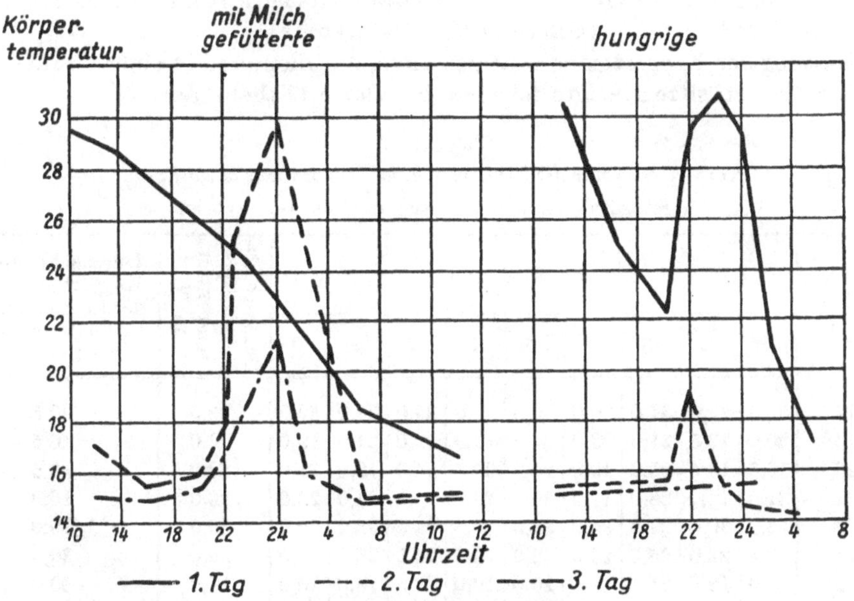

Abb. 1. 24stündige Schwankung der Körpertemperatur im Verlauf von 3 Tagen bei Fledermäusen; hungernde einerseits und nichthungernde andererseits (Myotis myotis)

Einfluß des Hungerns auf die 24-Stunden-Periodik physiologischer Funktionen

Auf der Abbildung 1 ist der Charakter der Schwankungen der Körpertemperatur während 24 Stunden 3 Tage lang bei hungernden und nichthungernden

Fledermäusen dargestellt. Sie wurden mit Milch gefüttert, die mit einer Pipette verabreicht wurde. Bei einem Vergleich dieser Daten kann man erstens feststellen, daß die Körpertemperatur sich bei den gefütterten Tieren am zweiten Tag nach dem Einfangen in den Tagesstunden auf einem höheren Niveau, welches die Umwelttemperatur übertrifft, gehalten hat. Die gefütterten Tiere reagierten bei einem plötzlichen Aufwachen in der Nacht mit einem Ansteigen der Körpertemperatur von 16 bis 25 bis 30° C, während die Körpertemperatur bei den hungrigen Tieren unter denselben Bedingungen nur bis 19,5° C stieg. Am dritten Beobachtungstag kam in den Morgenstunden die Körpertemperatur der Tiere in beiden Gruppen der Durchschnittstemperatur gleich, und in den Stunden der 24stündigen Bewegungsaktivität war das Ansteigen der Temperatur geringfügig. All das oben Erwähnte zeigt in einer sehr anschaulichen Form, wie 3 Tage unter veränderten Lebensbedingungen zu einer Störung der Wärmereglung bei den Versuchstieren führen. Ob solch ein Zustand das Resultat einer Änderung der chemischen Zusammensetzung des Organismus unter Hunger ist, oder ob es sich hier um feinere Prozesse des Erlöschens eines ausgearbeiteten Rhythmus handelt, müssen spezielle Untersuchungen entscheiden.

24-Stunden-Periodik und Gruppenansammlung der Tiere (Gattung Myotis myotis)

Die Messung der Körpertemperatur der Tiere, die allein und in einer Gruppe von 9 Fledermäusen sitzen, zeigte folgende Resultate (Tabelle 3).

Tabelle 3

Körpertemperatur der Fledermäuse, in Gruppen und alleinsitzend

(erster Tag nach dem Fang der Myotis myotis)

Zeitpunkt der Beobachtung	Nr. der Fledermaus									Durchschnittliche Körpertemperatur in °C	Durchschnittliche Körpertemperatur der alleinsitzenden Fledermäuse in °C
	1	2	3	4	5	6	7	8	9		
12	31,5	27,0	31,0	30,0	30,0	27,0	30,0	34,0	32,0	29,5	30,5
16	20,0	23,5	31,0	23,0	24,5	19,0	19,0	21,0	19,0	22,0	16,5
20	16,5	18,5	20,0	19,0	20,0	20,5	25,0	12,0	31,0	22,0	16,5
21	31,0	22,0	28,0	19,5	30,5	26,0	30,0	24,0	22,0	26,0	16,0
22	32,0	30,0	28,5	30,0	31,5	30,5	24,5	33,0	29,0	30,0	30,0
24	30,5	23,0	25,5	23,0	22,0	23,5	24,5	28,0	27,0	25,0	30,0
3	19,0	18,5	21,0	—	20,0	19,0	18,5	18,0	18,0	19,0	30,0
9	16,5	17,5	17,0	17,0	18,0	18,0	21,0	18,0	—	17,0	15,0
12	16,0	16,0	16,5	17,0	17,0	17,0	16,5	17,0	13,0	17,0	15,5

Aus der Tabelle ist ersichtlich, daß die Fledermäuse, die sich in einer Gruppe aufhalten, eine höhere Körpertemperatur besitzen als die Tiere, die allein sitzen. Die Bewegungsaktivität in der Gruppe beginnt und endet früher als bei den Tieren, die allein sitzen.

Die Beobachtungen über den Gasaustausch der Fledermäuse, die sich in einer Gruppe von 5 bis 10 Tieren aufhalten (wegen der methodischen Bedingungen erwies sich die Bestimmung des Gasaustausches für eine kurze Zeitspanne bei einer einzelnen Fledermaus als unmöglich) zeigten, daß unter den Höhlenbedingungen am ersten und am zweiten Tage nach dem Fangen der Tiere der Sauerstoffverbrauch von einer Fledermaus in einer Gruppe von fünf Tieren immer höher ist als in einer Gruppe von zehn (Tabelle 4).
Die Untersuchung der Lagerung der Fledermäuse in der Höhle zeigt, daß jedes Tier von nicht weniger als 8 bis 10 seinesgleichen umgeben ist. Wahrscheinlich gewährleistet diese Anzahl die Bedingungen einer minimalen Wärmeabgabe und verbinden sich mit ihr die kompliziert-reflektorischen Einflüsse in den Gruppen der Tiere.
Als wir die Tiere aus der Höhle nach Suchumi ins Laboratorium brachten und die Zeit des Versuches bis zu einer Stunde ausdehnten, konnten wir den Sauerstoffverbrauch bei den Fledermäusen, die allein und in einer Gruppe von 5 Stück sitzen, studieren. Bei gleichen Bedingungen war der Gasaustausch bei den alleinsitzenden Mäusen höher (Tabelle 5).
Wenn man die Resultate, die bei der Untersuchung der Schwankungen der Körpertemperatur und des Gasaustausches erhalten worden sind, verallgemeinert, kann man sagen, daß eine Ansammlung von Tieren zu Gruppen zu einer Erhöhung der Körpertemperatur und zu einer Herabsetzung des Gasaustauschs führt, wobei eine Herabsetzung des Gasaustauschs schon bei einer Gruppierung von nicht weniger als 5 Stück und eine Änderung der Körpertemperatur bei einer Ansammlung von nicht weniger als 10 Stück beobachtet wird.

24-Stunden-Periodik und Gruppenansammlung der Tiere
(Gattung Rhynolophus hipposideros)

Die Gattung Rhynolophus hipposideros unterscheidet sich von der Myotis myotis durch Wohnort und Lebensweise. Die Beobachtungen der Körpertemperatur bei dieser Gattung wurden unter den Bedingungen des Tagesschlafes auf dem Dachboden durchgeführt, wohin die Fledermäuse am Tage flogen. Der Gasaustausch wurde unter Laboratoriumsbedingungen bestimmt. Die Körpertemperatur bei dieser Gattung von Fledermäusen lag im Laufe der gesamten 24 Stunden höher als bei der Höhlenform Myotis myotis. In den Tagesstunden folgte die Körpertemperatur der Umwelttemperatur, und ihr Niveau war etwas niedriger, da sie unter dem Flügel gemessen wurde. In den Nachtstunden hielt sich die Körpertemperatur trotz einer niedrigeren Umwelttemperatur auf demselben Niveau. Darin kann man eine Äußerung der 24-Stunden-Periodik sehen (Abbildung 2), die sich im Auftreten einer homoiothermen Phase in der Nachtperiode der Aktivität äußert.
Somit hing die Tageserhöhung der Körpertemperatur bei den Fledermäusen auf dem Dachboden bis 30° C und höher mit der hohen Umwelttemperatur zusammen, und die Tiere finden sich unter diesen Bedingungen in einem Zustand der Heterothermie. In den Nachtstunden trat eine Erregung des Tieres auf, das in eine homoiotherme Phase übergeht und die Körpertemperatur auf einem hohen Niveau hält (Abbildung 2).

Tabelle 4

O_2-Verbrauch der Fledermäuse (in cm^3) auf 1 g Körpergewicht in einer Minute in der Höhle bei +15° C

20. 7. erster Tag nach dem Fang des Tieres					21. 7. zweiter Tag nach dem Fang des Tieres				22. 7. dritter Tag nach dem Fang des Tieres				
Uhrzeit / Anzahl der Fledermäuse	21	23	24	2	Uhrzeit / Anzahl der Fledermäuse	12	21	23	Uhrzeit / Anzahl der Fledermäuse	18	19	20	22
10	0,041	0,040	0,025	0,031	10	0,011	0,007	0,010	10	0,049	0,041	0,019	0,025
5	0,074	0,065	0,060	0,064	5	0,052	0,013	0,027	5	0,069	0,037	0,053	0,056

Tabelle 5

O_2-Verbrauch der Fledermäuse (in cm^3) auf 1 g Körpergewicht in einer Minute in Suchumi bei +24° C

Uhrzeit / Anzahl der Fledermäuse	10	11	20	21	22	23	24	1	2	3
5	0,049	0,041	0,037	0,052	0,046	0,043	0,041	0,040	0,053	0,033
1	0,319	0,044	0,063	0,760	0,107	0,087	0,050	0,069	0,064	0,068

Die Resultate der Untersuchung des Gasaustausches, die an Tieren dieser Gattung von Fledermäusen durchgeführt worden ist, werden in der Tabelle 6 angeführt

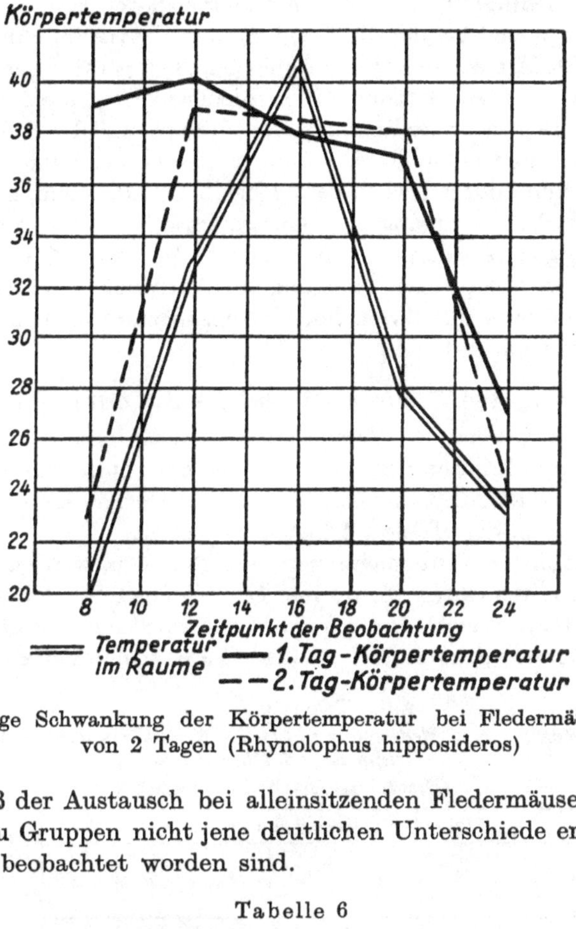

Abb. 2. 24stündige Schwankung der Körpertemperatur bei Fledermäusen im Verlaufe von 2 Tagen (Rhynolophus hipposideros)

und zeigen, daß der Austausch bei alleinsitzenden Fledermäusen und bei einer Ansammlung zu Gruppen nicht jene deutlichen Unterschiede ergibt, die bei der „Höhlen"form beobachtet worden sind.

Tabelle 6

O_2-Verbrauch (in cm^3) auf 1g Körpergewicht in einer Minute
(Kleine Hufeisennase Rhynolophus hipposideros)

Daten der Untersuchung	Anzahl d. Fledermäuse	Uhrzeit					
		19	20	23	1	8	9
2. VIII.	5	0,077	0,098	0,046	0,057	0,050	0,042
	1	0,031	0,021	0,021	0,083	0,073	0,043
		13	16	18	20	1	7
5. VIII.	6	0,035	0,006	0,027	0,099	0,013	0,016
	1	0,015	0,066	0,123	0,066	0,016	0,021

Hier gibt es ebenfalls Fälle eines erhöhten Austausches in den Gruppen, was man durch eine erhöhte Bewegungsaktivität und eine Unruhe der Tiere in den für sie ungewöhnlichen Bedingungen der Ansammlung erklären kann.
Die Wärmebedingungen bei der Bestimmung des Gasaustausches bei den beiden Gattungen von Fledermäusen waren die gleichen (Temperatur der Kammer 24° C). Der Vergleich der beiden Gattungen von Fledermäusen, die unter vollkommen verschiedenen ökologischen Bedingungen leben, zeigt, daß der Ruhezustand — der Tagesschlaf — in dem einen Falle bei einer Temperatur von + 15° C (Myotis myotis) und in dem anderen Falle bei 37 bis 40° C (Rhynolophus hipposideros) stattfinden kann. Der Übergang zur Bewegungsaktivität ist in dem einen Falle mit einem Ansteigen der Körpertemperatur von 15 bis 30° C verbunden, und in dem anderen Falle verläuft der Übergang zur Aktivität bei einer Erhaltung der Körpertemperatur, was mit ihrem hohen Ausgangsniveau in dem Zustand der Tagesruhe zusammenhängt.

Ausschaltung des Hörorgans und 24-Stunden-Periodik

Die Ohrmuschel wurde bei den Versuchsfledermäusen mit einem besonders vorbereiteten klebrigen Gemisch verstopft. Bei der Erkaltung bildete sich ein fester Pfropfen, den das Tier nicht aus eigener Kraft entfernen konnte. Die Versuche wurden in Käfigen in der Höhle „Adsaba" angestellt.
Wie die durchgeführten Untersuchungen gezeigt haben, werden bei den Fledermäusen mit verstopften Ohren, die in einer Gruppe von 8 Stück und bei den alleinsitzenden, keinerlei Unterschiede im Verlauf der 24-Stunden-Periodik sowohl am 1. Tag (Tabelle 7) als auch am 2. Tage (Tabelle 8) nach dem Fang bemerkt.

Tabelle 7

Körpertemperatur bei den Fledermäusen Myotis myotis mit verstopften Ohren, in Gruppen und alleinsitzend

(Erster Tag nach dem Fang)

Zeitpunkt der Beobachtung	Nr. der Fledermaus 1	2	3	4	5	6	7	8	Durchschnittliche Körpertemperatur	Körpertemperatur bei den alleinsitzenden
13	30,0	31,5	31,0	31,5	30,0	29,0	31,0	30,0	30,0	30,5
18	19,5	23,5	21,5	21,0	23,5	24,0	32,0	24,0	23,0	18,0
20	22,0	25,0	24,0	25,0	25,0	25,0	27,0	22,5	25,0	18,0
21	25,5	22,5	25,0	29,0	30,0	30,0	30,0	29,0	27,0	29,5
22	30,5	31,0	30,0	27,5	30,5	30,5	30,0	32,0	30,0	29,0
23	30,0	25,0	32,5	29,0	29,0	31,0	25,5	—	28,0	29,0

Aus diesen Daten kann man nochmals ersehen, daß sowohl die in einer Gruppe als auch die alleinsitzenden Fledermäuse am zweiten Tag nach dem Fang, an dem ihre Körpertemperatur stark fällt, die Körpertemperatur auf einem Niveau halten, das die Umwelttemperatur übersteigt. Somit ändert die Ausschaltung des Hörorgans nicht die 24-Stunden-Periodik bei diesen Tieren. Offensichtlich hängt die

24-Stunden-Periodik, die durch bedingte zeitweilige Reflexe hervorgerufen wird, nicht mit einer akustischen Exterorezeption zusammen, sondern wird durch eine Reizung der Interorezeptoren verwirklicht oder ist eine besondere Art von

Tabelle 8

Körpertemperatur bei den Fledermäusen Myotis myotis, mit verstopften Ohren, in Gruppen und alleinsitzend

(Zweiter Tag nach dem Fang)

Zeitpunkt der Beobachtung	Nr. der Fledermaus									Durchschnittliche Körpertemperatur	Körpertemperatur bei den alleinsitzenden
	1	2	3	4	5	6	7	8	9		
13	23,0	24,5	22,0	29,0	29,0	30,0	22,0	30,0	23,5	26,0	15,0
17	15,0	15,0	15,0	16,0	16,0	15,5	17,5	16,5	16,0	16,0	15,0
20	14,5	14,5	15,0	15,5	15,5	15,5	15,5	16,0	16,0	15,0	14,5
21	15,0	15,5	15,5	16,5	16,5	16,5	15,5	16,5	16,0	16,0	15,0
22	16,0	17,0	16,0	16,0	16,5	16,0	16,0	16,0	16,0	16,5	14,5
23	15,5	16,0	16,5	16,5	16,5	17,0	18,0	16,5	17,0	16,5	15,5
24	15,0	16,5	18,5	16,0	16,0	15,5	16,0	16,5	16,0	16,0	15,0
3	15,0	16,5	18,5	16,0	16,0	15,5	15,5	15,5	16,0	16,0	15,0
11	14,5	15,0	15,0	15,0	15,0	15,0	15,0	15,0	15,0	15,0	15,0

Automatismus der Nervenzentren des Gehirns. Deshalb verändert die Gruppenansammlung bei einer Bestimmung des allgemeinen Niveaus der physiologischen Prozesse bei den einzelnen Tieren wenig den Charakter des 24-Stunden-Rhythmus.

Schluß

Die Niveauänderung der Oxydationsprozesse bei den Fledermäusen bei ihrem Zusammenschluß in einer Gruppe kann nicht durch eine direkte Einschränkung der Wärmeproduktion erklärt werden, wie dies bei den Versuchen an weißen Laboratoriumsmäusen stattfand. Die Herabsetzung des Gasaustausches in der Gruppe wurde sowohl bei einer Umwelttemperatur + 15° C (in der Höhle) als auch bei einer Temperatur von 27 bis 30° C im Laboratorium beobachtet, wo die Wärmeregelung des Organismus ausgeschaltet ist. Somit kommen die Änderungen des Gasaustausches bei den Fledermäusen, die im Zusammenhang mit den Anforderungen der Wärmeregulation entstehen, unabhängig von dieser Funktion sowohl bei hohen Umwelttemperaturen als auch bei einer Ausschaltung der Wärmeregelung in der Phase der Tagesheterothermie (Periode des Schlafes) zustande.

In der Gruppe von Fledermäusen wird trotz eines herabgesetzten Gasaustausches eine höhere Körpertemperatur beobachtet. Dies hängt mit einer Einschränkung der Wärmeabgabe und vielleicht auch mit einer besseren Wärmeregulation zusammen, da der Tagesschlaf bei den allein und bei den in einer Gruppe sitzenden Fledermäusen unterschiedlich sein kann. Die letzte Behauptung erfordert spezielle experimentelle Beobachtungen.

Der 24stündige Zyklus bei den Fledermäusen ist in der Gruppe etwas krasser ausgeprägt als bei den alleinsitzenden Fledermäusen. Aber das Hörorgan, das solch eine große Bedeutung für die Koordination beim Fluge besitzt, spielt keine merkliche Rolle bei der Regulierung der 24-Stunden-Periodik bei ihrem gegenseitigen Einfluß auf die Aufrechterhaltung der Körpertemperatur.

Man kann die in der Arbeit von SLONIM (1945) ausgesprochene Behauptung, daß der 24-Stunden-Periodik der Fledermäuse bedingte zeitweilige Verbindungen zugrunde liegen, bestätigen.

Der Regulierung des Stoffwechsels bei den Fledermäusen liegen Ernährungsprozesse zugrunde (die Nahrungsaufnahme, die Muskelreize und der Flug). Diese Faktoren bestimmen die Bildung des 24-Stunden-Rhythmus, und die Herdenform der Erholung gewährleistet einen sparsameren Verbrauch der energetischen Hilfsquellen bei der Erhaltung einer höheren Erregbarkeit der Tiere.

In der Literatur finden sich Hinweise auf Erscheinungen dieser Art (BOROWSKI, 1936). Es ist unbedingt eine ausführlichere Analyse der physiologischen Koordinationsmechanismen der beschriebenen Erscheinungen erforderlich.

Bei den Fledermäusen, die in den Dachkammern der Wohnräume leben (Rhynolophus hipposideros), werden diese Herdenbeziehungen nicht beobachtet.

Die einzeln hängenden Fledermäuse besitzen ebenfalls wahrscheinlich die Fähigkeit zu einer Herdenorganisation, aber diese Wechselbeziehungen sind nicht auf der Grundlage einer Einschränkung der Wärmeproduktion aufgebaut und können deshalb nicht durch die Methode der Untersuchung des Gasaustausches festgestellt werden.

Uns scheint, daß die Erforschung der Veränderungen des Gasaustausches in der Herde an anderen Säugetiervertretern jene kompliziert-reflektorischen Beziehungen klären kann, die dem Integrieren der physiologischen Funktionen unter den Herdenbedingungen der Existenz höherer Organismen zugrunde liegen.

Schlußfolgerungen

Die Beobachtungen, die an zwei Gattungen der Fledermäuse — Myotis myotis („Höhlen"form) und Rhynolophus hipposideros (keine „Höhlen"form) — angestellt wurden, gestatten es, folgende Schlußfolgerungen zu ziehen.

1. Die Ansammlung der Fledermäuse in Gruppen bei der „Höhlen"form sichert die Aufrechterhaltung der Körpertemperatur auf einem höheren Niveau bei einem niedrigeren Niveau der Oxydationsprozesse in der Ruheperiode (der Heterothermie).
2. Die Ausschaltung des Hörorgans (die Störung der Schalleitungsfähigkeit durch die Ohrmuschel) beeinflußt nicht die 24-Stunden-Periodik.
3. Die 24-Stunden-Rhythmik bei den Fledermäusen ist ein fest ausgearbeiteter Reflex infolge langer Einwirkungen sowohl seitens innerer als auch seitens äußerer Reize.
4. Der Gasaustausch bei der Gattungsform, die nicht in Herden lebt, Rhynolophus hipposideros, zeigt keine deutliche Abhängigkeit davon, ob die Fledermäuse in der Gruppe oder einzeln gehalten werden.

5. Die Poikilothermie, die in den Tagesstunden ausgeprägt ist, und die Homoiothermie, die in den Nachtstunden beobachtet wird, hängen innerhalb gewisser Grenzen nicht von der Umwelttemperatur ab.

LITERATUR

Балабуев. Материалы к фауне Абхазии. Сб. Грузинского филиала АН СССР,
BALABUJEW, Material zur Fauna Abchasiens. Samml. der grusinischen Filiale der Akademie der Wissenschaften der UdSSR, 1935.

Боровский. Психическая деятельность животных.
BOROWSKI, Psychische Tätigkeit der Tiere. Biologischer medizinischer staatlicher Verlag 1936.

Майзелис и Руттенбург. См. статью в настоящем сборнике.
MAISELIS und RUTTENBURG, Siehe den Artikel in der vorliegenden Zusammenstellung.

Слоним и Щербакова. Бюлл. ВИЭМ,
SLONIM und STSCHERBAKOWA, Bulletin des Allunionsinstituts für Experimentelle Medizin, Nr. 11—12, 1935.

Слоним. Известия АН СССР, серия биол.,
SLONIM, Mitteilungen der Akademie der Wissenschaften der UdSSR, Serie Biologie, Nr. 3, 1945.

HILL, Journ. of Physiol., 45, 379, 1913.

L. G. FILATOWA

24-Stunden-Rhythmus bei Nagetieren und Insektenfressern und Versuch seiner experimentellen Erforschung [1]

Die 24-Stunden-Periodik der physiologischen Funktionen bei höheren Säugetieren ist gut erforscht. Besonders viele Untersuchungen sind sogenannten Laboratoriumstieren gewidmet (s. den Artikel von O. P. STSCHERBAKOWA in vorliegender Zusammenstellung) und viel weniger den wilden Arten. Wenig erforscht sind die 24stündigen Rhythmen bei verschiedenen Arten von Bewohnern, die in ein und denselben Gebieten leben, aber eine verschiedene Stellung darin einnehmen. Von dieser Seite aus gesehen, ist das krasse Bild der 24stündigen Schwankungen der Temperatur und des Lichts in Mittelasien von außerordentlichem Interesse. Die Arbeitsaufgabe galt der experimentellen Erforschung der Periodik physiologischer Funktionen bei den Säugetieren, die in Kirgisien leben. Die Frage nach den Faktoren, die die periodischen Schwankungen der Bewegungsaktivität bei den Säugetieren bestimmen, war Gegenstand zahlreicher Untersuchungen. So wurden seit den Forschungen von SZYMANSKI, KALABUCHOW, STSCHERBAKOWA, STSCHEGLOWA, MAKAROWA u. a. Versuche unternommen, den Einfluß der Ernährungs- und Lichtfaktoren auf die 24stündige Kurve der Bewegungsaktivität festzustellen. Wenn man in bezug auf Affen (STSCHERBAKOWA, 1937, 1938) und Vögel (HILDEN und STENBACK, 1916) zeigen konnte, daß die Rolle des Lichtes dominierend bei der Bestimmung des Kurvencharakters der 24stündigen Aktivität ist, so war diese Frage in bezug auf die Nagetiere weniger klar.

Der Einfluß der Ernährungsfaktoren, der in den Versuchen an Fledermäusen deutlich ausgeprägt ist, ist für die Nagetiere wenig bekannt.

Methodik und Forschungsobjekte

Als Forschungsobjekt in diesem Abschnitt der Arbeit dienten Säugetiere, natürliche Bewohner des Tschuiski-Tals in Kirgisien: Der langohrige Igel (Hemiechinus turanicus), der Mull-Lemming (Ellobinus talpinus), die Hausmaus (Mus musculus), der graue Hamster (Cricetulus migratorius), die Wüstenmaus (Meriones tamaricinus), die gelbe Zieselratte (Citellus flavus v. axianus), die Springmaus (Alactaga Sewertzowi) und der Steppeniltis (Putorius Ewersmanni).

Die Tiere wurden in Spezialkäfigen mit beweglichem Boden gehalten. Dieser gestattet es, alle Bewegungen auf einem 24stündigen Kymographen zu vermerken.

[1] Die Arbeit ist am Lehrstuhl für normale Physiologie des Kirgisischen medizinischen Instituts und im Laboratorium für Tier-Physiologie der Kirgisischen Filiale der Ak. d. W. der UdSSR (Leiter: Prof. A. D. SLONIM) ausgeführt worden.

Die Registrierung wurde mit Hilfe gerillter Röhrchen und einer Mareyschen Kapsel durchgeführt.
Die Methodik gestattete es, alle Bewegungen des Tieres ohne Ausnahme im Laufe von 24 Stunden zu registrieren, ohne die Bewegungen außerhalb der Kammer abzusondern, wie dies bei den Versuchen KALABUCHOWS geschah. Uns scheint, daß zur physiologischen Analyse der 24stündigen Rhythmuserscheinungen eine Untersuchung der gesamten Bewegungsaktivität des Tieres, die von dem Grad der Erregung zeugt, erforderlich ist. Die erhaltenen Kurven (Aktogramme) wurden auf folgende Weise bearbeitet: Mit Hilfe eines Speziallineals wurde die absolute Zeit der Aktivität oder der Ruhe für jede Stunde im Laufe von 24 Stunden festgestellt. Diese Größen wurden in einem Diagramm eingetragen, in dem auf der Ordinate die Aktivitätsdauer in Minuten für jede Stunde und auf der Abszisse die Stunden des Tages und der Nacht abgemessen wurden. Die Versuche begannen zu einer streng festgesetzten Tageszeit. Insgesamt wurden 42 Tiere untersucht.

Normale 24-Stunden-Periodik der Bewegungsaktivität

In dieser Serie von Untersuchungen, die an Tieren durchgeführt wurden, die man im Laboratorium bei demselben Ernährungsregime und unter denselben Bedingungen der Beleuchtung und der Temperatur hielt, wurden beträchtliche Artunterschiede festgestellt.
Die untersuchten Nagetiere zeichneten sich durch einen äußerst mannigfaltigen Rhythmus der physiologischen Funktionen aus. So wurde die größte Aktivität bei der Wüstenmaus und beim Mull-Lemming und die kleinste beim grauen Hamster beobachtet (Abbildung 1). Von den untersuchten Nagetieren zeigten der graue Hamster und die Springmaus von SEWERZOW einen monophasischen Nachtrhythmus der Aktivität. Die gelbe Zieselratte zeigte einen Tagesrhythmus der Aktivität. Was die Wüstenmaus und die Hausmaus betrifft, so war ihre Bewegungsaktivität sehr groß und verteilte sich gleichmäßig auf alle Tag- und Nachtstunden. Das unterirdische Nagetier, der Maulwurf, zeigte unter den Bedingungen einer normalen, natürlichen Beleuchtung eine ununterbrochene Bewegungsaktivität mit einer gewissen Abnahme in den Abendstunden und einem neuerlichen Ansteigen in den Nachtstunden.
Für den langohrigen Igel war eine unbedeutende Aktivität in den Abend- und Nachtstunden charakteristisch. Man muß noch erwähnen, daß der langohrige Igel einen bedeutend deutlicher ausgeprägten Rhythmus der Aktivität an den Tag legte als der europäische Igel unter analogen Bedingungen in den Versuchen von STSCHERBAKOWA.
Für den Steppeniltis (Putorius Ewersmanni) war eine gut ausgeprägte Nachtaktivität charakteristisch, die jedoch durch Perioden der Ruhe unterbrochen wurde. Einzelne Ausbrüche einer Bewegungsaktivität wurden beim Steppeniltis auch in den Tagesstunden beobachtet. Diese Daten stimmen ziemlich mit den Beobachtungen von KALABUCHOW (1943) über dieselbe Iltisart unter den Bedingungen des Moskauer Zoologischen Gartens überein.

Aus dem angeführten Material ist ersichtlich, daß die Artunterschiede der 24stündigen Bewegungsaktivität der Tiere durch die Existenzbedingungen, im Laufe deren Einwirkung sich die betreffende Art mit der ganzen für sie charakteristischen Rhythmik der physiologischen Funktionen bildete, erklärt werden können.

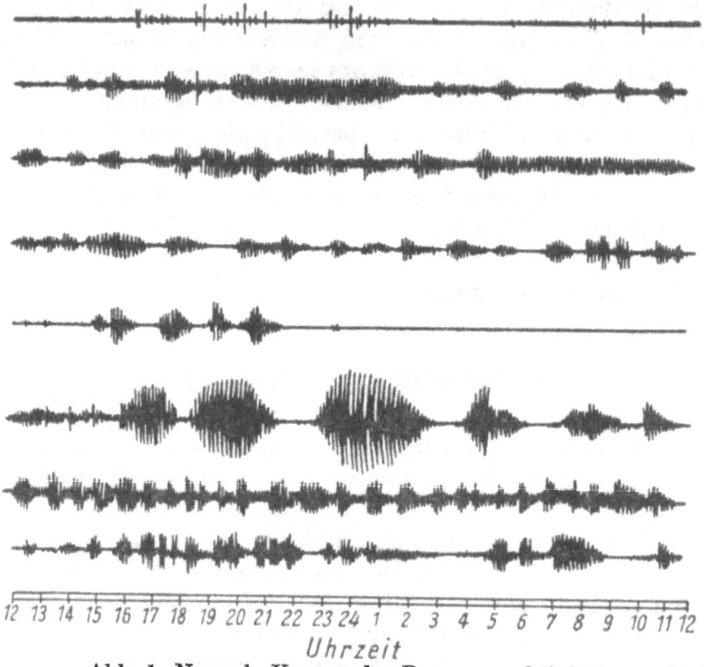

Abb. 1. Normale Kurven der Bewegungsaktivität verschiedener Tiere

Einfluß des Beleuchtungsregimes auf die 24stündige Aktivität

Der Einfluß des Beleuchtungsregimes auf die 24stündige Bewegungsaktivität wurde an drei Tierarten untersucht (am grauen Hamster, Mull-Lemming und am langohrigen Igel). Die Tiere wurden in Registrierkäfigen, die in einem verdunkelten Schrank standen, für 15 Tage und länger untergebracht. Wie aus den angeführten Kurven der Bewegungsaktivität (Abbildung 2) ersichtlich ist, übte die Verdunklung einen völlig verschiedenartigen Einfluß auf die verschiedenen Tierarten aus. Die 24stündige Bewegungsaktivität stieg beim grauen Hamster am 9. Verdunklungstage. Wenn bei natürlicher Beleuchtung seine Bewegungsaktivität von 19 bis 7 Uhr dauerte, d. h. annähernd 12 Stunden, oder manchmal, wie das aus der Abbildung 2 ersichtlich ist, von 20 bis 4 Uhr, d. h. 8 Stunden, so stieg die 24stündige Bewegungsaktivität am 9. Verdunklungstag schroff und dauerte von 15 bis 9 Uhr, d. h. 18 Stunden. Somit rief die Verdunkelung eine schroffe Steigerung der Bewegungsaktivität hervor, die im weiteren, am 17. Verdunklungstage, zu einer 24stündigen Aktivität des Tieres führte.

Das weitere Leben des Hamsters unter den Bedingungen einer künstlichen Verdunkelung führt zu keinen neuen Änderungen der 24stündigen Aktivitätskurve.

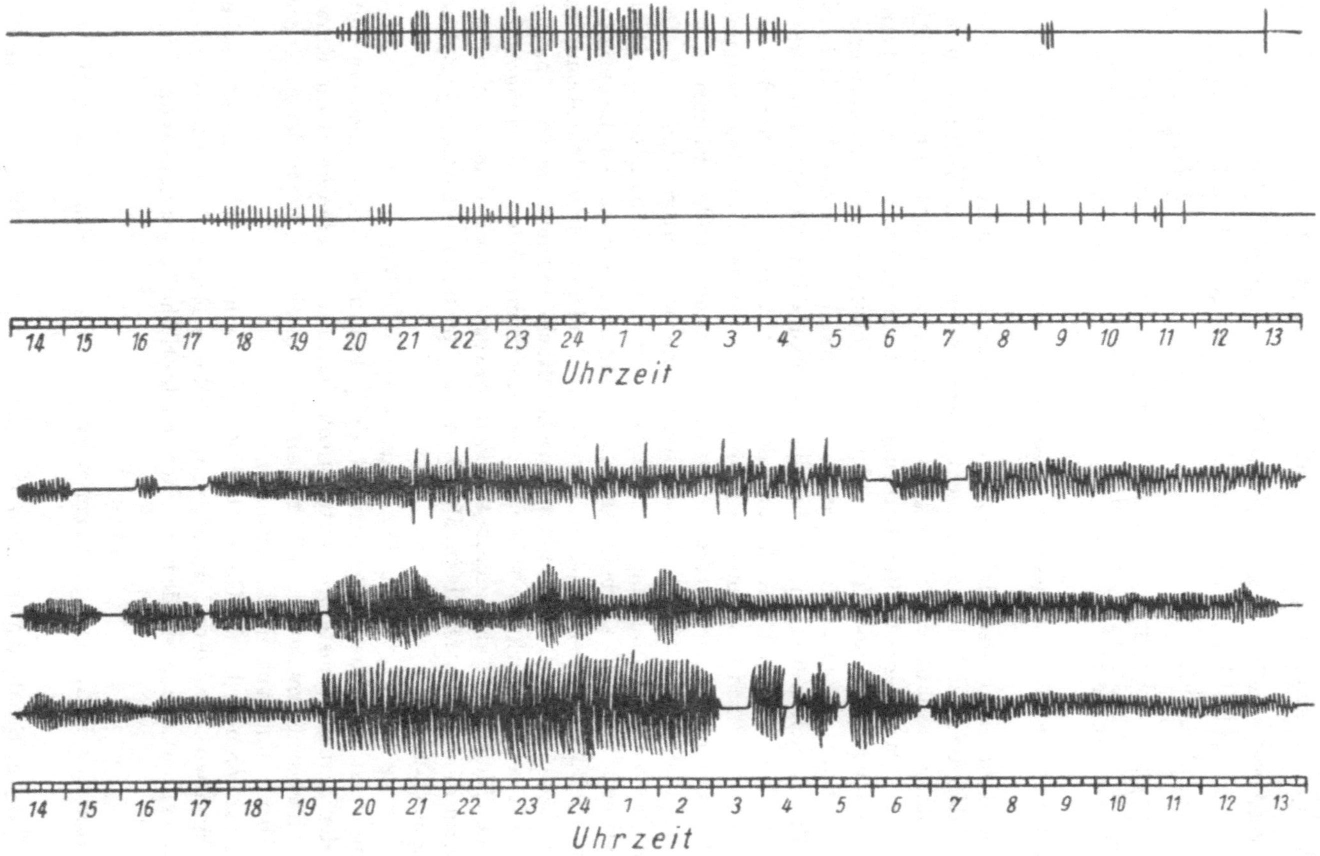

Abb. 2. Kurven der Bewegungsaktivität der Tiere bei normaler Beleuchtung und bei völliger Verdunkelung
(oben — des grauen Hamsters, unten — des Maulwurfs)

Jedoch wurde bemerkt, daß in der Kurve einzelne Bewegungen überwiegen, die sich zeitlich mehr oder weniger gleichmäßig verteilen (Abbildung 3). Auf Grund

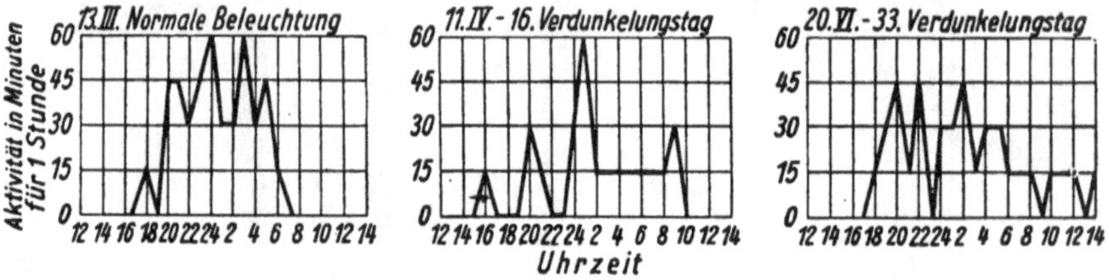

Abb. 3. Kurven der Aktivität des grauen Hamsters bei einer längeren Verdunkelung

der am 33. Tage erhaltenen Änderungen der 24stündigen Aktivität konnte man schließen, daß die Ausschaltung des Lichts, das eine hemmende Wirkung auf den grauen Hamster ausübt, der einen kraß ausgeprägten Nachtrhythmus der Aktivität besitzt, zu einer schroffen Erregung des Zentralnervensystems im Laufe von 24 Stunden führt. Jedoch tritt nach der ersten Phase, die die Verlängerung der Periode der Bewegungsaktivität charakterisiert, eine Abnahme der Aktivität ein, obwohl diese auch weiterhin gleichmäßig im Laufe von 24 Stunden verteilt bleibt. Man kann annehmen, daß zur Bildung und Aufrechterhaltung des normalen monophasischen 24-Stunden-Rhythmus beim grauen Hamster bestimmte Wechselbeziehungen zwischen den erregenden und hemmenden Einflüssen der Dunkelheit und des Lichts auf das Zentralnervensystem erforderlich sind. Dagegen übt die Verdunkelung einen vollkommen anderen Einfluß auf den 24-Stunden-Rhythmus der Aktivität beim Mull-Lemming aus. Wie aus den beigefügten Kurven (Abbildung 2) ersichtlich ist, ruft die Verdunkelung beim Mull-Lemming das Auftreten eines deutlichen monophasischen Nachtrhythmus hervor. Anscheinend schafft seine natürliche Existenz unter der Erde solche Bedingungen, bei denen das Licht sich als indäquater Reiz erweist. Unter dem Einfluß der natürlichen Beleuchtung fällt beim Mull-Lemming der normale 24stündige Zyklus vollkommen aus.

Der langohrige Igel zeigt unter den Bedingungen der Verdunklung die ersten Tage eine verstärkte Bewegungsaktivität, die jedoch nicht jene Größen erreicht, die für den grauen Hamster charakteristisch sind. Im weiteren kehrt die Kurve der Aktivität zur Norm zurück, d. h. zu dem monophasischen Typus der Aktivität in den Abend- und frühen Nachtstunden.

Man kann annehmen, daß die Umweltbedingungen nach dem Typus reflektorischer Beziehungen wirken und daß die Hirnrinde bei den Nagetieren die 24-Stunden-Periodik reguliert, indem sie die unbedingt-reflektorische Tätigkeit des Organismus koordiniert.

Einfluß des Ernährungsregimes auf die Kurve der 24stündigen Aktivität

Der Einfluß des Ernährungsregimes auf die 24-Stunden-Periodik ist bei verschiedenen Ordnungen der Säugetiere vollkommen unterschiedlich. Die Versuche zeigten, daß bei den Fledermäusen (Myotis lucifugus) der 24stündige Rhythmus der Bewegungsaktivität ausschließlich durch die Häufigkeit und die Zeit der Fütterung bestimmt wird. Beim Stachelschwein (Makarowa) und bei den Affen (Stscherbakowa) wurde kein Einfluß des Fütterungsregimes auf die 24-Stunden-Periodik festgestellt. Beim Dachs (Stscherbakowa) und beim Iltis (Kalabuchow) wurde eine völlige Abhängigkeit des 24stündigen Zyklus von dem Fütterungsregime festgestellt.

In dieser Arbeit wurde der Einfluß des Ernährungsregimes auf den 24-Stunden-Rhythmus der Bewegungsaktivität beim langohrigen Igel untersucht. Für die normale 24stündige Aktivitätskurve des langohrigen Igels ist ein monophasischer Nachtrhythmus charakteristisch. Wenn die Igel lange im Laboratorium gehalten und zusammen mit allen Tieren in den Morgenstunden gefüttert werden, zeigt sich sehr bald ein neuer Rhythmus der Aktivität, der mit diesen Stunden der Fütterung zusammenhängt. Gleichzeitig wird mit dem Auftreten dieses neuen Rhythmus auch eine Verlagerung der nächtlichen Hauptphase der Aktivität auf die frühen Vorabendstunden bemerkt (Abbildung 4, 5). Man muß erwähnen, daß der ausgearbeitete neue Rhythmus der Aktivität nach Dauer und Intensität die Größe des Hauptrhythmus niemals erreicht.

Diesem ausgearbeiteten diphasischen Rhythmus mit der Periode einer Morgenaktivität liegt ein bedingt-reflektorischer Mechanismus zugrunde.

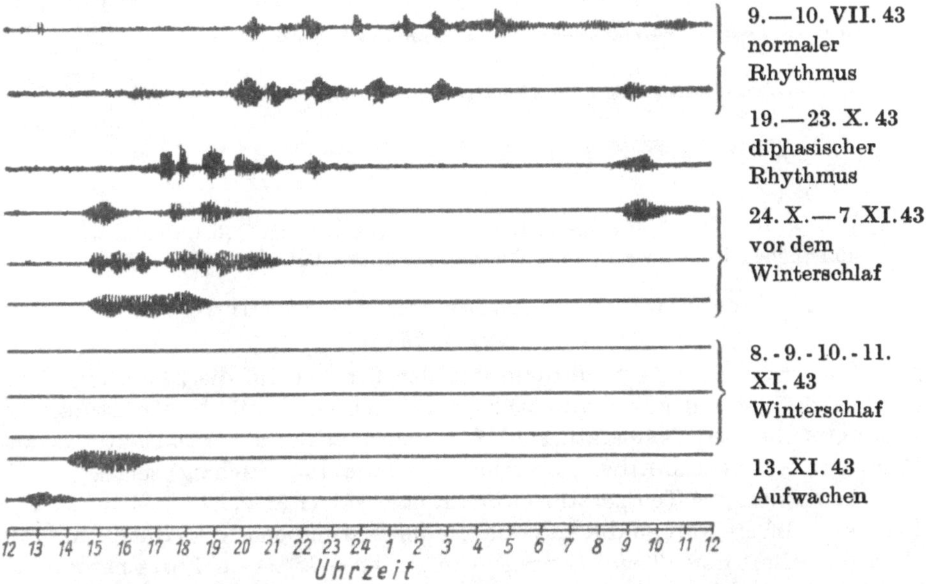

Abb. 4. Kurven der Bewegungsaktivität des langohrigen Igels (bei Ausarbeitung des künstlichen Rhythmus und in der Periode des Winterschlafs)

Außerordentlich interessant ist die Änderung dieser ausgearbeiteten diphasischen 24stündigen Kurve beim Übergang des Igels zum Winterschlaf. Untersuchungen haben gezeigt, daß der Übergang des Igels zum Winterschlaf nicht unmittelbar, sondern über das Zwischenstadium eines „Halbschlafs" stattfindet. Für diesen Zustand ist eine Änderung der Fähigkeit des Tieres, sich in der Umwelt zu orientieren, charakteristisch. Wie aus den angeführten Kurven ersichtlich ist, fällt die Phase der ausgearbeiteten Aktivität (die bedingt-reflektorische) unerwartet aus, und nach einiger Zeit (8 bis 10 Tagen) hört die Aktivität völlig auf, d. h., es tritt der Winterschlaf ein. Das Ausfallen der bedingt-reflektorischen Aktivitätsphase ist endgültig, da beim Aufwachen des Igels nach einer mehr oder weniger längeren Schlafperiode (s. Abbildung 4 und 5) wiederum der natürliche monophasische Nachtrhythmus der Aktivität auftritt.

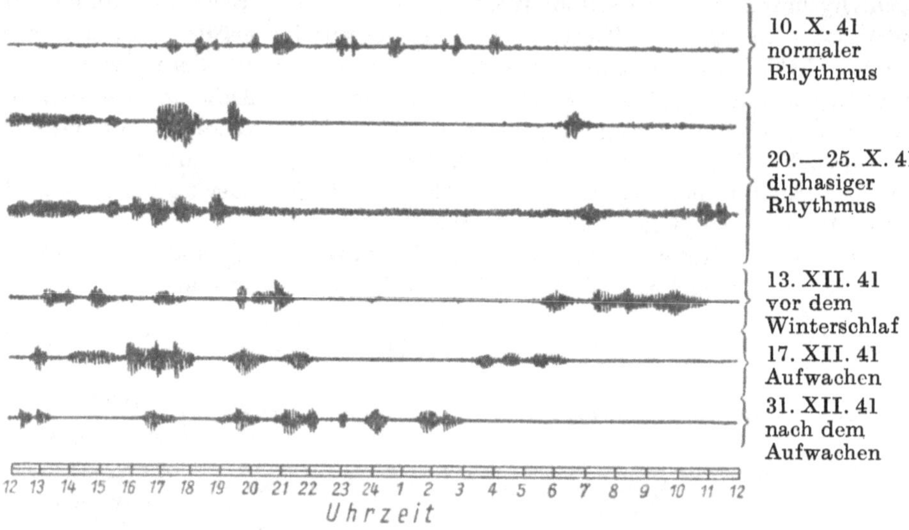

Abb. 5. Kurven der Bewegungsaktivität des langohrigen Igels (beim ausgearbeiteten künstlichen Rhythmus in zwei Phasen und in der Periode des Winterschlafs)

Einfluß der Umwelttemperatur auf die 24stündige Kurve der Aktivität

Die Frage nach dem Temperatureinfluß der Umwelt auf die 24stündige Kurve der Aktivität ist in der Literatur völlig unbeleuchtet. Es gibt Beobachtungen von Winkaus über den Temperatureinfluß der Umwelt auf die Muskelaktivität beim Menschen. Stscherbakowa (s. vorliegende Zusammenstellung) zeigte an Affen, daß ein bestimmtes Temperaturoptimum der Aktivität existiert.

In unserer Arbeit wurden die Änderungen der 24stündigen Aktivität beim grauen Hamster bei niedrigen Temperaturen — ungefähr + 1° C — und bei einer mittleren Temperatur + 12° C untersucht. Wie aus der Abbildung 6 ersichtlich ist, wird die außerordentlich geringe 24stündige Aktivität des grauen Hamsters + 12° C bei niedrigen Temperaturen von einer schroffen Steigerung der Aktivität, die den Charakter einer ununterbrochenen 24stündigen Erregung erwirbt, abgelöst. Diese Tatsache ist zweifellos von biologischem Interesse, und anscheinend ist bei den kleinen Nagetieren, die nicht in den Winterschlaf fallen, die Steigerung der Muskelbewegungen eine der Anpassungsarten an niedrige Temperaturen. In welchem Maße diese Fakta unter den Nagetieren, die nicht in Winterschlaf fallen, verbreitet sind, müssen zukünftige Untersuchungen zeigen.

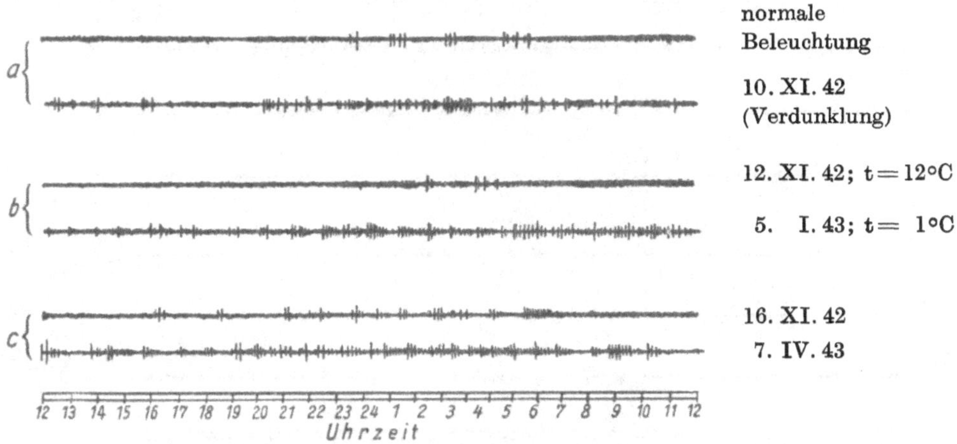

Abb. 6. Kurven der Bewegungsaktivität des grauen Hamsters

a — Wechsel der Beleuchtung, b — Änderung der Umwelttemperatur, c — zu verschiedenen Jahreszeiten

Einfluß des Stoffwechsels auf die 24stündige Kurve der Aktivität

Die rhythmischen Prozesse im Organismus sind eng mit den Stoffwechselprozessen verbunden. Für diese These sprechen auch die außerordentlich enge Verbindung der periodischen Erscheinungen im Organismus mit der Regulierung der Wärme und des Stoffwechsels (die Schwankungen der Körpertemperatur), die Änderungen der 24-Stunden-Periodik beim Eintreten des Winterschlafs, die außerordentlich leichte Bildung stabiler bedingter zeitweiliger Verbindungen und der Stoffwechsel. Dafür kann auch die Lokalisation des sogenannten Schlafzentrums — des wichtigsten Regulators der 24stündigen periodischen Tätigkeit der höheren Organismen — im Hypothalamusgebiet in unmittelbarer Nähe der Zentren, die den Stoffwechsel regulieren, sprechen. Schließlich sind auch spezielle Beobachtungen vorhanden, die darauf hinweisen, daß man bei den Insekten bei einer Intensitätsänderung des Stoffwechsels Umschwünge in der periodischen Aktivität beobachten kann.

Die Aufgabe dieses Teils unserer Arbeit bestand darin, den Einfluß der Umschwünge im Stoffwechsel, die durch eine Injektion von synthetischem Thyroxin in einer Dosis von 0,1 mg auf 1 kg Körpergewicht hervorgerufen worden sind, auf die 24-Stunden-Periodik zu untersuchen. Die Versuche wurden an grauen Hamstern angestellt. Die Kurve der Bewegungsaktivität wurde nach der üblichen Methode untersucht, der Gasaustausch wurde täglich im Laufe von 2 Stunden in pneumatischen Kammern bestimmt. Auf den Kurven (Abbildung 7) sind die Daten dieser Versuche angeführt. Die Methodik des Experiments war folgende: Die

Hamster wurden im Laufe einer längeren Periode (ein Monat und länger) in einem verdunkelten Schrank gehalten. Solch eine Verdunkelung rief eine schroffe Steigerung der 24stündigen Aktivität hervor, wobei die Bewegungen fast gleichmäßig auf die 24 Stunden verteilt waren. Diese Erscheinung war, wie es oben

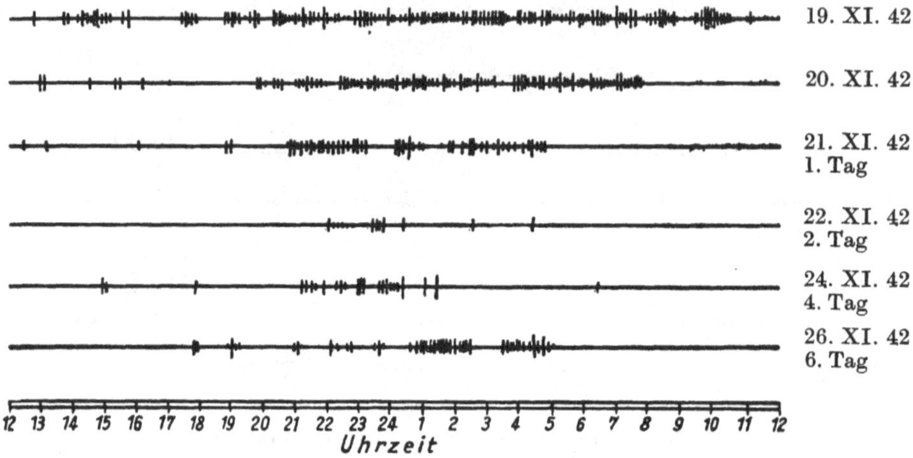

Abb. 7. Kurve der Bewegungsaktivität des grauen Hamsters (Versuch mit einer Injektion von Thyroxin)

schon betrachtet worden war, mit einer Störung der normalen Wechselbeziehungen verbunden, die den Einfluß der Dunkelheit und des Lichts auf das Zentralnervensystem hervorrufen und hemmen.

Wie aus dem angeführten Material ersichtlich ist, rief die Thyroxininjektion eine schroffe Abnahme der Aktivität hervor, die von einer bedeutenden Konzentration dieser Aktivität während verschiedener Zeitabschnitte begleitet wird. Die Abnahme der Aktivität dauerte zwei bis drei Tage lang, wonach die 24stündige Kurve der Aktivität zur Ausgangslage zurückkehrte.

Diese Tatsachen, die in einigen Versuchsserien erhalten worden sind, überzeugen uns vollständig davon, daß die Erhöhung des Stoffwechsels die Wechselbeziehung zwischen den Prozessen der Erregung und der Hemmung im Zentralnervensystem ändert. Die Steigerung der Aktivität bei der Verdunkelung hängt in der Hauptsache mit der Abnahme des Tonus der Hirnrinde zusammen (Pawlow, Bykow), d. h. jenes Zustandes der Hirnrinde, der durch äußere Einwirkungen auf die Rinde entsteht und gleichzeitig die gesamte Balance der Prozesse der Erregung und der Hemmung in der Hirnrinde bestimmt. Die Annahme liegt nahe, daß die Erhöhung des Stoffwechsels unter dem Einfluß der Thyroxininjektion zugleich auch den Tonus des Zentralnervensystems erhöht. Es ist möglich, daß eine unmittelbare Erhöhung des Stoffwechsels in den Zellen des Zentralnervensystems stattfindet, obwohl es wahrscheinlicher ist anzunehmen, daß die stimulierende Wirkung der Thyroxins auf den ganzen Organismus gleichzeitig auch eine Änderung der Hirnrindentätigkeit hervorruft. Jedenfalls verlangt die Tatsache der Wirkung des

Thyroxins als eines Agens, das eine Konzentration in der Zeit und eine Wiederherstellung des normalen 24-Stunden-Rhythmus hervorruft, eine ausführliche physiologische Analyse.

24stündige Schwankung des Grundumsatzes

Die 24stündigen Schwankungen der Aktivität, die mit den zyklischen Schwankungen im Zentralnervensystem zusammenhängen, müssen zweifellos auch im Niveau des Grundumsatzes im Laufe von 24 Stunden zum Ausdruck kommen. Die darüber vorhandenen Daten (LICHATSCHEW und viele andere) weisen auf den bekannten Parallelismus hin, der zwischen den 24stündigen Schwankungen der Körpertemperatur und des Grundumsatzes beobachtet wird. Da der Grundumsatz unter einer völligen Ausschaltung der Muskelbewegungen untersucht wird, so können seine Schwankungen nicht durch einen überschüssigen Verbrauch von O_2 bei Muskeltätigkeit erklärt werden und hängen anscheinend mit den zyklischen Schwankungen der Höhe des Stoffwechsels in Ruhe zusammen. Bei unseren Versuchen wurden die Schwankungen des Grundumsatzes im Laufe von 24 Stunden beim langohrigen Igel untersucht.

Wie aus der Tabelle und den Abbildungen 4, 5 und 8 ersichtlich ist, zeigt eine Gegenüberstellung der 24stündigen Kurve der Bewegungsaktivität und der Schwankung des Grundumsatzes bei seiner 24stündigen Untersuchung in der Kammer einen bedeutenden Parallelismus dieser Prozesse. Wenn man das morgendliche Niveau des Grundumsatzes von 8 bis 11 Uhr mit 100% annimmt, so steigt es gegen Abend — zwischen 17 und 20 Uhr, dann sinkt es etwas und steigt abermals gegen 5 Uhr morgens. Die gezeigten Schwankungen des Grundumsatzes passen in das allgemeine Schema der 24stündigen Schwankungen der Bewegungsaktivität bei den Igeln hinein. Die auf der Abbildung 8 dargestellte Kurve der Schwankung des Grundumsatzes im Laufe von 24 Stunden bei den Igeln trägt einen scheinbar diphasischen Charakter. Beide Phasen der Grundumsatzerhöhung entsprechen den Phasen der nächtlichen Bewegungsaktivität, und das abendliche Ansteigen des Grundumsatzes entspricht auch dem Auftreten der spontanen Magensaftabsonderung.

Die Schwankungen der Atmung im Laufe von 24 Stunden geben kein streng gesetzmäßiges Bild, obwohl man das Maximum der Atembewegungen in denselben Hauptstunden der abendlichen Aktivität bei dem Igel beobachten kann. Auf Grund all dieser Daten kann man die Schlußfolgerung ziehen, daß bei der von uns untersuchten Art des langohrigen Igels die 24-Stunden-Periodik der physiologischen Prozesse auch die Schwankungen im Stoffwechsel und in der Regulierung der Körpertemperatur umfaßt. Wie die Untersuchungen von STSCHERBAKOWA gezeigt haben, sind bei dem europäischen Igel die Schwankungen der Körpertemperatur im Laufe von 24 Stunden äußerst unbedeutend. Ebenso sind auch die Schwankungen des Stoffwechsels unbedeutend (BESUJEWSKAJA). Man kann die in dieser Versuchsserie festgestellten 24stündigen Schwankungen der physiologischen Prozesse beim langohrigen Igel mit den schroffen 24stündigen Schwankungen der Temperatur der Umwelt und des Lichts unter den Bedingungen Mittelasiens in Verbindung bringen.

Tabelle

24stündige Schwankungen des Grundumsatzes, der Körpertemperatur und der Atmung beim Igel

Versuchsdaten	Nr. des Forschungsobjekts	Gewicht in g	Zeit der Untersuchung							
			8.05—11	11.10—14	14.10—17	17.10—20.5	20.10—23	23.10—2	2.10—5	5.10—7.50
			Verbrauch an O_2 (in cm^3)							
28. VI.	1	414	5,60	5,3	5,4	6,1	6,2	6,5	6,9	6,5
29. VI.	2	331	4,95	5,3	5,4	5,4	5,5	5,1	6,2	5,4
	3	288	5,30	5,5	6,1	5,8	4,9	4,6	5,4	5,4
Durchschnitt		344,3	5,28	5,36	5,36	5,76	5,6	5,4	5,83	5,76
„ „ (in %)			100	101,8	107,6	109,2	103,8	102,0	110,1	107,3
			Körpertemperatur (in °C)							
29. VI	1		31,0	31,0	31,0	31,0	33,0	28,0	29,0	27,0
29. VI.	2		31,0	33,0	33,0	30,0	32,0	32,0	31,0	31,0
	3		31,0	32,0	32,0	32,0	32,0	29,0	31,0	31,0
Durchschnitt			31,0	32,0	32,0	31,0	32,0	27,0	30,3	29,6
			Anzahl der Atemzüge							
28. VI.	1		210	294	120	250	80	156	144	120
29. VI.	2		150	120	126	250	84	180	144	120
29. VI.	3		96	180	180	250	250	240	180	240
Durchschnitt			152	198	142	250	105	192	156	160

Es liegt die Annahme nahe, daß diese Faktoren auch unmittelbar wirken. Aber anscheinend haben auch die 24stündigen Aktivitätsschwankungen der Insekten, die dem langohrigen Igel als Nahrung dienen, keine geringere Bedeutung.

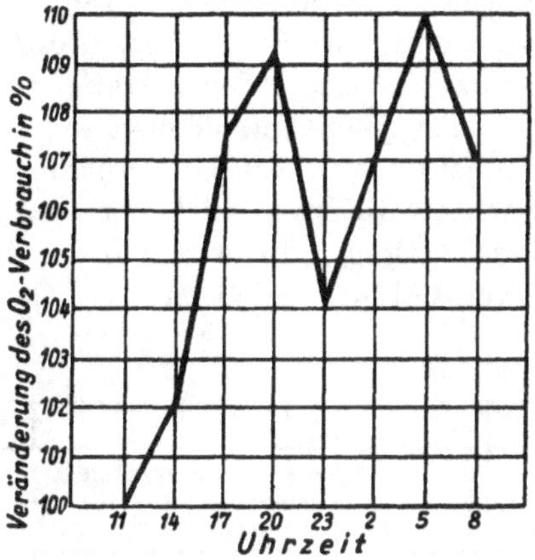

Abb. 8. 24stündige Schwankungen des Grundumsatzes beim langohrigen Igel

Insofern der 24stündige Aktivitätszyklus der Insekten in vielen Fällen von der unmittelbaren Änderung des Licht- und Temperaturregimes abhängt, liegt die Annahme nahe, daß hier eine komplizierte Wechselwirkung zahlreicher Fakta, sowohl äußerer als auch innerer, entsteht. Schwerlich wird die 24-Stunden-Periodik, obwohl sie letzten Endes auch von äußeren Fakta — dem Licht und der Temperatur — abhängt, nur durch diese Einflüsse begrenzt. Auch andere Beziehungen, wie die Ernährungsbedingungen, die hemmende oder erregende Wirkung physikalischer Faktoren usw., können Faktoren sein, die den 24stündigen Zyklus bestimmen.

24stündige Schwankungen der spontanen Magensekretion

Der Begriff von der willkürlichen, sogenannten „spontanen" Sekretion wird von der Mehrzahl der Autoren heute auf den Begriff des reflektorischen Aktes zurückgeführt. So schrieb z. B. Iwan Petrowitsch Pawlow: „Wenn die Erreger der Magensaftabsonderung nicht in dem betreffenden Moment auf das Tier wirken, so bleiben die Magendrüsen in Ruhe." Deshalb betrachtet eine Reihe von Forschern die Ansicht von dem Vorhandensein einer spontanen Sekretion, und von ihren Variationen als Folge eines Fehlers bei den Versuchen.

Durch die Arbeiten von Feokritowa und anderen Forschern sind zeitweilige bedingte Reflexe festgestellt worden, wenn sich die Sekretionsfunktion der Speicheldrüsen zu einer streng festgesetzten Zeit und ohne irgendeinen sichtbaren Reiz, der von außen in dem betreffenden Moment wirkt, äußert. Die Untersuchung der Erscheinung der sogenannten spontanen Magensekretion ist von diesem Standpunkt aus gesehen von großem Interesse. Alle Daten über die spontane Sekretion waren in der Hauptsache an Hunden und teilweise an Menschen erhalten worden. Die Untersuchung der spontanen Sekretion an den betreffenden Objekten ist außerordentlich schwierig, da es fast unmöglich ist, einen Hund und einen Menschen von dem Umwelteinfluß, von diesen oder jenen kompliziert reflektorischen Einwirkungen vollständig zu isolieren.

Zur Lösung der Frage nach der spontanen Sekretion der Magendrüsen wählten wir ein Objekt, das sich zur Anstellung der betreffenden Versuche am besten eignet. Der langohrige Igel mit einem gut erforschten 24stündigen Aktivitätsrhythmus war solch ein Objekt für unsere Untersuchungen.

Zur Anstellung der Versuche wurde dem Igel, der eine Magenfistel hatte, ein graduiertes Reagenzglas untergehängt, in dem sich der Magensaft ansammelte. Aus den angeführten Kurven (Abbildung 9) ist ersichtlich, daß die 24stündige

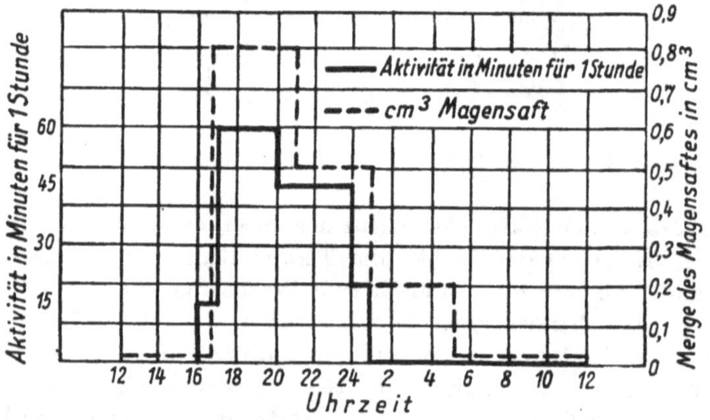

Abb. 9. 24stündige Schwankungen der Bewegungsaktivität und der spontanen Sekretion des Magensaftes beim langohrigen Igel

Magensaftabsonderung in den Abend- und Nachtstunden stieg und am Tage fiel. Diese Erhöhung der Sekretionstätigkeit der Magendrüsen in der Nachtzeit fiel völlig mit der Änderung der Muskelaktivität des Igels in denselben Stunden zusammen. In der Nachtzeit ist der Igel fähig, stundenlang aus einer Ecke in die andere Ecke in der Kiste zu laufen, sich auf die Hinterpfoten zu stellen und miti den vorderen die Wand der Kiste zu kratzen. Bei Tagesanbruch fällt die Muskelaktivität bis auf ein Minimum. Man kann sich dieses ganze Bild als die Bildung einer zeitweiligen bedingten Verbindung vorstellen, die sich im Prozesse der Phylogenese durch ständiges Fangen der Beute in diesen Stunden ausgoarbeitet hat.

Somit kann die Muskeltätigkeit eine Erhöhung der Magensekretion bedingen, die stets zeitlich mit ihr zusammenfällt. Besonders charakteristisch sind die speziell angestellten Versuche mit Necken des Igels durch einen lebendigen Frosch. Hier wird eine reichliche Magensaftabsonderung und gleichzeitig eine große Muskelaktivität, die mit dem Fangen des Frosches zusammenhängt,

beobachtet. Jedoch braucht er nur stehenzubleiben oder sich einzurollen, und jegliche Sekretion der Magendrüsen hört auf.
In einigen Versuchen wurde der Igel nicht zur üblichen Zeit gefüttert, sondern am Tage, in der Periode der geringsten Bewegungsaktivität. Diese Fütterung zur ungewohnten Zeit rief die Bildung einer neuen bedingten Verbindung hervor. Die Kurve der Saftabsonderung änderte schroff ihren Charakter. Sie wurde aus einer monophasischen zu einer diphasischen Kurve. Zu der ersten Abendphase kam eine zweite, die Tagesphase, die in unseren Versuchen künstlich herausgearbeitet wurde. Solch eine Kurve mit zwei Anstiegen wurde ebenfalls auch in den Aktogrammen erhalten. Auch hier sehen wir also, daß die Muskeltätigkeit mit der Tätigkeit der Magendrüsen zusammenfällt.
Wenn man all das Dargelegte zusammenfaßt, kann man mit Gewißheit behaupten, daß eine kompliziert-reflektorische Verbindung zwischen der Muskeltätigkeit und der Magensekretion in diesen Fällen vorhanden ist. Die zeitweilige bedingte Verbindung hängt hier sowohl mit der Muskeltätigkeit als auch mit der Sekretion der Magendrüsen zusammen und ist anscheinend die Grundlage zur Bildung der 24-Stunden-Periodik von Ruhe und Aktivität bei dieser Tiergattung.

Besprechung der Resultate und Schlußfolgerungen

Die Frage nach der Bildung des 24-Stunden-Rhythmus kann von zwei Seiten betrachtet werden: Erstens, welche Umweltfaktoren üben auf diesen 24-Stunden-Rhythmus einen Einfluß aus, und zweitens, welcher Art sind die Mechanismen, die die Periodizität dieser oder jener Erscheinungen im Organismus selbst bestimmen. In der vorhergehenden Darlegung wurde schon darauf hingewiesen, daß verschiedene Ordnungen der Säugetiere auf äußere Einwirkungen ungleich reagieren. So wird beispielsweise der 24-Stunden-Zyklus bei den Raubsäugetieren in größerem Maße durch das Ernährungsregime bestimmt und kann bei Änderungen dieses Regimes entstellt oder geändert werden. Andererseits spielt das Ernährungsregime bei den Affen anscheinend gar keine Rolle bei der Bildung des 24-Stunden-Zyklus und hängt gänzlich vom Wechsel der Beleuchtung ab. Anscheinend gibt es auch Kombinationen zwischen diesen extremen Typen. Hierher gehören die Fledermäuse und vielleicht auch einige Nagetiere.
Die Wechselbeziehung zwischen dem 24-Stunden-Zyklus und den elementaren Rhythmen einzelner Systeme des Organismus bildet eben die Grundlage der integrierenden Tätigkeit des ganzen Organismus.
Die angeborenen Nervenmechanismen, die im Prozess der Phylogenese entstanden sind (unbedingt-reflektorische Mechanismen des 24-Stunden-Rhythmus), sind verhältnismäßig gut erforscht. Schon die auf diese Weise entstandene Monophasie oder Polyphasie des Rhythmus ist anscheinend mit unbedingten Reflexen dieser Art verbunden. Die Rhythmen der meisten Nagetiere sind solche geformten Rhythmen, wie wir weiter oben gesehen haben. Zweifellos wirkt dieser Mechanismus bei der Bildung des physiologischen Rhythmus bei den Primaten und ebenfalls auch beim Menschen mit.

LITERATUR

Безуевская. Физиол. журнал СССР,
BESUJEWSKAJA, Physiolog. Zeitschrift der UdSSR, 1940.

Болдырев. О периодической деятельности пищеварительного тракта. Дисс.,
BOLDYREW, Über die periodische Tätigkeit des Verdauungstraktes. Diss., 1906.

Калабухов. Успехи совр. биол.,
KALABUCHOW, Fortschritte der gegenwärtigen Biol., 12, 1, 1940.

Lихачев. Теплопроизводство здорового человека в относительном покое. Дисс.,
LICHATSCHEW, Wärmeproduktion eines gesunden Menschen bei relativer Ruhe. Diss., 1893.

Щербакова. Бюлл. экспер. биол. и мед.,
STSCHERBAKOWA, Bulletin für experiment. Biol. und Med., 4, 335, 1937.

Щербакова. Бюлл. экспер. биол. и мед.,
STSCHERBAKOWA, Bulletin für experiment. Biol. und Med., 5, 167, 1938.

HILDEN und STENBACK, Arch. für Physiol., 34, 196.

SZYMANSKI, Pflüg. Arch., 171, 324, 1918.

M. R. MAISELIS · S. O. RUTTENBURG

24-Stunden-Rhythmus der Aktivität und der Körpertemperatur bei Ratten

Die Beleuchtung der Fragen, die mit der Klärung des physiologischen Mechanismus verschiedener periodischer Prozesse im Organismus im allgemeinen und der Periodik der 24stündigen Aktivität und der Körpertemperatur insbesondere zusammenhängen, ist bei weitem nicht erschöpft.
In dieser Arbeit wird der Versuch unternommen, die Veränderungen der 24stündigen Aktivität verschiedener Arten von Tieren (von Ratten) in Zusammenhang mit der 24stündigen Schwankung der Körpertemperatur zu untersuchen.
Als Forschungsobjekt dienten Ratten: Die graue Ratte (Rattus norvegicus), die schwarze Ratte (Rattus rattus), die alexandrinische Ratte (Rattus rattus alexandrinus) und die weiße Laboratoriumsratte.
Wie aus den Arbeiten von SZYMANSKI (1918), von KALABUCHOW (Serie der Arbeiten 1935, 1946) und anderen folgt, ist die Erforschung der physiologischen Unterschiede bei nahestehenden Formen nicht nur von dem Standpunkt, die Entstehungswege der Adaptationsmerkmale in der Evolution zu klären und die Gesetzmäßigkeiten der geographischen Verbreitung der Tiere zu verstehen, sondern auch rein methodisch fruchtbringend, denn ein Vergleich nahestehender Formen, die eine ähnliche Organisation besitzen, ermöglicht es, die Spezifität des funktionellen Zustandes dieser oder jener physiologischen Systeme zu erfassen.

Untersuchungsmethodik

Bei den Tieren wurde die Temperatur mit einem Thermometer jede 4. Stunde rektal gemessen und die motorische Aktivität im Laufe von 24 Stunden mittels Aufzeichnen durch eine pneumatische Übertragung festgehalten.
Bei der Bearbeitung des Materials der Kurve der Bewegungsaktivität wurden für jede Stunde der 24 Stunden die Minuten der Aktivität, die Minuten der Ruhe und die Minuten der geringen Bewegungen, die den Unruhezustand des Tieres charakterisieren konnten, zusammengezählt.
Die Untersuchungen wurden an den Fangorten der Tiere durchgeführt, d. h. in Leningrad, Murmansk und Sewastopol.

Abhängigkeit der 24stündigen Aktivität vom Versuchsmilieu

Da die drei alexandrinischen Ratten in einem gewöhnlichen Laboratoriumszimmer gehalten wurden, in dem sich am Tage Leute befanden, die arbeiteten und einen entsprechenden Lärm verursachten, hatte man die Möglichkeit, den Einfluß des Lärms auf die 24stündige Aktivität dieser Nagetiere festzustellen.

Im Laufe einer Woche wurde die 24stündige Aktivität jeder Ratte registriert. Dann wurde bei denselben Ratten die Aufzeichnung der 24stündigen Aktivität in einem isolierten Zimmer durchgeführt, in dem der von den Leuten verursachte Lärm völlig fehlte.

In beiden Fällen wurde die Aufzeichnung der Bewegungsaktivität unter ein- und denselben Bedingungen der Beleuchtung, der Ernährung und der Temperatur durchgeführt. Ein Vergleich der Aufzeichnungsresultate zeigte, daß, obwohl sowohl in dem lauten als auch in dem ruhigen Zimmer die 24stündige Aktivität der alexandrinischen Ratten ihren ausgeprägten Nachtcharakter bewahrte, ihre Dauer in den Varianten der Versuche bei jedem Tier verschieden war: Und zwar nahm unter der Aufzeichnungsbedingung in dem ruhigen Zimmer die Dauer der Nachtaktivität um 2 Stunden 47 Minuten zu (von 5.36 Uhr im lauten Zimmer bis 8.23 Uhr im ruhigen Zimmer) [Tabelle 1]. Dabei muß man die Aufmerk-

Tabelle 1

24stündige Aktivität unter verschiedenen Lebensbedingungen der Tiere

Art des Tieres	Bewegungsaktivität				Zustand der Unruhe				Ruhe			
	im lauten Raum		im ruhigen Raum		im lauten Raum		im ruhigen Raum		im lauten Raum		im ruhigen Raum	
	Std.	Min.	Std.	Min.	Std.	Min.	Std.	Min.	Std.	Min.	Std.	Min.
Rattus rattus												
,, alexandrinus	7	36	8	08	2	49	2	31	13	35	13	21
,, ,,	3	54	6	42	4	41	5	55	15	25	11	23
,, ,,	5	36	10	27	2	36	1	58	15	40	11	35
Durchschnitt	5	36	8	23	3	46	3	32	14	38	12	05
Anzahl der Beobachtungstage	19		10		19		10		19		10	
Anzahl der Tiere	3		3		3		3		3		3	

samkeit darauf richten, daß die Lebensbedingungen in der Nacht bei der Aufzeichnung der Bewegungsaktivität in beiden Fällen dieselben waren und die Unterschiede folglich nur in den Lebensbedingungen am Tage bestanden, d. h. in der Periode, in der die Tiere keine Aktivität äußern.

Und dennoch kamen die Unterschiede unter den Lebensbedingungen der Tiere während des Tages in der Periodendauer ihrer Nachtaktivität zum Ausdruck. Analoge Daten, obwohl sie weniger ausgeprägt waren, wurden auch von den grauen Ratten erhalten.

Die Daten der Dauer der Ruhe zeigen, daß unter den Bedingungen am Tage im lauten Zimmer die Ruheperiode der Tiere länger ist.

Unter den Bedingungen am Tage im lauten Zimmer betrug die Ruheperiode 14 Stunden 38 Minuten und unter den Bedingungen im ruhigen Zimmer

12 Stunden 05 Minuten. Es wurde festgestellt, daß je vollständiger die Tagesruhe desto länger und intensiver die Nachtaktivität ist.

Wenn man sich auf die Daten des angeführten Experiments stützt und außerdem in Betracht zieht, daß der Charakter der 24stündigen Aktivität ein empfindlicher und sehr labiler Indikator ist, der sowohl den physiologischen Zustand des Tieres als auch die Einwirkung der verschiedenartigen äußeren Faktoren auf das Tier widerspiegelt (KALABUCHOW, 1940), kann man den Schluß ziehen, daß die 24stündige Aktivität den funktionellen Zustand des Zentralnervensystems charakterisiert.

Die Änderung der Stärke oder der Häufigkeit dieses oder jenes Impulses als Folge veränderter Existenzbedingungen muß sowohl eine Veränderung des funktionellen Zustandes des Zentralnervensystems als auch Veränderungen von Anpassungscharakter hervorrufen. Solch eine spezielle Äußerung des veränderten funktionellen Zustandes des Zentralnervensystems kann die Änderung des Charakters der motorischen Aktivität des Tieres im Laufe von 24 Stunden sein.

Vergleich der normalen Periodik der 24stündigen Aktivität und der 24stündigen Schwankungen der Körpertemperatur

Die erwähnten Untersuchungen der 24stündigen motorischen Aktivität bei der grauen, schwarzen, alexandrinischen Ratte und der weißen Laboratoriumsratte, die unter den Bedingungen einer uneingeschränkten Ernährung, einer natürlichen Beleuchtung und einer Umwelttemperatur von 18 bis 26° C durchgeführt wurden,

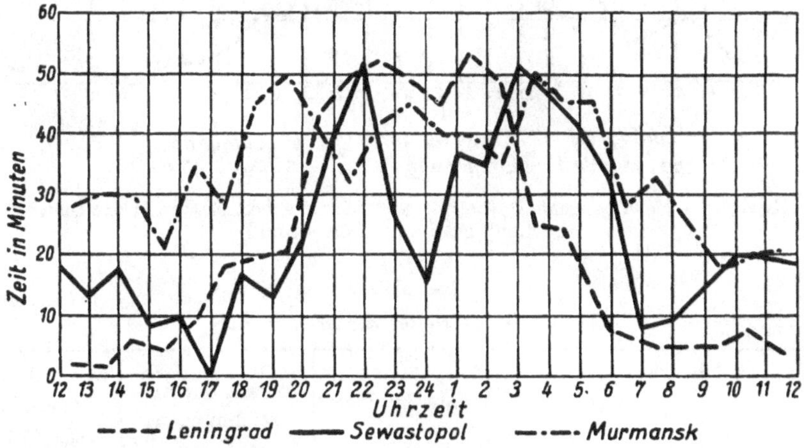

Abb. 1. Kurve der Bewegungsaktivität der grauen Ratten (Durchschnittsdaten in Leningrad, Sewastopol und Murmansk)

zeigten, daß bei sämtlichen untersuchten Ratten die Aktivität in den Nachtstunden höher ist als in den Tagesstunden. Die wilden Arten, die graue, die schwarze und die alexandrinische Ratte, äußerten eine ausgeprägte Periodik der Rhythmenverteilung der motorischen Aktivität und der Ruhe.

Zum Unterschied von den wilden Arten verteilte sich bei der weißen Laboratoriumsratte die 24stündige Aktivität vielphasisch auf den ganzen Verlauf der 24 Stunden und nahm nur in der Nacht etwas zu (Abbildung 1).
Ein Vergleich der Kurven der Bewegungsaktivität der grauen Ratte in Leningrad und Sewastopol und ebenfalls der Daten, die von Nalitschajew für Murmansk angeführt werden, zeigt eine beträchtliche Veränderlichkeit im Charakter der Verteilung und der Dauer der motorischen Aktivität im Laufe von 24 Stunden (s. Abbildung 1 und Tabelle 2).
Ein Vergleich der Registrierungsresultate der Bewegungsaktivität der alexandrinischen Ratte in Leningrad und in Sewastopol (Abbildung 2) und auch des Verhaltens der soeben erst gefangenen und der längere Zeit im Laboratorium gehaltenen Ratten weist auf eine starke Beständigkeit im Charakter der 24stündigen Aktivität der alexandrinischen Ratten im Vergleich mit der grauen Ratte hin.

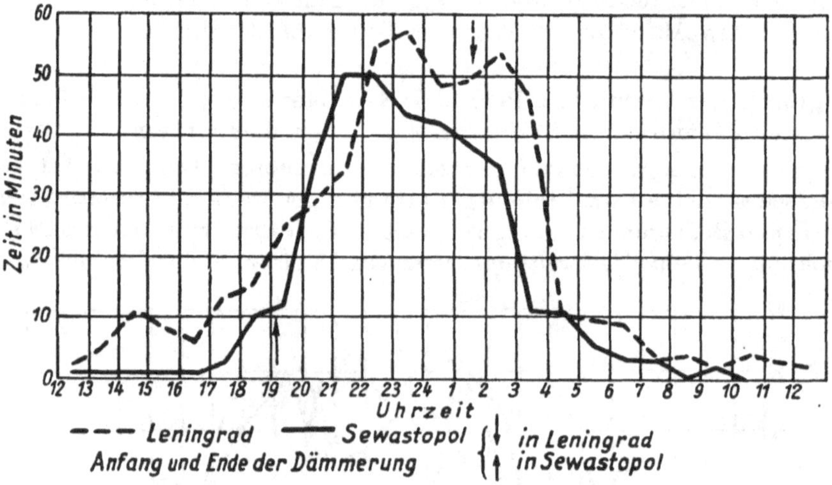

Abb. 2. Kurve der Bewegungsaktivität der alexandrinischen Ratten (Durchschnittsdaten) in Leningrad und Sewastopol

Tabelle 2

24stündige Aktivität der grauen Ratte

Monat	Ort	Anzahl der Tiere	Anzahl der Aufzeichnungen	Dauer d. 24stündigen Aktivität	
				Std.	Min.
Juli	Leningrad	3	20	8	22
August	Sewastopol	4	9	9	36
April	Murmansk	6	6	14	00

Die 24stündige Aktivitätsdauer der grauen und der alexandrinischen Ratte in Leningrad bei 20 bis 25°C war gleich und betrug annähernd 8,5 Stunden.

Die Kurven, die die 24stündigen Schwankungen der Körpertemperatur der Ratten widerspiegeln, zeigten, daß die Körpertemperatur in den Abend- und Nachtstunden stieg und in den Mittagstunden sank (Abbildungen 3, 4, 5).
Bei den wilden Arten waren die 24stündigen Schwankungen der Körpertemperatur bedeutend stärker ausgeprägt als bei der weißen Ratte. Das Niveau der Körpertemperatur ist bei den Letztgenannten bedeutend niedriger als das Niveau der Körpertemperatur der wilden Ratten.
Bei der grauen und der schwarzen Ratte war bei niedrigerer Umwelttemperatur in Murmansk das Niveau der Körpertemperatur höher und die 24stündigen Schwankungen weniger stark ausgeprägt als bei der höheren Temperatur von Leningrad und Sewastopol (Abbildung 6).
Die Körpertemperatur der alexandrinischen Ratte in Leningrad bei einer Umwelttemperatur von 18° C war höher als bei einer Umwelttemperatur von 25° C in Sewastopol.
Bei 18° C in Leningrad war die Durchschnittskörpertemperatur der grauen und der alexandrinischen Ratte gleich.
Bei 25°—26° C in Sewastopol übertraf die Körpertemperatur der grauen Ratte die Körpertemperatur der schwarzen und der alexandrinischen (Tabelle 3).

Tabelle 3

Körpertemperatur bei den Ratten

Art des Tieres	Durchschnitts-körpertemperatur			Amplitude der 24stündigen Temperaturschwankungen			Anzahl der Tiere				
	Leningrad	Sewastopol	Murmansk	Leningrad	Sewastopol	Murmansk	Leningrad	Sewastopol	Murmansk	insgesamt	Anzahl der Beobachtungen
Rattus norvegicus .	36,2	36,7	37,5	2,9	1,8	1,6	12	7	10	29	174
Rattus rattus		36,3	36,8	—	2,8	1,5	1	4	5	10	60
Rattus alexandrinus .	36,3	35,5	—	3,6	2,8	—	2	3	—	5	30
Weiße Laboratoriumsratte	34,2	—	—	1,7	—	—	10	—	—	10	60
										insgesamt	
Monate	III	VIII	IV	III	VIII	IV	III	VIII	IV	54	324
Umwelttemperatur (in °C) ..	18	25	5—−10	18	25	5—−10					

Ein Vergleich des Rhythmus der 24stündigen Aktivität und der Schwankungen der Körpertemperatur bei den untersuchten Ratten zeugt von einem offensichtlichen

Parallelismus der beiden Rhythmen: Die Perioden der hohen motorischen Aktivität fallen mit den Perioden der Erhöhung der Körpertemperatur zusammen (s. Abbildung 1, 2, 3, 4, 5, 6, 7, 8). Der Beginn der motorischen Aktivitätsperiode

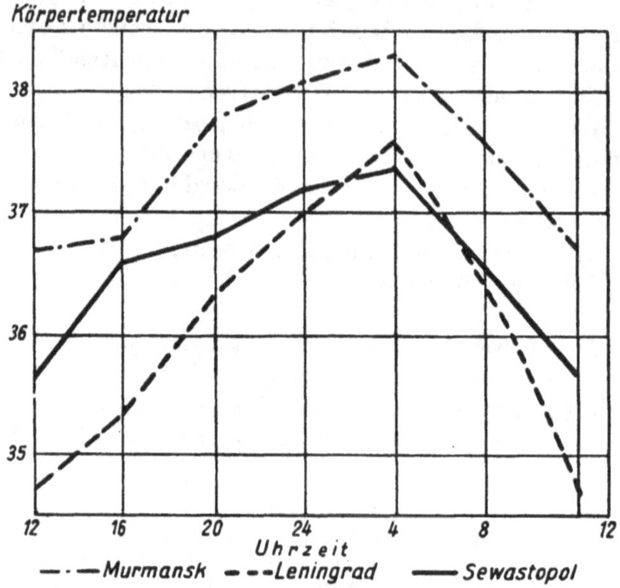

Abb. 3. 24stündige Veränderungen der Körpertemperatur bei der grauen Ratte (Durchschnittsdaten) in Murmansk, in Leningrad und Sewastopol

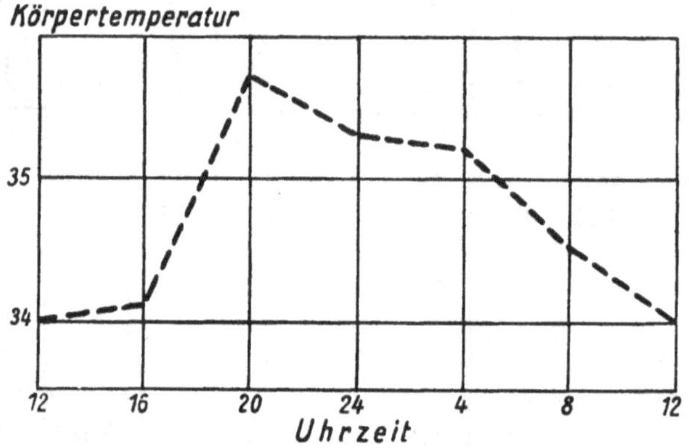

Abb. 4. 24stündige Veränderungen der Körpertemperatur bei der weißen Ratte (Durchschnittsdaten) in Leningrad

der wilden Rattenarten ist in der Regel mit dem Dämmerungsbeginn verbunden. Das Ende der motorischen Aktivitätsperiode ist nicht immer mit dem Anbruch des Tages verbunden.

Bei den grauen Ratten wird eine Korrelation zwischen der Dauer der motorischen Aktivität im Laufe von 24 Stunden und der Höhe der Körpertemperatur festgestellt: Die lange Dauer der motorischen Aktivität entspricht der höheren Körpertemperatur (s. Tabelle 2 und 3).

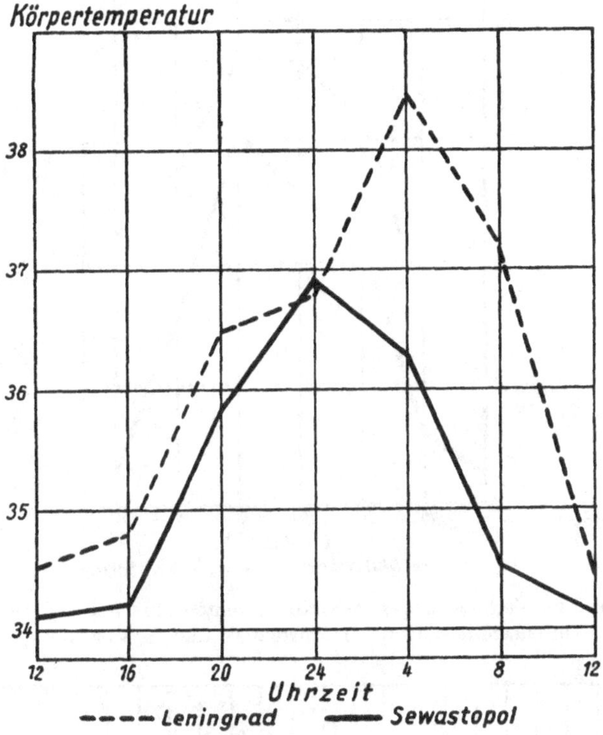

Abb. 5. 24stündige Veränderungen der Körpertemperatur bei alexandrinischen Ratten (Durchschnittsdaten) in Leningrad und Sewastopol

Die bei dieser Gruppe von Nagetieren festgestellten Verteilungsbesonderheiten der 24stündigen Aktivität und der Rhythmik der Körpertemperatur gestatten es, gewisse Vermutungen über den Mechanismus der Aufrechterhaltung der 24stündigen Temperaturperiodik zu äußern.

Da das Niveau der Körpertemperatur die Wechselwirkung der Wärmeproduktion und der Wärmeabgabe widerspiegelt, liegt die Annahme nahe, daß die Körpertemperatur bei gleichartigen Durchschnittstemperaturen der Umwelt (Leningrad 18° C) im beträchtlichen Maße die Intensität des Stoffwechsels widerspiegelt.

Gleichzeitig hängt die Intensität des Stoffwechsels selber, wie die Arbeiten von Olnjanskaja gezeigt haben (1931 bis 1946), von dem funktionellen Zustand des Zentralnervensystems ab.

Aus diesem Grunde gibt uns die in dieser Arbeit festgestellte Korrelation einer längeren Dauer der motorischen Aktivität im Laufe von 24 Stunden mit einem höheren Niveau der Körpertemperatur bei den grauen und alexandrinischen Ratten Veranlassung, anzunehmen, daß eine Verbindung zwischen der Dauer

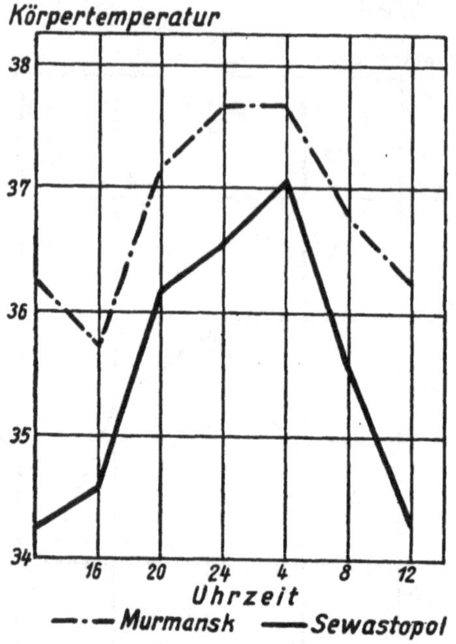

Abb. 6. 24stündige Veränderungen der Körpertemperatur bei der schwarzen Ratte (Durchschnittsdaten) in Murmansk und Sewastopol

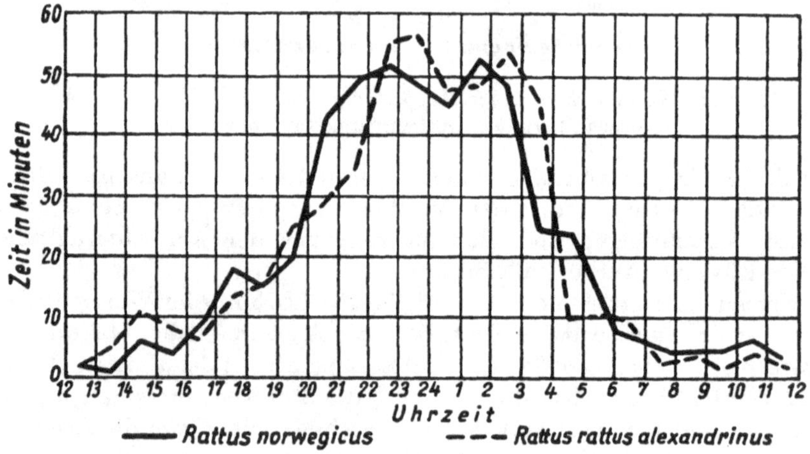

Abb. 7. Kurve der Bewegungsaktivität der grauen und der alexandrinischen Ratte in Leningrad

der motorischen Aktivität des Tieres und der Intensität des Stoffwechsels besteht. Deshalb ist es nicht unbegründet, wenn man annimmt, daß die motorische

Aktivität durch eine Tonuserhöhung des Zentralnervensystems zu der Intensitätserhöhung des Stoffwechsels und dank dessen zu einer Erhöhung der Körpertemperatur beiträgt.

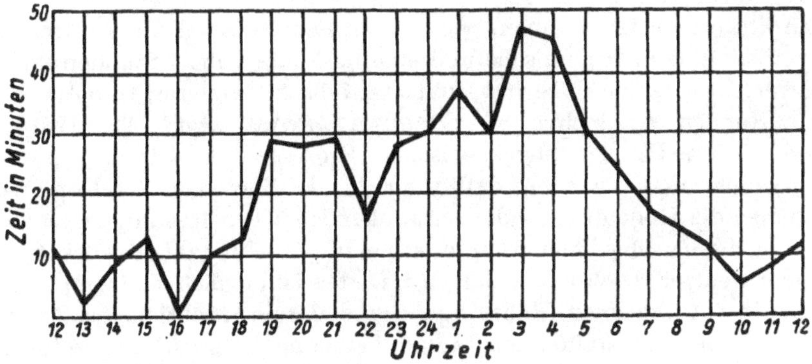

Abb. 8. Kurve der Bewegungsaktivität der schwarzen Ratte (Durchschnittsdaten) in Sewastopol

Andererseits hängt die Dauer und Intensität der motorischen Aktivität selbst davon ab, in welchem Grade das Zentralnervensystem durch die Gesamtheit aller zu ihm gelangenden Impulse erregt ist.
Hieraus kann man schließen, daß die Domestikation wahrscheinlich mit einer Herabsetzung des Erregbarkeitszustandes des Zentralnervensystems infolge der Aufhebung einer Reihe von rezeptorischen Impulsen, die unter natürlichen Bedingungen existieren, verbunden ist. Und die Erregbarkeitsherabsetzung des Zentralnervensystems ihrerseits bedingt eine Herabsetzung der Intensität und des Niveaus des Stoffwechsels.
An dem Beispiel der weißen Ratte sehen wir, daß der Stoffwechsel, der im Vergleich mit der grauen Ratte niedriger ist, sich in einer niedrigeren Körpertemperatur, in einer geringeren Intensität der Bewegungen und schließlich in einem geringeren Niveau des Grundumsatzes äußert (Ruttenberg [Tabelle 4]).

Tabelle 4

Weiße Ratte

Gewicht (in g)	214,3	203,5
Grundumsatz O_2 (in cm^3)	25,0	29,5
Körpertemperatur (in °C)	34,2	36,2

Das zeitliche Zusammentreffen der Erscheinungen einer hohen Aktivität und einer hohen Körpertemperatur bei allen untersuchten Rattenarten zeugt von einer Identität des Erregungs- und des Hemmungsprozesses dieser Erscheinung bei ihnen. Und in dieser Identität äußert sich anscheinend die phylogenetische Verwandtschaft des Zentralnervensystems der erwähnten Gruppe von Tieren.

Die Unterschiede im Niveau der Körpertemperaturschwankungen und die Unterschiede in der Verteilung der motorischen Aktivität im Laufe von 24 Stunden spiegeln bei verschiedenen Tierarten anscheinend spezifische Besonderheiten der Ökologie dieser Arten wider.

Bei den domestizierten Formen, wie dies an dem Beispiel der weißen Ratte zu sehen ist, die eine mehrphasische und eine im Laufe von 24 Stunden fast gleichmäßig verteilte Aktivität besitzt, und ebenfalls bei anderen Haustieren — bei Katzen, Hunden, Kaninchen, wie STSCHERBAKOWA zeigt (1937, 1938), ist die 24-Stunden-Periodik der physiologischen Prozesse schwach ausgeprägt. Dies kann dadurch erklärt werden, daß unter den Bedingungen der Domestikation, unter denen die Rolle der ständig schwankenden Umweltbedingungen sinkt, die Bedeutung der verschiedenen rezeptorischen Impulse für das Leben des Organismus mehr oder weniger gleichbedeutend wird. Und es ist möglich, daß keiner der rezeptorischen Impulse zu einem Hauptimpuls wird, der den funktionellen Zustand und den Tonus des Zentralnervensystems bestimmt. Dies findet seinerseits in einer mehr oder weniger gleichmäßig verteilten motorischen Aktivität im Laufe von 24 Stunden und im Vergleich mit den wilden Arten in kleinen Schwankungen der Körpertemperatur eine Widerspiegelung. Ein Vergleich der Aktivitätsdauer im Laufe von 24 Stunden mit dem Körpergewicht bei der grauen Ratte ermöglicht es uns, eine interessante Abhängigkeit festzustellen: Die Ratten von Murmansk haben das größte Gewicht, und die Aktivitätsdauer im Laufe von 24 Stunden ist bei ihnen ebenfalls am längsten. Dann folgen sowohl nach dem Gewicht als auch nach der Aktivitätsdauer im Laufe von 24 Stunden die Ratten von Sewastopol. Und schließlich wird das kleinste Gewicht und auch die kürzeste Aktivitätsdauer im Laufe von 24 Stunden bei den grauen Ratten von Leningrad festgestellt. Bei den drei alexandrinischen Ratten von Leningrad findet sich eine analoge Abhängigkeit (Tabelle 5, 6).

Tabelle 5

Aktivität im Laufe von 24 Stunden, Gewicht und Körpertemperatur bei der grauen Ratte

Ort	Körpertemperatur (in °C)	Aktivitätsdauer im Laufe von 24 Stunden	Durchschnittsgewicht (in g)	Anzahl der Tiere
Leningrad	36,2	8 Std. 22 Min.	203,5	12
Sewastopol	36,7	9 „ 26 „	218,2	2
Murmansk	37,5	14 „ 00 „	224,9	10

Anscheinend bedingt das Bedürfnis eines größeren Tieres nach einer größeren Menge Nahrung solch eine Gesetzmäßigkeit. Die Erbeutung einer größeren Nahrungsmenge erfordert eine längere Aktivitätszeit, und das spiegelt sich in der 24-Stunden-Periodik wider.

Wenn man all das Dargelegte zusammenfaßt, kann man sagen, daß die Umweltbedingungen, indem sie mit den vererbten Eigenschaften des Organismus in

Wechselwirkung treten, die sich im Laufe der Phylogenese ausgebildet haben, sowohl den funktionellen Zustand des Organismus im ganzen als auch den funktionellen Zustand seines Nervensystems insbesondere bestimmen. Der funktionelle Zustand des Zentralnervensystems findet seinerseits eine seiner Äußerungen in dem unterschiedlichen Charakter der motorischen Aktivität im Laufe von 24 Stunden.

Tabelle 6

Aktivität im Laufe von 24 Stunden und Gewicht der alexandrinischen Ratte (Leningrad)

Nr.	Gewicht (in g)	Aktivitätsdauer im Laufe von 24 Stunden
1	110	6 Std. 42 Min.
2	125	8 „ 08 „
3	170	10 „ 27 „

Andererseits erregt die motorische Tätigkeit des Tieres selbst ihrerseits das Zentralnervensystem und erhöht seinen Tonus, und damit ruft sie eine Erhöhung des Stoffwechsels hervor, was sich in einer Erhöhung des Temperaturniveaus äußert.
Mit der Verteilung der motorischen Aktivität im Laufe von 24 Stunden sind auch die 24stündigen Schwankungen der Temperatur verbunden.
Indem wir die große Anpassungsfähigkeit des Verhaltens zu den verschiedenen Existenzbedingungen mit der Labilität des Nervensystems verbinden, wird zugleich in unserer Arbeit die Frage nach der Bedeutung der funktionellen Besonderheiten des Nervensystems bei den Tieren entsprechend ihrer geographischen Verbreitung aufgeworfen. An dem Beispiel der grauen Ratte wird diese Frage zum Teil in dem Sinne gelöst, daß die hohe Labilität des Zentralnervensystems, die anscheinend mit einer hohen Empfindsamkeit verschiedener Rezeptoren verbunden ist, die Umschwünge in dem Stoffwechselniveau entsprechend den sich ändernden Umweltbedingungen gewährleistet. Hieraus erklärt sich die schnelle Besitzergreifung eines weiten Verbreitungsareals — von den Tropen bis zum Transportgebiet durch die graue Ratte.

Schlußfolgerungen

1. Die alexandrinischen Ratten zeigten sich im Sinne der Anpassungsfähigkeit an die äußeren Bedingungen als konservativere, weniger labile Tiere als die grauen Ratten.
2. Bei allen untersuchten Ratten fielen die Perioden der hohen motorischen Aktivität mit den Perioden der Erhöhung der Körpertemperatur zusammen.
3. Der Beginn der motorischen Aktivitätsperiode bei den wilden Rattenarten hängt mehr mit dem Dunkelheitseintritt zusammen als der Abschluß der Aktivitätsperiode mit dem Ende der Dunkelheitsperiode.
4. Bei der grauen Ratte findet eine Korrelation der motorischen Aktivitätsdauer im Laufe von 24 Stunden mit der Höhe der Körpertemperatur statt: Eine längere Aktivitätsdauer entspricht einer höheren Temperatur.

5. Es wird eine Korrelation zwischen der Dauer der motorischen Aktivität im Laufe von 24 Stunden, der Körpertemperatur und dem Gewicht des Tieres beobachtet. Die Aktivitätsdauer im Laufe von 24 Stunden ist direkt dem Temperaturniveau und dem Gewicht des Tieres proportional.
6. Es wird eine Verbindung zwischen der längeren Wirkung niedriger Temperaturen, die durch das Leben in den nördlichen Breiten bedingt sind, und der motorischen Aktivitätsdauer im Laufe von 24 Stunden, dem Stoffwechselniveau, der Temperatur und dem Gewicht des Tieres beobachtet.

LITERATUR

Аврех и Калабухов. Зоол. журнал,
AWRECH und KALABUCHOW, Zool. Zeitschrift 16, 135, 1937.

Калабухов. Доклады АН СССР,
KALABUCHOW, Referate der Akademie der Wissenschaften der UdSSR, 2, 82, 1935.

Он же. Успехи совр. биол.,
KALABUCHOW, Fortschritte der gegenwärtigen Biologie, 5, 362, 1936.

Он же. Зоол. журнал,
KALABUCHOW, Zool. Zeitschrift, 17, 521, 1938.

Он же. Зоол. журнал,
KALABUCHOW, Zool. Zeitschrift, 16, 483, 1937.

Он же. Зоол. журнал,
KALABUCHOW, Zool. Zeitschrift, 18, 915, 1939.

Он же. Вопросы экологии и биоценологии,
KALABUCHOW, Fragen der Ökologie und der Biozönologie, 7, 92, 1939.

Он же. Доклады АН СССР,
KALABUCHOW, Vorträge der Akademie der Wissenschaften der UdSSR, 1, 89, 1940.

Он же. Успехи совр. биол.,
KALABUCHOW, Fortschritte der gegenwärtigen Biologie, 12, 1, 1940.

Он же. Ученые записки ЛГУ,
KALABUCHOW, Wissenschaftliche Schriften der Leningrader Staatl. Universität, 59, 80, 1940.

Он же. Успехи совр. биол.,
KALABUCHOW, Fortschritte der gegenwärtigen Biologie, 13, 402, 1940.

Он же. Журнал общ. биол.,
KALABUCHOW, Zeitschr. für allgemeine Biologie, 2, 285, 1940.

Он же. Зоол. журнал,
KALABUCHOW, Zool. Zeitschrift, 22, 178, 1943.

Он же. Журнал общ. биол.,
KALABUCHOW, Zeitschr. für allgemeine Biologie, 7, 417, 1946.

Калабухов и Полузадова. Доклады АН СССР,
KALABUCHOW und POLUSADOWA, Referate der Akademie der Wissenschaften der UdSSR, 54, 373, 1946.

Крушинский. Успехи совр. биол.,
KRUSCHINSKI, Fortschritte der gegenwärtigen Biologie, 22, 47, 1946.

Ольнянская. Физиол. журнал СССР,
OLNJANSKAJA, Physiologische Zeitschr. der UdSSR, 15, 4, 1933.

Слоним. Изв. АН СССР, серия биол.,
SLONIM, Mitteilungen der Akad. d. Wissensch. d. UdSSR, Serie d. Biologie, Nr. 3, 308, 1946.

Филатова. (См. статью в настоящем сборнике),
FILATOWA, (siehe den Artikel in der vorliegenden Zusammenstellung).

Щербакова. Бюлл. экспер. биол. и мед.,
STSCHERBAKOWA, Bulletin f. exper. Biologie u. Medizin, 4, 335, 1937.

Щербакова. Бюлл. экспер. биол. и мед.,
STSCHERBAKOWA, Bulletin f. exper. Biologie u. Medizin, 5, 167, 1938.

O. P. STSCHERBAKOWA

Jahreszeitliche und 24stündige Schwankungen der Bewegungsaktivität bei Affen

Das Vorhandensein einer deutlich ausgeprägten 24stündigen Periodik der Aktivität und die gesetzmäßigen Umschwünge dieser Aktivität unter dem Einfluß von Umweltfaktoren bei Affen stellten die Frage nach der Erforschung des Charakters dieser Schwankungen im Laufe der Jahreszeiten in den Vordergrund.

Wie die Untersuchungen von BOTSCHKAREW und seiner Mitarbeiter zeigten, besitzen die Affen keine jahreszeitliche Periodik der Geschlechtsfunktion. Empfängnis, Schwangerschaft und Geburten werden bei ihnen vollkommen gleichmäßig in allen Jahreszeiten beobachtet. Deshalb darf man in der Grundlage der Schwankungen physiologischer Funktionen bei Affen keine Änderungen der Funktionen der Geschlechtsdrüsen sehen. Bei der Untersuchung der Wärmeregelung der Affen stellten SLONIM und BESUJEWSKAJA (1940) beträchtliche Umschwünge in der Reaktion des Stoffwechsels und der Körpertemperatur auf Änderungen der Umweltbedingungen in den Frühjahrsmonaten im Vergleich zu den Herbstmonaten fest. Diese Änderungen können schwerlich dem Temperaturfaktor zugeschrieben werden, weil sie sich von den nachfolgenden Einflüssen hoher und niedriger Umwelttemperaturen, die bei Affen unter experimentellen Bedingungen beobachtet werden (SLONIM und STSCHERBAKOWA, 1940), bedeutend unterscheiden. Andererseits hat die Bewegungsaktivität der Affen, die eigentlich in der Reihe der Säugetiere sehr beträchtlich ist, zweifellos eine große Bedeutung bei der Wärmereglung unter natürlichen Existenzbedingungen.

Insofern eine Lageveränderung der Affen sowohl in der Vertikalen (Sprünge, Klettern) als auch in der Horizontalen mit einer beträchtlichen Wärmeproduktion verbunden ist, war es von Interesse, die Abhängigkeit dieser willkürlichen Bewegungen des Tieres von den meteorologischen Umweltbedingungen zu erforschen. Dazu war nach Möglichkeit eine genaue Registrierung der „Arbeit" der Affen im Laufe eines längeren Zeitabschnittes erforderlich. Da wir über eine Spezialregistrierungsanlage verfügten, hatten wir die Möglichkeit, im Laufe eines Jahres nicht nur qualitativ, sondern auch quantitativ alle Bewegungen der Affen im Laufe von 24 Stunden zu studieren.

Die Anlage stellte einen großen Käfig mit einer Grundfläche von 1,5 × 1,5 m und einer Höhe von 3,0 m dar. Der Käfig wurde auf einem offenen Balkon aufgestellt. Eine Seite wurde dem Park zugekehrt und mit einem kleinen metallenen Gitter verschlossen. Die anderen Wände waren Holzwände, die mit Regalen versehen wurden, welche 0,5 m von dem Boden und 0,5 m untereinander entfernt waren (Abbildung 1). Alle Regale und die beiden Klappen des Fußbodens wurden mit pneumatischen Ballons versehen, die mit Mareyschen Kapseln verbunden waren. Mit Hilfe dieser Vorrichtungen wurde die 24stündige Registrierung der Bewegungen und der Platzwechsel des Affen von einem Regal zum andern, auf den Fußboden usw. durchgeführt. Die Bearbeitung der erhaltenen Kurven der Bewegungsaktivität gestattete es, den ganzen Weg, der von dem Affen in einer Stunde, in 24 Stunden und in längeren Zeiträumen zurückgelegt wurde, zu berechnen.

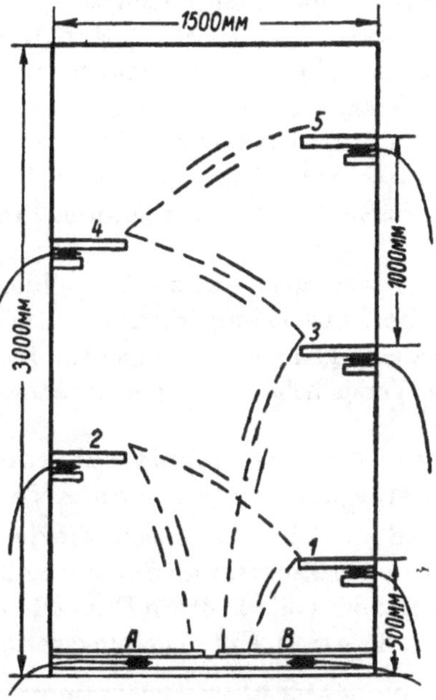

Abb. 1. Schema des Versuchskäfigs für die Untersuchung der Bewegungen der Affen
1, 2, 3, 4 und 5 — Regale, A und B - Fußboden mit pneumatischer Übertragung

Für den Versuch wurden 2 Mantelpaviane verwendet: „Wassja", Gewicht 3,4 kg, und „Wirineja", Gewicht 2,8 kg, ungefähr 3 Jahre alt.

Der Untersuchungsgang war folgender: Täglich wurde einer der Affen 12 Stunden lang in dem Versuchskäfig untergebracht („im Turm"). Die anderen Affen befanden sich in einem kleinen Käfig nebenan. Das Letztere war unbedingt notwendig, da Mantelpaviane, wenn sie von der Herde oder ihresgleichen isoliert werden, sich äußerst aufgeregt benehmen. Unter unseren Bedingungen hatten die Affen die Möglichkeit, sich ständig einander zuzurufen. Dieses verhinderte ein unerwünschtes Eintragen zusätzlicher Bewegungen, die durch die Unruhe bedingt sind. Gefüttert wurden die Tiere immer zu ein- und derselben Zeit — um 9, 13 und 17 Uhr.

Die Käfige wurden 2 Stunden nach der Fütterung aufgeräumt. Die Untersuchung dauerte 11 Monate ununterbrochen (von November 1934 bis September 1935). Die bearbeiteten Daten der Kurven der Bewegungsaktivität gestatteten folgende Feststellungen:

1. Die Anzahl der Bewegungen (der Sprünge) innerhalb einer Stunde und innerhalb von 24 Stunden;
2. den Weg, der von den Affen in Metern in der Horizontalen und in der Vertikalen zurückgelegt worden ist, und hieraus
3. die Arbeit in Kilogrammetern;
4. die Anzahl der verbrauchten Kalorien, wenn man den bedingten Nutzeffekt des Muskelgelenkapparates der Affen gleich 25% annimmt.

Die Bearbeitung des erhaltenen Materials zeigte, daß all diese Größen bei den Affen an verschiedenen Tagen sehr wenig schwanken. Die Größe der Muskelarbeit, die willkürlich von dem Tier, das unter streng konstanten Bedingungen lebt, ausgeführt wird, bleibt stabil und befindet sich unter dem Einfluß einer Reihe von Faktoren, deren Analyse eben den Gegenstand dieser Mitteilung bildet. In der Tabelle sind die Beispiele für die bearbeiteten Protokolle für jeden Beobachtungstag angeführt.

Wie dies auch zu erwarten war, üben auf die Verteilung und den Charakter der Aktivität die Tageszeit, die Umwelttemperatur und die Jahreszeit einen Einfluß aus. All diese Wechselbeziehungen wurden eingehend in verschiedenen Varianten von Kombinationen der Versuchsbedingungen untersucht.

24stündige Verteilung der Aktivität und der Größen der Muskelarbeit von Affen

Auf der Abbildung 2 sind die Größen dargestellt, die die Arbeit des Affen „Wirineja" in mkg zu verschiedenen Tagesstunden charakterisieren — von der Morgendämmerung bis zum Eintritt der vollständigen Dunkelheit. Die Daten sind aus den Durchschnittsgrößen für die ganze Untersuchungsperiode errechnet.

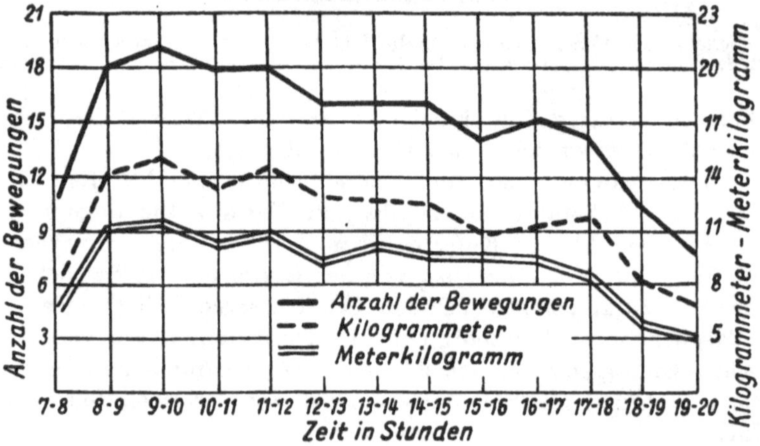

Abb. 2. Bewegungsaktivität (Anzahl der Bewegungen) des Affen zu verschiedenen Tagesstunden

Wie aus der Abbildung ersichtlich ist, steigt die Aktivität der Affen sofort nach dem Aufwachen schroff an und erreicht das Maximum in der Zeit von 8 bis 12 Uhr.

Dann sinken die Aktivität und die entsprechende Größe der Muskelarbeit schroff und erreichen das Minimum gegen 19 bis 20 Uhr, d. h. zur Zeit des Einschlafens des Affen. Der Charakter der Bewegungen des Tieres ändert sich ebenfalls eigenartig. In der ersten Tageshälfte überwiegen die vertikalen Bewegungen, die Arbeit, die in Meterkilogramm ausgedrückt ist, steigt. In der zweiten Tageshälfte überwiegen die horizontalen Bewegungen. Insofern der Käfig nach Südosten gerichtet war, kann man annehmen, daß hier der Lichtwechsel im Laufe von 24 Stunden eine gewisse Bedeutung hat. Insofern jedoch die Gesamtzahl der vertikalen Bewegungen im Laufe des Tages früher sank als der horizontalen, kann man von einer Änderung des Charakters der Muskelaktivität der Affen zu verschiedenen Tagesstunden sprechen[1].

Insofern zu verschiedenen Tagesstunden die Umwelttemperatur verschieden war, wurde das Material unter Berücksichtigung der Umwelttemperatur bearbeitet. Auf der Abbildung 3 sind die Daten angeführt, die für den Affen „Wassa" in der ersten und in der zweiten Tageshälfte bei verschiedenen Umwelttemperaturen

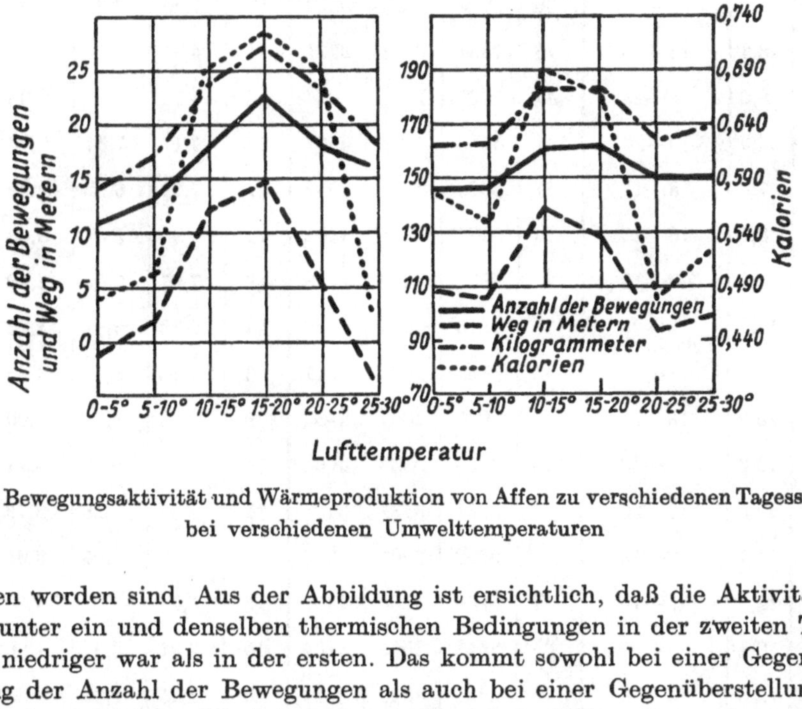

Abb. 3. Bewegungsaktivität und Wärmeproduktion von Affen zu verschiedenen Tagesstunden bei verschiedenen Umwelttemperaturen

erhalten worden sind. Aus der Abbildung ist ersichtlich, daß die Aktivität des Affen unter ein und denselben thermischen Bedingungen in der zweiten Tageshälfte niedriger war als in der ersten. Das kommt sowohl bei einer Gegenüberstellung der Anzahl der Bewegungen als auch bei einer Gegenüberstellung der Größen der geleisteten Muskelarbeit zum Vorschein. Wie weiter unten zu sehen sein wird, übt jedoch auch die Umwelttemperatur selbst auf den Affen einen unterschiedlichen Einfluß zu verschiedenen Tagesstunden aus.

[1] Man kann annehmen, daß hier auch eine Ermüdung des Tieres bei der Ausführung der vertikalen Bewegungen und ein Ersatz dieser Bewegungen durch horizontale stattfindet.

Tabelle 3

Kinematik des Affen „Wassa". Weg und Anzahl der Bewegungen (in Metern),

Daten	Lufttemperatur (in °C)	Dauer des Versuchs (in Stunden)	Für die Dauer des Versuchs				Für eine Stunde				Meter-
			Anzahl der Bewegungen	Weg			Anzahl der Bewegungen	Weg			
				nach oben	nach unten	horizontal		nach oben	nach unten	horizontal	nach oben
31. III.	11,8	8—13	97	3658	3613	5551	19	7,32	7,23	11,10	45,38
31. III.	10,4	13—20	59	2440	2395	2557	9	3,75	3,68	3,93	23,25
1. IV.	13,6	8—13	86	3416	4156	4156	17	6,83	6,83	8,31	42,35
1. IV.	16,5	13—20	79	3312	3105	3676	12	5,10	4,78	5,66	31,62
2. IV.	15,0	8—13	96	3724	3625	5227	19	7,45	7,25	10,15	46,19
2. IV.	18,3	13—20	73	2864	2954	3731	11	4,41	4,54	5,74	27,34
3. IV.	9,2	8—13	47	1966	1966	2024	12	4,92	4,92	5,06	30,50
3. IV.	8,3	13—20	111	4659	4659	5007	17	7,17	7,17	7,70	44,45
4. IV.	7,6	8—13	87	3609	3461	3942	17	7,22	6,92	7,88	44,76
4. IV.	8,1	13—20	79	3227	3274	3304	12	4,96	5,04	5,08	30,75
7. IV.	15,1	8—13	92	3833	3833	4048	18	7,67	7,67	8,10	47,55
7. IV.	14,7	13—20	170	6876	6876	8268	24	9,82	9,82	11,81	60,88
8. IV.	10,8	8—13	45	1863	1863	1917	9	3,73	3,73	3,83	23,13
8. IV.	12,0	13—20	50	2027	2027	2453	8	3,38	3,38	4,09	20,96
9. IV.	12,6	8—13	76	3033	2883	4054	15	6,07	5,77	8,11	37,63
9. IV.	17,5	13—20	81	3481	3431	3728	12	5,36	5,28	5,73	33,23
10. IV.	11,7	8—13	72	2898	3001	3303	14	5,80	6,00	6,61	35,96
11. IV.	11,5	13—20	81	3256	3256	3902	12	5,01	5,01	6,00	31,06
11. IV.	9,1	13—20	65	2542	2588	3184	10	3,91	3,91	4,90	24,24
13. IV.	12,3	12—18	119	4948	4833	5119	20	8,25	8,06	8,53	51,15
21. IV.	12,6	8—13	88	3681	3681	3614	18	7,36	7,36	7,23	45,63
21. IV.	13,1	13—17	113	4580	4580	5435	32	13,09	13,09	15,53	81,16
29. IV.	16,4	9,30—13,24	88	3546	3546	4259	22	8,87	8,87	10,65	54,99
29. IV.	16,7	13,25—19,30	110	4462	4462	4897	22	8,92	8,92	9,79	55,30

Tabelle 3
die von dem Affen in 24 Stunden ausgeführt worden sind

Für eine Stunde						Für eine Stunde					
-kilogramm		Meterkilogramm									
nach unten	horizontal	Regale	Fußboden	Summe	Kalorien	Durchschnitt (in Kal.)	Summe des Weges	Summe (in kg/m)	Durchschnittswahl der Bewegungen	Kalorien für die Dauer des Versuches	Kalorien für den Tag
44,83	68,82	14,94	5,74	66,06	0,777	0,582	25,65	18,51	14	159,03	114,74
22,82	24,37	7,61	2,03	32,89	0,387		11,36			79,44	
42,35	51,52	14,12	4,29	60,76	0,715	0,619	21,97	18,76	15	136,22	116,29
29,64	35,09	9,88	2,92	44,42	0,523		15,54			96,35	
44,95	64,79	14,98	5,40	66,57	0,783	0,625	25,15	19,92	15	155,93	123,51
28,15	35,59	9,38	2,97	39,69	0,467		14,69			91,08	
30,50	31,37	10,17	2,61	43,28	0,509	0,627	14,90	18,47	15	92,37	144,51
44,45	47,74	14,82	3,98	63,25	0,744		22,04			136,64	
42,90	48,86	14,30	4,07	63,13	0,743	0,629	22,02	18,55	15	136,52	115,01
31,25	31,50	10,42	2,63	43,80	0,515		15,08			93,50	
47,55	50,22	15,85	4,19	67,59	0,795	0,911	23,44	27,45	21	145,32	170,15
60,88	73,22	20,29	6,10	87,27	1,027		31,45			194,98	
23,13	23,75	7,71	1,98	32,82	0,386	0,370	11,29	11,07	9	70,01	68,65
20,96	25,36	6,99	2,11	30,06	0,354		10,85			67,28	
36,77	50,28	11,92	4,19	53,74	0,632	0,593	19,95	18,16		123,68	122,59
32,74	35,53	10,91	2,96	47,10	0,554		16,37			101,50	
37,20	40,98	12,40	3,42	51,78	0,609	0,567	18,41	17,22		114,14	106,73
31,06	37,20	10,35	3,10	44,51	0,524		16,02			99,32	
24,68	30,38	8,23	2,53	35,00	0,412		12,79			79,30	
49,97	52,89	16,66	4,41	72,22	0,850		24,84			154,01	
45,63	44,83	15,21	3,74	64,58	0,760	1,064	21,95	31,83	25	136,09	197,35
81,16	96,29	27,05	8,02	116,23	1,367		41,71			258,61	
54,99	54,99	54,99	18,33	5,50	0,927	0,927	28,39	28,01	22	176,01	173,66
55,30	60,70	18,43	5,06	78,79	0,927		27,63			171,30	

Einfluß der Umwelttemperatur auf die Aktivität und auf die Muskelarbeit der Affen

Zwischen der Umwelttemperatur und der Größe der von dem Affen geleisteten Arbeit besteht eine ziemlich enge Verbindung (Abbildung 4). Bei den beiden Affen wird, wie dies aus der Abbildung 4 ersichtlich ist, das Aktivitätsmaximum bei 10, 15 und 20° C beobachtet. Unterhalb und oberhalb dieser Temperatur tritt eine schroffe Aktivitätseinschränkung ein. In dem erwähnten Falle ist zu sehen, daß bei hohen Temperaturen die gesamte Arbeitsleistung in Meterkilogramm besonders schroff sinkt, d. h. die Muskelarbeit schroff eingeschränkt wird. Der Weg in Metern erleidet geringere Veränderungen. Auch hier kann man von einer Änderung im Charakter der Aktivität bei den Affen sprechen. Auf Kosten der Veränderungen des Charakters der Bewegungen tritt eine schroffe Einschränkung der Wärmeproduktion ein, obwohl die Anzahl der Bewegungen sich nur unbedeutend ändert. Auf der Abbildung 3 lenkt noch ein Umstand die Aufmerksamkeit auf sich. Bei konstanten Temperaturen (sowohl hohen als auch niedrigen) ist die Bewegungsaktivität in der zweiten Tageshälfte niedriger als in der ersten. Das betrifft

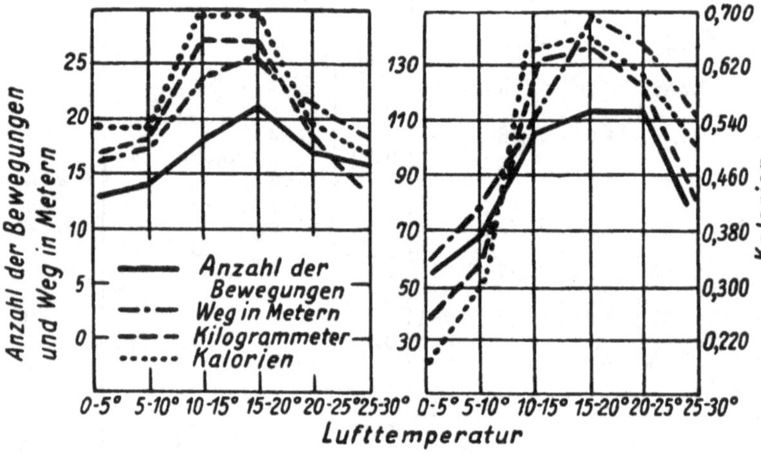

Abb. 4. Bewegungsaktivität und Wärmeproduktion der Affen bei verschiedenen Umwelttemperaturen

besonders die Bewegungen in vertikaler Richtung und die durch sie hervorgerufene Erhöhung der Wärmeproduktion. Die erwähnte Erscheinung weist darauf hin, daß die Empfindlichkeit der Affen gegenüber den Umwelttemperaturen sich zu verschiedenen Tagesstunden ändert. In den Morgenstunden und in der ersten Tageshälfte ist die Reaktion auf die Änderung der Umwelttemperaturen besonders groß. In der zweiten Tageshälfte wird eine Abnahme der allgemeinen Erregbarkeit des Zentralnervensystems beobachtet. Es nehmen die Bewegungsaktivität, die Energie der Muskeltätigkeit der Affen und die Empfindlichkeit des Organismus gegenüber den Umwelteinwirkungen ab.

Die Abnahme der Bewegungsaktivität bei hohen und niedrigen Umwelttemperaturen ist eine vollkommen gesetzmäßige Erscheinung. Es existiert eine Kurve der Aktivität, die davon zeugt, daß es eine optimale Temperatur innerhalb der Grenzen von 15 bis 20° C gibt. Diese optimale Temperatur liegt viel niedriger als die thermische Neutralitätszone des Stoffwechsels (SLONIM und STSCHERBAKOWA, 1940), wenn die chemische Wärmereglung völlig ausgeschaltet wird und der Stoffwechsel am niedrigsten wird. Die thermische Neutralitätszone für Mantelpaviane beträgt 25 bis 30° C, d. h. 5 bis 10° C mehr als das Temperaturoptimum für die maximale Bewegungsaktivität.

Einfluß der Jahreszeiten auf die Bewegungsaktivität und die Muskelarbeit der Affen

Der Einfluß der Jahreszeiten auf die Bewegungsaktivität der Affen ist aus der Abbildung 5 ersichtlich. Sowohl die Anzahl der Bewegungen als auch der zurückgelegte Weg in Metern nehmen im Sommer gesetzmäßig zu und im Winter gesetzmäßig ab. Die Bewegungsaktivität erreicht bei den Affen ihr Maximum im Juli.

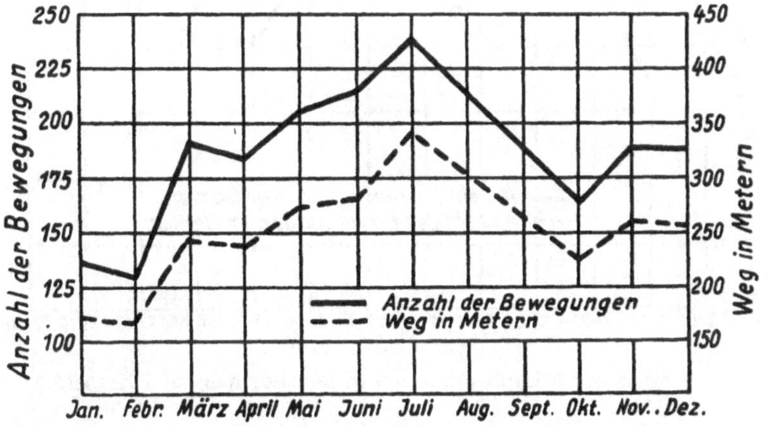

Abb. 5. Bewegungsaktivität der Affen nach Monaten im Jahr

Die niedrigsten Größen werden im Januar und Februar beobachtet. Zwischen der Anzahl der Bewegungen und der Länge des zurückgelegten Weges besteht keine völlige Übereinstimmung. Im Januar und Februar überwiegen die schwungvollen Bewegungen. Im März nimmt zugleich mit dem Ansteigen der Aktivität auch die Anzahl der kurzen Bewegungen zu, was zu der Differenz zwischen den Kurven führt. Der Übergang von den Sommermonaten zu den Herbstmonaten wird wiederum von einer relativen Verlängerung des Weges bei einem allgemeinen, ziemlich beträchtlichen Sinken der Bewegungsaktivität begleitet. Im November und Dezember wird eine gewisse geringe Zunahme der Anzahl der Bewegungen und des zurückgelegten Weges beobachtet.

Die oben dargelegten Änderungen in der summarischen Charakteristik der Bewegungsaktivität nach Jahreszeiten können in der Hauptsache von der Dauer

des Tages abhängen. Die große Abhängigkeit der Bewegungsaktivität der Affen vom Beleuchtungsfaktor war in speziellen Laboratoriumsexperimenten gezeigt worden (STSCHERBAKOWA, 1938; s. ebenfalls diese Zusammenstellung).
Wenn man jedoch die Bewegungsaktivität der Affen nach den Tagesstunden im Sommer und im Winter untersucht (Abbildung 6), so hält sich sogar in den Tagesstunden (der größten Aktivität) die Aktivität in den Wintermonaten im Vergleich mit den Sommermonaten auf einem niedrigeren Niveau. Das erklärt sich zum Teil durch die oben beschriebenen Temperatureinflüsse und zum Teil durch spezifische jahreszeitliche Einflüsse, deren Mechanismus einstweilen unklar bleibt.
Der Übergang von den Sommer- zu den Wintermonaten (Herbst) wird nicht von solch einem Sinken der Bewegungsaktivität, das für die Wintermonate spezifisch ist, begleitet. Auf der Abbildung 7 sind zum Vergleich die Daten für die Sommer- und die Wintermonate angeführt. Hier ist zu sehen, daß die Aktivität in den

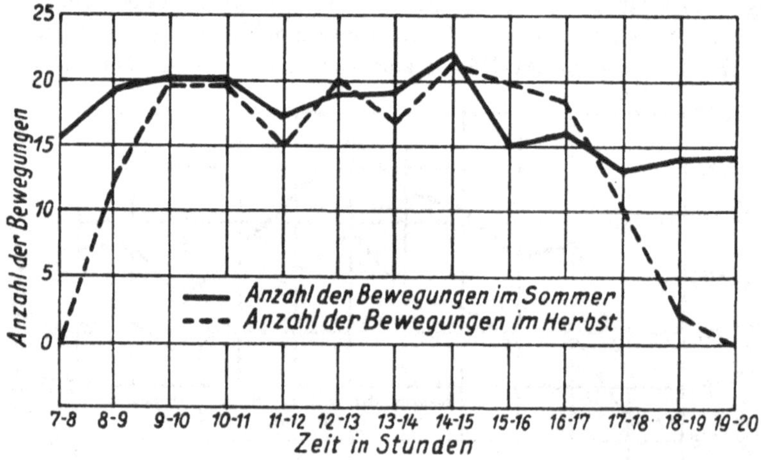

Abb. 6. Bewegungsaktivität der Affen in den Sommer- und Herbstmonaten

Tagesstunden in den Sommer- und Herbstmonaten vollkommen gleich bleibt. Das Sinken der summarischen Tagesaktivität hängt mit dem späteren Auftreten der Morgendämmerung und dem früheren Eintritt der Dunkelheit zusammen, was sich kraß auf dem Diagramm widerspiegelt.
Auf der Abbildung ist ebenfalls der schroffe Einfluß der Frühjahrsmonate auf die Bewegungsaktivität bei den Affen zu sehen. Der Übergang vom Februar zum März wird von einer schroffen Aktivitätszunahme begleitet. Dies kann weder durch den Temperaturfaktor (unter den Bedingungen von Suchumi ist die durchschnittliche Monatstemperatur von Februar und März fast gleich) noch durch die Änderung des Lichtregimes (der entsprechende Übergang vom Oktober zum November wird von keinem Sinken der Bewegungsaktivität begleitet) erklärt werden. Es ist möglich, daß hier das Ernährungsregime und die Versorgung des Organismus mit Vitaminen von Bedeutung sind; aber dies erfordert spezielle Untersuchungen. Auf Grund des vorhandenen Materials kann man behaupten,

daß jahreszeitliche Schwankungen der Bewegungsaktivität bei Affen vorhanden sind, die weder durch das Licht- noch durch das Temperaturregime, unter welchem sich die Tiere befinden, erklärt werden kann.
Das Faktum, daß jahreszeitliche Schwankungen der Bewegungsaktivität bei Affen vorhanden sind, kann durch eine spezielle Serie von Versuchen an vier Mantelpavianen, die ein Jahr lang in einem isolierten Haus bei einer stabilen Temperatur der Umgebung und unter einem natürlichen Lichtregime gehalten wurden, gezeigt werden.

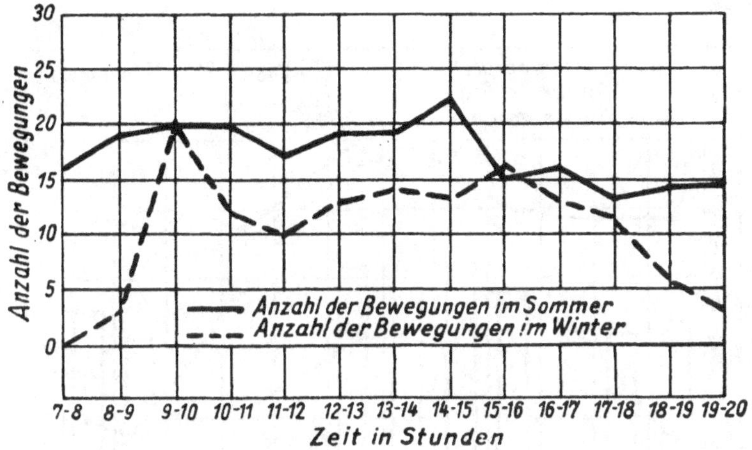

Abb. 7. Bewegungeaktivität der Affen in den Sommer- und Wintermonaten

Die Resultate, die in dieser Versuchsserie (Abbildung 8) erhalten wurden, unterscheiden sich ein wenig von dem Hauptmaterial, das in dieser Arbeit beschrieben wird. Die Bewegungsaktivität (untersucht durch die Methode der Aktographie) nimmt in den Sommermonaten zu, jedoch nicht so schroff wie beim Aufenthalt der Affen unter natürlichen Bedingungen mit den Umwelttemperaturschwankungen.
Zwischen der Dauer des Tages und der Größe der Aktivität gibt es hier ebenfalls keinen völligen Parallelismus. Die beträchtliche Schwankung des durchschnittlichen 24stündigen Körpertemperaturniveaus der Affen zieht die Aufmerksamkeit auf sich.
Offensichtlich können die jahreszeitlichen Schwankungen im Verhalten des Tieres nicht durch einen der hier untersuchten Faktoren erklärt werden und stellen ein sehr eigenartiges Objekt für weitere experimentelle Untersuchungen dar.

Schluß

Die jahreszeitlichen Aktivitätsschwankungen des Organismus der Tiere waren das Objekt zahlreicher Untersuchungen der Biologen und wurden gewöhnlich mit den Fragen der Migration der Vögel, des Winterschlafs und mit anderen speziellen scharf ausgeprägten jahreszeitlichen Äußerungen der Lebenstätigkeit verbunden.

Die Affen besitzen keine scharf ausgeprägte jahreszeitliche Periodik der physiologischen Funktionen. Bei gewöhnlicher Beobachtung des Verhaltens einzelner Tiere und des Verhaltens der ganzen Herde „nach Augenmaß" gelingt es nicht, irgendwelche Besonderheiten in Zusammenhang mit den Jahreszeiten festzustellen (TICH). Genauso wird auch keine jahreszeitliche Äußerung in der Pathologie der Affen unter den Bedingungen ihres Aufenthalts in Suchumi beobachtet (KANFOR). Nur eine spezielle Registrierung des Verhaltens (der Bewegungen) der Affen brachte ein hinlänglich ausgeprägtes Bild der jahreszeitlichen Schwankungen dieser Funktion an den Tag.

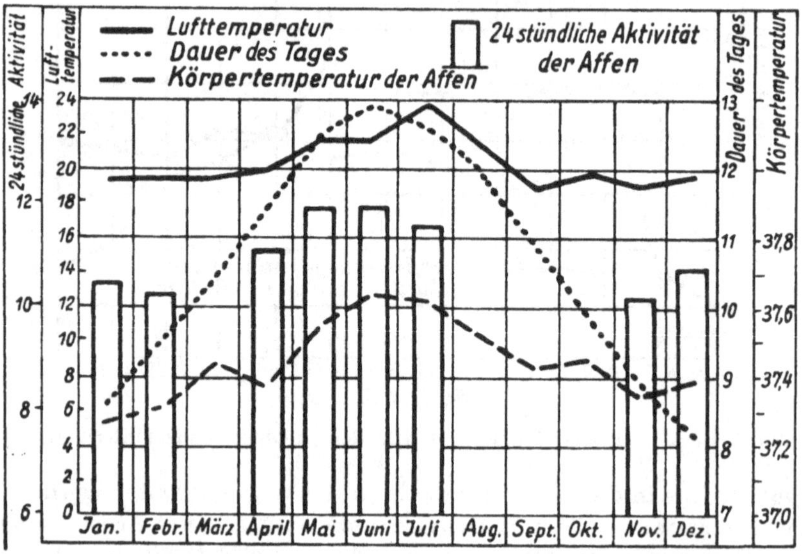

Abb. 8. Jahreszeitliche Schwankungen der Bewegungsaktivität bei Affen unter den Bedingungen in einem Raum bei stabiler Temperatur der Umgebung

Die Bewegungsaktivität des Tieres, wie auch im großen und ganzen die willkürlichen Bewegungen, kommen bei den höheren Säugetieren unter unmittelbarer Mitwirkung der Rinde der Großhirnhemisphären zustande. Deshalb kann man unter anderen gleichen Bedingungen des Experiments eine Änderung der Bewegungsaktivität der Tiere als eine Äußerung der kortikalen Erregbarkeit betrachten. Die Letztgenannte kann sowohl durch eine Reihe unbedingter als auch bedingtreflektorischer Einflüsse bestimmt werden. Zu den ersten muß man vor allem den Einfluß des Lichts rechnen — sowohl seines sichtbaren Teiles als auch des ultravioletten Teils des Spektrums. Die Temperatur der Umgebung kann in einem beträchtlichen Maße die Tätigkeit der kortikalen Mechanismen bestimmen (RASENKOW und seine Mitarbeiter, 1934).
Zu den bedingt-reflektorischen Einflüssen muß man vor allem die bedingten zeitweiligen Verbindungen der Bildung des 24-Stunden-Rhythmus rechnen (STSCHERBAKOWA, 1938). Weiter kann eine Reihe von jahreszeitlichen Änderungen, die

mit der Blütezeit der Pflanzenwelt, mit der Aktivität der Vögel usw. verbunden sind, das bedingte Signal sein, das die Tätigkeitsänderungen der Affen hervorruft. Die Umweltfaktoren, die ununterbrochen auf das Zentralnervensystem wirken und das ständige „Grund"-Niveau der Erregung und der Erregbarkeit schaffen, sind noch völlig unerforscht. Indessen bilden diese Faktoren, die den tierischen Organismus täglich umgeben, wahrscheinlich in Verbindung mit den unbedingten Agenzien ein kompliziertes System natürlicher bedingter Reflexe. Dank dessen kann der Einfluß der Umwelt sich als kompliziert erweisen und keine einfachen reflektorischen Beziehungen widerspiegeln.

Solche Erscheinungen, wie die Frühjahrserhöhung der Bewegungsaktivität, des Grundumsatzes, der Atmung, der Blutbildung und anderer physiologischer Funktionen kann man nicht immer dem Einfluß der Umwelttemperatur, der Strahlungsenergie usw. zuschreiben. Hier steht noch eine große experimentelle Arbeit sowohl an Tieren wie auch am Menschen bevor.

Wenn man die jahreszeitlichen Änderungen bei den Affen erwähnt, muß man hier die große Bedeutung des thermischen Faktors hervorheben. Die Mantelpaviane können schwerlich als tropische Tiere bezeichnet werden. Die optimalen Wärmebedingungen für sie überschreiten nicht die Grenzen der durchschnittlichen Umwelttemperaturen (15 bis 25° C). Sie sind sehr empfindlich in ihrem Verhalten sowohl gegenüber niedrigen als auch höheren Temperaturen. Ist die willkürliche Muskelaktivität der Affen ein Mechanismus der Wärmeregelung? In bezug auf niedrige Umwelttemperaturen kann man diese Frage nur verneinen, weil bei niedrigen Temperaturen die Anzahl der Bewegungen in der Horizontalen und in der Vertikalen (die das Maximum der Wärmeproduktion geben) schroff abnimmt. Bei hohen Umwelttemperaturen wird ein offenbares Bild der Herabsetzung der Wärmeproduktion durch eine Einschränkung der Anzahl der Bewegungen im allgemeinen und der vertikalen Bewegungen, die intensiv Wärme produzieren, insbesondere beobachtet. Dies führt zweifellos zu einer Herabsetzung des zusätzlichen Energieaufwandes und zu einer besseren Aufrechterhaltung der Körpertemperatur auf einem stabilen Niveau. Die Letztgenannte ist bei den Affen beträchtlichen Schwankungen unterworfen, deren Natur noch untersucht werden muß. Auf diese Weise werden die Bewegungsaktivität und die mit ihr verbundene Wärmeproduktion im Zusammenhang mit einer Überhitzung des Organismus bei hohen Umwelttemperaturen reguliert. Bei niedrigen Temperaturen wird bei den Affen als Herdentieren eine andere Form des Herdenverhaltens beobachtet, und zwar das Ansammeln zu einer Gruppe bei kaltem Wetter (s. den Artikel in dieser Zusammenstellung).

Schlußfolgerungen

1. Die Anzahl der Bewegungen, der gesamte zurückgelegte Weg und die Größe der äußeren geleisteten Arbeit (Sprünge) bei Affen bleiben unter experimentellen Bedingungen stabil.
2. Die Anzahl der Bewegungen in der ersten Tageshälfte (von 7 bis 13 Uhr) ist größer als in der zweiten. Die geleistete äußere Arbeit in der ersten Tageshälfte ist ebenfalls größer als in der zweiten.

3. Die maximale Anzahl der Bewegungen wird bei den Affen bei einer Umwelttemperatur von 10 bis 25° C beobachtet. Oberhalb und unterhalb dieser Temperaturen nimmt die Anzahl der Bewegungen ab.
4. Bei hohen Umwelttemperaturen wird eine Abnahme der Anzahl der vertikalen Bewegungen, die mit einer großen Wärmeproduktion verbunden sind, beobachtet.
5. Im Winter ist die Aktivität der Affen im Vergleich mit dem Sommer herabgesetzt. Die Herbstperiode unterscheidet sich von der Sommerperiode nur durch eine Tagesverkürzung. Im Frühjahr nimmt die Bewegungsaktivität schroff zu.

Auf Grund der ganzen Arbeit kann man den Schluß ziehen, daß eine völlige Gesetzmäßigkeit in der willkürlich ausgeführten äußeren Arbeit der Affen existiert. Auf die Größe dieser Arbeit üben sowohl die unbedingten Agenzien (das Licht, die Temperatur) als auch eine Reihe kompliziert-reflektorischer Einwirkungen (die Landschaft, die Tätigkeit anderer Organismen usw.), die Erregbarkeitsänderungen des Zentralnervensystems und der Hirnrinde hervorrufen, einen Einfluß aus.

LITERATUR

Бочкарев П. В. (Неопубликованные данные),
BOTSCHKAREW, P. W., (Unveröffentlichte Ergebnisse).

Разенков И. П. Сб. «Влияние высоких температур на организм».
RASENKOW, I. P., Sammelband „Einfluß hoher Temperaturen auf den Organismus“, Moskau, 1943.

Слоним А. Д. и Щербакова О. П. Архив биол. наук,
SLONIM, A. D., und STSCHERBAKOWAa, O. P., Archiv der Biolog. Wissensch., 55, 3, 1940.

Слоним А. Д. и Безуевская Р. Я. Физиол. журнал СССР,
SLONIM, A. D., und BESUJEWSKAJA, R. J., Physiol. Zeitschrift der UdSSR, 28, 2, 1940.

Щербакова О. П. Экспериментальное изучение суточной периодики физиологических процессов у обезьян (см. статью в настоящем сборнике),
STSCHERBAKOWA, O. P., Experimentelle Untersuchung der 24-Stunden-Periodik physiologischer Prozesse bei Affen (s. den Artikel in der vorliegenden Zusammenstellung).

A. D. SLONIM · O. P. STSCHERBAKOWA

Beobachtungen über den Nachtschlaf bei Affen

Das eigenartige Bild des 24-Stunden-Rhythmus der physiologischen Prozesse bei Affen und die große Abhängigkeit dieses Rhythmus von Umweltfaktoren stellten die Frage nach dem Verlauf der rhythmischen Tätigkeit unter Herdenbedingungen bei ihnen in den Vordergrund.

Wie langjährige Beobachtungen einer Reihe von Forschern zeigten (WOITONIS, 1936; TICH, 1949; ZUCKERMANN, 1937; u. a.) sind Herdenbeziehungen bei den Affen ungewöhnlich stark entwickelt. Das Vorhandensein eines Leittieres in der Herde und komplizierter Wechselbeziehungen zwischen ihm und anderen Gliedern der Herde, der Jungen und der Muttertiere, drückt der ganzen, sogar der relativ einfachen unbedingt-reflektorischen Tätigkeit dieser Tiere einen eigenartigen Stempel auf. Besonders kraß sind die Herdenwechselbeziehungen bei den auf der Erde lebenden Mantelpavianen ausgeprägt. Solche Funktionen, wie die Nahrungsaufnahme, das Verhalten gegenüber den thermischen Umweltbedingungen, der Periodenwechsel von Ruhe und Tätigkeit, bilden bei den Affen komplizierte Beziehungen unter den Herdengliedern. Ein Zusammenschluß der Affen zu Gruppen bei kaltem Wetter, besonders in der Nacht, wird von vielen Autoren erwähnt, die das Herdenleben der niederen Affen beschreiben.

Diese Untersuchung hatte die Aufgabe, die Dauer des Nachtschlafs, die Reihenfolge des Einschlafens und des Aufwachens, den Ort des Schlafes und die Gruppierung während des Schlafes bei einer Affenherde von Mantelpavianen, die in einer offenen eingezäumten Voliere gehalten wurden, zu erforschen. Die Beobachtungen wurden im Laufe von 12 Monaten durchgeführt — von Mai 1934 bis April 1935.

Die Beobachtungsordnung war folgende. Kurz vor (15 bis 20 Minuten) dem Eintritt der Dunkelheit näherte sich der Beobachter, der alle Affen gut kannte, der Voliere (es gab einen speziellen Beobachtungsstand) und notierte ohne Unterbrechung alle 5 Minuten den Zustand jedes Affen (Schlaf oder Wachsein), seinen Platz (auf der Erde, auf dem Baum, in dem Häuschen) und die Wechselbeziehung zu anderen Mitgliedern der Herde. Solch eine Registrierung dauerte ungefähr 40 bis 60 Minuten — bis zum Eintritt völliger Stille und bis zum völligen Einschlafen der ganzen Herde.

Zugleich wurden die meteorologischen Verhältnisse registriert. Der Wettercharakter wurde geschildert (Regen, klar, trübe, Windrichtung). Am Morgen des folgenden Tages näherte sich der Beobachter noch in der Dunkelheit der Voliere und registrierte alle 5 Minuten das Aufwachen jedes Affen bis zum vollständigen Aufwachen der ganzen Herde. Die Beobachtungen wurden jeden zweiten Tag im Laufe eines ganzen Jahres von ein und denselben Personen durchgeführt. Die

Herde bestand aus 9 Affen. In der Tabelle 1 werden kurze Angaben über diese Tiere gemacht.

Tabelle 1

Bestand der Affenherde von Mantelpavianen, an welchen die Beobachtungen angestellt wurden

Name	Geschlecht	Alter (in Jahren)	Geburtsort	Anmerkung
Maxim.....	Männchen	ungefähr 7 Jahre	unbekannt. Sie wurden nach Suchumi geliefert	männl. Leittier
Krassotka .	Weibchen	„ 6 „		geschlechtsreife Weibchen
Madam	„	„ 10 „		
Ljuba	„	„ 8 „		
Frina......	„	„ 12 „		
Dascha	„	„ 4 „		
Mat	„	„ 8 „		
Warja	„	„ $3^1/_2$ „		nicht geschlechtsreife Weibchen
Silva	„	„ $2^1/_2$ „		

Das erhaltene Material wurde so bearbeitet, daß die Dauer des Nachtschlafes ausgerechnet wurde, die Zeit und Reihenfolge des Einschlafens der Affen und die Zeit und Reihenfolge ihres Aufwachens registriert wurden. Außerdem wurde auch die von den Affen nach Belieben gewählte Schlafstelle registriert. In der Tabelle 2 und 3 sind Beispiele solcher Beobachtungen an einzelnen Tagen für die ganze Herde angeführt.

Schon die ersten Beobachtungstage zeigten, daß man in dem Verhalten einzelner Affen und der gesamten Herde im ganzen eine sehr deutliche Gesetzmäßigkeit beobachten kann. Diese gestattete es, das Material nach Monaten zu bearbeiten und damit ein Bild der jahreszeitlichen Veränderungen des Verhaltens der Tiere zu geben.

Die Reihenfolge des Einschlafens der Affen bleibt in den verschiedenen Monaten nicht beständig (Tabelle 2 und 3). In den Sommer- und Herbstmonaten schlafen zwei Drittel der Affen sofort ein, und nur einzelne Tiere schlafen nach der Hauptgruppe ein. Als erste schlafen in der Regel die jungen Tiere ein. Sie kriechen als erste ins Häuschen (in den kalten Monaten), dann schlafen die erwachsenen Weibchen ein und schließlich das Männchen — das Leittier. Das Letztgenannte geht selten zum Schlaf ins Haus, sondern sitzt gewöhnlich die ganze Nacht auf dem Dach des Häuschens. Sehr oft sitzt auch eines seiner nächsten Weibchen (Krassotka) mit ihm zusammen. Die Zeit des Einschlafens (die Dauer der Periode) der Herde selbst schwankt zwischen 15 und 30 Minuten. In den wärmeren Monaten schläft eine große Gruppe der Affen sofort ein; in den kälteren Monaten zieht sich das Einschlafen in die Länge.

Das Aufwachen der Herde geht bedeutend schneller vor sich als das Einschlafen (zwischen 9 und 35 Minuten). In den warmen Monaten wachen die Affen sofort auf (bis 70%), in den kalten Monaten zieht sich das Aufwachen in die Länge. So hängt der Übergang vom Wachsein zum Schlaf und umgekehrt von der Umwelttemperatur ab. Bei hohen Umwelttemperaturen (größtenteils in den Morgen- und Abendstunden, die mit den für die Affen optimalen zusammenfallen) geht das Aufwachen schnell vor sich. Niedrige Temperaturen erhöhen den Stoffwechsel (Slonim und Stscherbakowa, 1938) bei den Mantelpavianen sehr schroff, und damit erschweren sie den Übergang zum Schlaf wahrscheinlich kraft eines größeren Gehalts an Adrenalin und anderen humoralen erregenden Komponenten im Blut. Was das Aufwachen betrifft, so wird bei den Affen bei niedrigen Umwelttemperaturen in den frühen Morgenstunden ein beträchtliches Sinken der Körpertemperatur beobachtet. Solch ein Sinken der Körpertemperatur ist mit einem Sinken der Erregbarkeit des Zentralnervensystems verbunden, und das Aufwachen bei niedrigen Temperaturen zieht sich in die Länge. Hier muß man auch noch jenen Umstand in Betracht ziehen, daß der Beobachter den Zustand des Schlafs und des Wachseins nach der Stellung und den Bewegungen des Affen registrierte. Es ist möglich, daß das Aufwachen und das Auftreten der Aktivität zeitlich in diesen Fällen nicht zusammenfallen. Nichtsdestoweniger ist das Faktum der Beweglichkeitseinschränkung bei niedrigen Umwelttemperaturen nicht zu bezweifeln.

Das Aufwachen kann sich ebenfalls bei schlechtem Wetter, bei Regen, bei Nebel, in die Länge ziehen, d. h. in all jenen Fällen, wenn der Aufenthalt der Tiere im Hause und im Haufen bessere Bedingungen des Wohlbefindens in bezug auf die Temperatur gewährleistet als ein freier Platzwechsel in der Voliere. Die Dauer des Nachtschlafs bei den Affen schwankt zwischen 8 Stunden 17 Minuten im Juni bis 15 Stunden im Dezember. Diese Größen folgen den jahreszeitlichen Schwankungen der Tageslänge (Tabelle 4 und Abbildung 1) in der Umwelttemperatur.

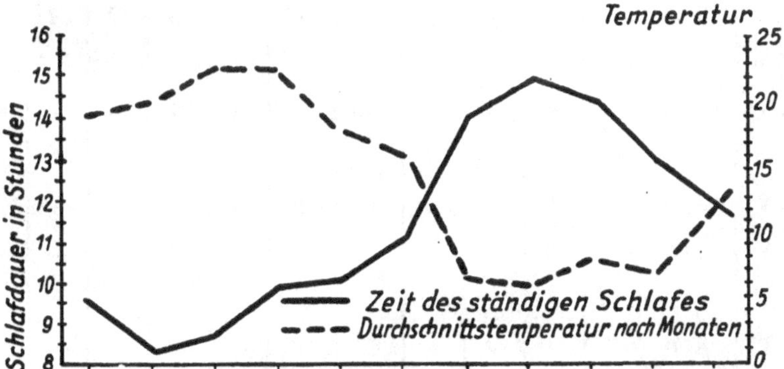

Abb. 1. Dauer des Nachtschlafes und Umwelttemperatur bei Affen

So beträgt die durchschnittliche Dauer des Nachtschlafs im Dezember 14 Stunden 09 Minuten und im helleren, aber kalten Monat Februar — 14 Stunden 30 Minuten. So bestimmt nicht nur das Licht unter diesen Bedingungen die Dauer des Nachtschlafs bei den Affen. Erst im März sinkt die Dauer des Nachtschlafs bis auf

Tabelle 2

Gesamtzeit des Nachtschlafes, Dauer des Einschlafens und des

Beobachtungsdaten		Schlafdauer	Anzahl der einschlafenden Affen			Dauer (in Minuten)		Anzahl der aufwachenden Affen			Anzahl der eingeschlafenen Affen		
Abend	Morgen	Dauer des Schlafs	0—5 Minuten	5—10 Minuten	länger als 10 Minuten	das Einschlafen	das Aufwachen	0—5 Minuten	5—10 Minuten	länger als 10 Minuten	im Häuschen	in der Gruppe	allein
1. VI	2. VI.	8.15 Std.	4	4	—	10	45	—	—	8	5	3	—
3. VI.	4. VI.	8.50 „	—	2	6	15	105	—	—	8	—	8	—
5. VI.	6. VI.	8.20 „	—	—	8	20	15	6	2	—	2	6	—
7. VI.	8. VI.	8.50 „	—	4	4	20	20	3	1	4	2	6	—
9. VI.	10. VI.	9.20 „	—	—	8	30	50	—	—	8	2	6	—
11. VI.	12. VI.	8.20 ..	7	—	1	5	35	6	—	2	—	7	1
13. VI.	14. VI.	8.55 „	2	1	7	15	10	2	2	6	8	2	—
15. VI.	16. VI.	8.25 „	1	—	10	30	10	6	3	2	3	5	3
17. VI.	18. VI.	8.55 „	4	1	3	15	20	1	4	3	1	6	1
19. VI.	20. VI.	9.05 „	5	—	3	25	10	4	4	—	—	7	1
21. VI.	22. VI.	8.05 „	8	—	—	5	10	6	2	—	—	8	—
24. VI.	25. VI.	8.50 „	4	4	—	10	40	—	—	8	—	8	—
26. VI.	27. VI.	8.55 „	4	4	—	10	15	3	—	5	—	6	2
28. VI.	29. VI.	8.50 „	4	2	2	10	30	2	—	6	—	7	1
30. VI.	1. VII.	8.40 „	3	5	—	10	10	4	4	—	—	7	1

Tabelle 2

Aufwachens bei einer Affenherde von Mantelpavianen in der Voliere

Anzahl der aufgewachten Affen			Durchschnittl. Lufttemperatur (in °C)		Luft-temperatur (in °C)		relative Luftfeuchtigkeit (in %)	Charakter des Wetters		Umgebung	
im Häuschen	in d. Gruppe	allein	für die verfl. 24 Stunden	für die Schlafzeit	beim Einschlafen	beim Aufwachen		am Abend	am Morgen	am Abend	am Morgen
3	5	—	16,5	12,8	13,6	11,7	87	trübe, Regen	trübe	—	—
4	3	1	14,6	12,6	14,1	11,5	83	klar	klar, Wind	ruhig	—
4	4	—	23,3	20,0	23,5	16,8	39	,,	klar	,,	—
4	4	—	21,7	21,2	22,2	21,7	69	Nieseln	bewölkt	—	ruhig
2	6	—	20,9	17,5	19,9	16,3	77	klar	,,	Stille	—
4	4	—	17,1	15,3	16,5	14,0	90	,,	—	,,	die Affen sprangen aus dem Haus
8	2	—	21,1	17,0	16,6	16,7	68	Regen	trübe	—	ruhig
3	7	1	23,8	22,5	25,1	22,4	63	bewölkt	,,	—	„Frina" raufte mit „Krassotka"
4	4	—	19,2	17,1	19,0	15,5	88	,,	Regen in d. Nacht Nebel	ruhig	—
4	4	—	17,5	14,9	16,8	13,1	69	klar	klar	,,	ruhig
—	8	—	18,1	18,6	18,7	18,3	85	trübe	,,	aus dem ersten Haus kommen auf den Steg „Moritz" u. „Shenja"	,,
—	8	—	19,4	18,4	20,0	16,9	92	,,	bewölkt	ruhig	,,
—	7	1	20,7	18,8	19,5	18,7	85	bewölkt	,,	,,	,,
—	8	—	21,4	19,2	21,2	18,5	79	klar	trübe	,,	,,
—	8	—	22,7	20,9	21,6	19,1	78	bewölkt	bewölkt	,,	,,

Tabelle 3

Gesamtzeit des Nachtschlafes, Dauer des Einschlafens und des

Beobachtungsdaten		Schlafdauer	Anzahl der einschlafenden Affen			Dauer (in (Minuten		Anzahl der aufwachenden Affen			Anzahl der eingeschlafenen Affen		
Abend	Morgen	Dauer des Schlafs	0—5 Minuten	5—10 Minuten	länger als 10 Minuten	das Einschlafen	das Aufwachen	0—5 Minuten	5—10 Minuten	länger als 10 Minuten	im Häuschen	in der Gruppe	allein
6. XII.	7. XII.	14.55 Std.	9	—	—	15	30	—	—	9	9	—	—
8. XII.	9. XII.	14.50 „	2	7	—	15	40	—	—	9	9	—	—
10. XII.	11. XII.	14.45 „	9	—	—	30	40	9	9	9	9	—	—
12. XII.	13. XII.	14.40 „	1	2	6	15	25	—	—	9	9	—	—
14. XII.	15. XII.	14.20 „	—	—	9	30	10	9	—	—	9	—	—
16. XII.	17. XII.	14.45 „	7	—	2	25	20	—	—	9	9	—	—
18. XII.	19. XII.	14.50 „	7	1	1	15	30	—	—	9	9	—	—
20. XII.	21. XII.	14.55 „	9	—	—	25	20	5	—	4	9	—	—
22. XII.	23. XII.	14.35 „	—	—	9	30	20	8	—	1	9	—	—
24. XII.	25. XII.	15.10 „	2	4	3	20	35	—	—	—	9	—	—
26. XII.	27. XII.	14.50 „	9	—	—	15	40	8	—	1	9	—	—
28. XII.	29. XII.	15.10 „	—	—	9	15	20	—	—	9	9	—	—
30. XII.	31. XII.	15.35 „	—	—	9	30	25		— —	9	9	—	—

13 Stunden (im Durchschnitt), was mit einer gewissen Zunahme der Tageslänge trotz einer niedrigeren Umwelttemperatur (18,0° im Februar und 6,9° im März) (Tabelle 5) zusammenhängt.

Wie unsere Untersuchungen gezeigt haben, verläuft im Experiment der Nachtschlaf bei Affen fast kontinuierlich (besonders bei den Mantelpavianen). Nach

Tabelle 3

Aufwachens bei einer Affenherde von Mantelpavianen in der Voliere

Anzahl der aufgewachten Affen			Durchschnittl. Lufttemperatur (in °C)		Lufttemperatur (in C)		relative Luftfeuchtigkeit (in %)	Charakter des Wetters		Umgebung	
im Häuschen	in d. Gruppe	allein	für die verfl. 24 Stunden	für die Schlafzeit	beim Einschlafen	beim Aufwachen		am Abend	am Morgen	am Abend	am Morgen
9	—	—	7,2	6,8	8,0	5,9	96	Regen	Regen	ruhig	ruhig
9	—	—	5,2	3,5	4,4	0,3	92	klar	klar	—	—
9	—	—	1,9	1,6	2,5	1,2	79	trübe	klar, Wind	—	—
9	—	—	4,2	3,7	4,9	3,3	63	klar	klar		
9	—	—	6,0	4,2	5,9	3,6	59	„	klar, Wind	—	—
9	—	—	6,6	4,3	6,3	2,5	66	„	klar	—	—
9	—	—	7,2	6,3	6,7	4,9	66	„	„	ruhig	ruhig
9	—	—	6,9	5,7	7,3	6,2	58	bewölkt	klar, Reif	—	—
9	—	—	11,2	6,9	12,2	10,8	56	„	trübe	—	—
9	—	—	9,4	9,0	10,4	8,1	90	trübe	Regen, Nebel	—	—
9	—	—	7,3	6,2	8,0	5,7	84	klar	bewölkt Nordwind	—	—
9	—	—	8,4	4,7	7,6	3,1	92	Regen, Südwind	trübe	—	—
9	—	—	5,8	5,2	7,2	4,2	81	trübe	Regen, Westwind	—	—

den Beobachtungen in der Voliere jedoch finden in den Nachtstunden gesetzmäßige Umplazierungen der Tiere statt. Wie aus der Tabelle 5 und der Abbildung 2 ersichtlich ist, ist der Prozentsatz der Affen, die in dem Hause, in der Gruppe (Haufen) und allein eingeschlafen sind, gesetzmäßigen jahreszeitlichen Änderungen unterworfen.

Im Laufe des Monats August ist der Prozentsatz der Affen, die in dem Hause eingeschlafen sind, unbedeutend. Bei ihrem Aufwachen im Hause ist er höher als beim Einschlafen. Das zeugt von Umplazierungen im Laufe der Nacht, wobei sogar bei einer höheren Temperatur als + 15° C die Affen des Nachts ins Haus gehen oder sich zu Gruppen sammeln. Dies erklärt sich durch die sehr schroffen 24stündigen Schwankungen der Körpertemperatur, die eng mit der Abkühlung der Umwelt während der Nacht zusammenhängen.

Tabelle 4

Einschlafen, Aufwachen und Dauer des Nachtschlafes der Affenherde

Beobachtungsdaten	Dauer des Nachtschlafes	Anzahl der Affen, die einschliefen, im Laufe von			Dauer (in Minuten)		Anzahl der Affen, die aufwachten im Laufe von		
		0—5 Min.	5—10 Min.	mehr als 10 Min.	des Einschlafens	des Aufwachens	0—5 Min.	5—10 Min.	mehr als 10 Min.
1934 Mai	9.33 Std.	18,0	30,0	52,0	21	26	49,0	44,0	7,0
Juni.......	8.17 ,,	36,8	21,6	41,6	15	26	34,4	17,6	48,0
Juli	8.45 ,,	60,9	2,7	36,4	25	24	61,8	7,2	30,0
August	9.55 ,,	80,3	5,5	14,2	15	16	74,4	2,6	23,0
September .	10.08 ,,	75,7	5,7	18,6	17	9	84,3	8,6	7,1
Oktober ...	11.08 ,,	74,7	4,4	20,9	21	10	84,0	8,5	7,5
November..	14.09 ,,	39,3	11,0	49,7	22	27	27,8	—	72,2
1935 Januar	15.00 ,,	25,5	10,0	64,5	30	35	13,6	—	86,4
Februar....	14.30 ,,	46,0	1,8	52,2	28	24	30,0	2,7	67,3
März	13.00 ,,	32,0	4,1	63,9	34	18	70,7	3,4	25,9
April	11.50 ,,	45,3	7,4	47,3	35	26	52,7	5,4	41,9

In der kalten Nacht schlafen alle Affen im Hause (Dezember, Januar, Februar). Zwischen diesen Extremen gibt es eine Reihe von Übergängen, wenn das Sammeln zu Gruppen (Ansammlung) eine große Rolle zu spielen beginnt. Das Sammeln der Affen zu Gruppen hat eine große Bedeutung im Prozesse der Regulation der Wärmeabgabe, da sich dank dessen die gesamte Körperoberfläche der Tiere, die sich mit der Umwelt berührt, verringert. Solch ein Sammeln zu Gruppen kann bei vielen Tierarten beobachtet werden (Fledermäuse, Schafe, weiße Ratten, Wühlmäuse u. a.), und es ist mit einer Einschränkung sowohl der Wärmeabgabe als auch der Wärmeproduktion verbunden (HILL, 1913; PONUGAJEW, 1949). Bei den Affen ist diese Erscheinung besonders scharf ausgeprägt und wird in den Nachtstunden bei niedrigen Umwelttemperaturen gesetzmäßig beobachtet.

Tabelle 5

Ort des Nachtschlafes und der Gruppierung der Affen zu den verschiedenen Jahreszeiten in Verbindung mit der Umwelttemperatur

Beobachtungsmonate	Anzahl der Affen (in %)						Lufttemperatur (in °C)				relative Feuchtigkeit (in %)
	die einschliefen			die aufwachten			Durchschnitt		beim Einschlafen	beim Aufwachen	
	in dem Hause	in der Gruppe	allein	in dem Hause	in der Gruppe	allein	für die verflossenen 24 Stunden	für die Zeit des Schlafs			
März 1934..	32	60	8,0	28,4	64,8	6,8	18,8	16,4	19,1	14,9	74
Juni.......	18,4	73,6	8,0	32,0	64,0	4,0	19,9	17,8	19,2	16,7	76
Juli.......	1,8	79,1	19,1	15,4	70,9	13,7	22,5	15,3	23,0	19,7	80
August	5,5	74	20,5	6,0	88,0	6,0	22,4	20,4	22,5	18,8	83
September .	41,4	47,1	11,5	55,7	35,7	8,6	17,8	15,9	17,4	14,8	81
Oktober ...	80,2	18,7	1,1	93,4	5,5	1,1	16,2	14,3	15,9	13,4	75
November..	100	—	—	100	—	—	6,7	5,4	7,0	3,9	76
Dezember .											
Januar 1935	100	—	—	100	—	—	5,9	6,2	8,1	4,3	74
Februar....	100	—	—	100	—	—	8,0	6,5	8,4	5,3	71
März	98,1	1,4	—	96,6	3,4	—	6,9	5,6	6,6	4,8	76
April	98,8	—	1,2	100	—	—	12,4	11,1	13,2	9,9	78

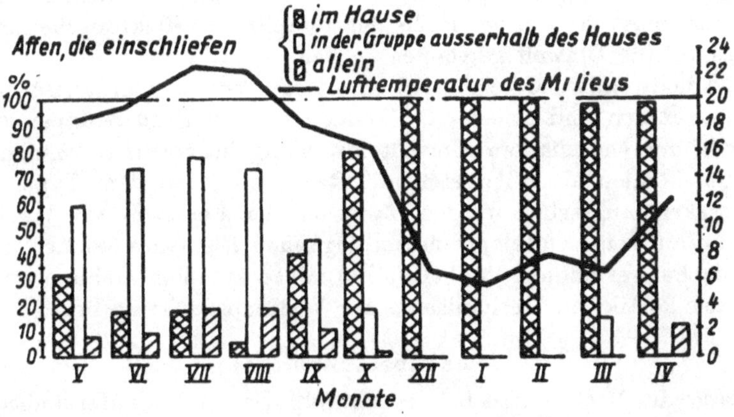

Abb. 2. Verteilung der Affen nach dem Ort des Schlafs und Umwelttemperatur

Das Sammeln zu einem Haufen findet beim Einschlafen statt. In der Nacht läuft ein Teil der Affen in das Haus. Die umgekehrte Erscheinung jedoch gibt es niemals, und in der Nacht vergrößert sich die Gruppe fast nie. Der Bestand der Gruppe erleidet ebenfalls keine Änderungen. Gewöhnlich sind während der Nacht die

Affen, die am Rande sitzen und sich stark abkühlen, bestrebt, in die Mitte des Haufens zu gelangen, und andere Affen nehmen ihren Platz ein. Die Tabelle 4 läßt keinen Zweifel darüber, daß der Platz und die Verteilung der Affen während des Nachtschlafs von dem thermischen Faktor abhängen. In der Gruppierungserscheinung der Affen während des Schlafs kann man einen wichtigen Mechanismus zur Aufrechterhaltung der Beständigkeit der Körpertemperatur sehen.

Das Sammeln der Affen zu Gruppen ist eine direkte Reaktion auf die Abkühlung. Die Gruppe sammelt sich zur Zeit des Einschlafens, schon bevor die Abkühlung in den Nachtstunden eintritt. Offensichtlich ist die relativ niedrige Umwelttemperatur am Abend ein biologisch adäquates Signal zu solch einer Verteilung der Tiere, und dieses Sammeln zu einer Gruppe kommt der Einwirkung der Kälte selbst zuvor.

Bis jetzt kennen wir den genauen physiologischen Effekt solch eines Sammelns der Tiere zu Gruppen nicht. In Versuchen an Affen konnte TSCHERKOWITSCH (1947) ein beträchtliches Sinken des Stoffwechsels bei zu Paaren sitzenden Affen im Vergleich mit alleinsitzenden feststellen. Ein enger Kontakt setzt den Stoffwechsel auch in einer Gruppe von Ratten herab (PONUGAJEWA). Man hat allen Grund anzunehmen, daß unter natürlichen Bedingungen der Anpassung an die niedrigen Umwelttemperaturen in der Nacht, wenn die Ergänzungsproduktion des Körpers, die durch die Muskelbewegungen des Körpers hervorgerufen ist, vollständig ausfällt oder sich als herabgesetzt erweist, die Intensität der chemischen Wärmeregulation eine große Rolle bei der Aufrechterhaltung der Wärmebalance im Organismus spielt.

Im Lichte dieser Daten erlangt der Mechanismus der „kollektiven" Herdenwärmeregulation eine große physiologische und biologische Bedeutung, und die Erscheinung selbst muß zu der Reihe der kompliziert-reflektorischen Reaktionen des Tieres auf die Umwelt gerechnet werden.

Das gesammelte Material zeigt, daß eine Reihe von meteorologischen Erscheinungen, wie Regen und Nebel, das Sammeln der Affen zu Gruppen auch unabhängig von der thermischen Umwelteinwirkung hervorrufen können. Analoge Reaktionen können als Antworten auf Reize, die nach dem Typus bedingter Signale wirken, angesehen werden. Zwischen der Reaktion auf das Wetter im ganzen und auf seine einzelnen meteorologischen Elemente existiert bei weitem keine einfache Verbindung, wobei ihre Analyse auf dem Gebiete einer Untersuchung der kortikalen Mechanismen der Wärmeproduktion liegt.

Schlußfolgerungen

1. Die Dauer des Nachtschlafs bei den Mantelpavianen unter Herdenbedingungen schwankt in den verschiedenen Monaten von 8 Stunden 17 Minuten bis zu 15 Stunden. Diese Dauer hängt von der Länge des Tages und von der Temperatur der Umwelt ab.
2. Die Affenherde schläft in den warmen Monaten schneller ein als in den kalten. Die Affenherde wacht in den warmen Monaten sofort und schneller auf als in den kalten.

3. Es besteht ein gesetzmäßiger Zusammenhang zwischen der Temperatur der Umwelt und dem Platz des Einschlafens der Affenherde. Die Gruppen, die von den Affen gebildet werden, sind ein wichtiges Mittel der Wärmeregulierung im Organismus.
4. Die Reaktion der Affenherde auf das Wetter kann nicht immer durch den thermischen Einfluß erklärt werden und besitzt den Charakter kompliziert-reflektorischer Reaktionen.

LITERATUR

Войтонис. Сб. Гос. ин-та психологии.
WOITONIS, Sammlung des Staatl. Instituts für Psychologie, 1936.

Зайцева, Кобакова, Штодин. Тр. Ин-та эволюционной физиологии,
SAIZEWA, KOBAKOWA, SCHTODIN, Arbeiten des Instituts für Evolutionsphysiologie 1, 243, 1947.

Понугаева. Рефераты АМН СССР,
PONUGAJEWA, Referate der Ak. d. Med. Wissensch. der UdSSR, Nr. 7, 1949.

Понугаева. (См. статью в настоящем сборнике),
PONUGAJEWA, (siehe den Artikel in vorliegender Zusammenstellung).

Слоним и Щербакова. Архив биол. наук,
SLONIM und STSCHERBAKOWA, Archiv der Biol. Wissensch., 55, 3, 1940.

Тих. Дисс.,
TICH, Dissertation, 1949.

Черкович. Рефераты АМН СССР.
TSCHERKOWITSCH, Referate der Ak. d. Med. Wissensch. der UdSSR, Nr. 7, 1949.

HILL, Journal of Physiol., 43, 379, 1911.

ZUCKERMANN, The social life of monkeys and his apes. London 1937.

A. D. SLONIM · O. P. STSCHERBAKOWA

Stoffwechsel und physiologische Besonderheiten des Winterschlafs beim Dachs

Obwohl die Erscheinungen des Dauerschlafs bei Raubsäugetieren wie z. B. beim Bären und beim Dachs der Menschheit seit langer Zeit bekannt sind, fehlen bis jetzt vollständig physiologische Untersuchungen, welche die unklaren Fragen dieser merkwürdigen Erscheinung beleuchtet hätten.

In den Literaturüberblicken, die dem Winterschlaf gewidmet sind (SKORITSCHENKO, 1891; DUBOIS, 1896; KALABUCHOW, 1935; u. a.), werden der Frage vom Winterschlaf der Raubtiere nur einige Worte mit dem Hinweis gewidmet, daß dieser Schlaf unvollständig sei und sich von dem Winterschlaf der Insektenfresser und der Nagetiere unterschiede. EISENTRAUT unternahm in seinen Arbeiten (1951) den Versuch, die Frage nach dem Winterschlaf des Dachses und des Bären zu untersuchen, wobei er von Beobachtungen des Verhaltens der Tiere ausging. Bei diesen Untersuchungen gelangt der Autor zu der Schlußfolgerung, daß der Winterschlaf dieser Tiere nur eine Äußerung der Schwankungen der 24stündigen Aktivität der Tiere sei.

In der Literatur findet man nur eine einzige Arbeit auf dem Gebiete der Physiologie des unvollständigen Winterschlafs beim Dachs, die KANDARATSKI im Laboratorium von PASCHUTIN ausgeführt hat (1902).

KANDARATSKI untersuchte den Gasaustausch (die Abgabe von CO_2) an drei Dachsen, die in der Umgebung von Petersburg gefangen worden waren. Die Untersuchungen wurden fast ein Jahr lang, aber nicht ganz regelmäßig durchgeführt. Denn die Untersucher hatten erwartet, daß ihre Versuchstiere in einen Winterschlaf fielen. Dieser aber war trotz der geschaffenen erforderlichen Bedingungen (isolierter Aufenthalt bei einer Temperatur der Umgebung von $+ 4°$ C) die ganzen Wintermonate hindurch nicht eingetreten. Der Gasaustausch war in den Wintermonaten herabgesetzt (ungefähr $^2/_3$ der Sauerstoffmenge des Sommers). Hieraus folgert PASCHUTIN, daß der Winterschlaf des Dachses nicht mit einem tiefen Fallen des Stoffwechsels verbunden ist und dem Zustand eines Schlummerns (eines Halbschlafes) gleichgesetzt werden kann. Somit stellt der Winterschlaf dieser Tiere den typischen Fall physiologischen Hungerns dar, das bei normaler Körpertemperatur verläuft.

Abgesehen von diesen Untersuchungen wurde die Energetik des Organismus des Dachses (und des Bären) niemals, weder in der Periode der Aktivität noch in der Periode der Ruhe, eingehend untersucht. Genauso fehlen auch Daten über die chemische Wärmeregulation, über die spezifisch-dynamische Wirkung der Nahrung und über den Grundumsatz dieser Tiere bei den verschiedenen physiologischen

Zuständen. Die merkwürdige Fähigkeit, die hohe Körpertemperatur bei vollständigem längeren Hungern aufrechtzuerhalten, macht die Dachse und die Bären zu einem außerordentlich interessanten Objekt bei der Erforschung der Periodizität der jahreszeitlichen Schwankungen im Organismus.

Unter den Bedingungen des Laboratoriums (in geschlossenem Raum und in offenen Volieren) wurden der Grundumsatz, die spezifisch-dynamische Wirkung der Nahrung, die chemische Wärmeregulation, die adaptierten Änderungen des Stoffwechsels, der kortikale Mechanismus der Wärmeregulation und die 24stündige Rhythmik der Bewegungsaktivität beim Dachs (Meles meles v. abhasicus) untersucht. Insgesamt wurden 10 Tiere von verschiedenem Geschlecht, Gewicht und Alter untersucht.

Der Gasaustausch wurde in einer Renjokammer in der Modifikation nach Schaternikow untersucht. Die Tiere erhielten Brot und Fleisch als Nahrung. In einer Reihe von Beobachtungen wurde die Menge des gefressenen Futters genau berechnet. Die Untersuchungen wurden von 1935 bis 1939 durchgeführt. Um die chemische Wärmeregulation, den Grundumsatz und die spezifisch-dynamische Wirkung der Nahrung zu untersuchen, wurden die Tiere unter Laboratoriumsbedingungen bei einer Temperatur von + 16° bis + 18° C gebracht. Um die jahreszeitlichen Schwankungen des 24-Stunden-Rhythmus der physiologischen Funktionen und die Menge des gefressenen Futters zu ermitteln, wurden die Tiere draußen in einer Voliere, unter den Wetterverhältnissen der Stadt Suchumi, gehalten.

Jahreszeitliche Schwankungen

Die Bewegungsaktivität wurde nach der Methode der 24stündigen Registrierung mit ihrer speziellen pneumatischen Übertragung auf die Trommel eines Kymographen an zwei Dachsweibchen untersucht. Von diesen wurde „Akulina", ein erwachsenes Weibchen, im März 1935 ans Laboratorium geliefert und in den seit November durchgeführten Versuchen verwertet. Das andere Weibchen „Frossja" wurde im April 1935 als Welpe mit einem Gewicht von annähernd 600 g geliefert und im Laboratorium aufgezogen. Es wurde im Alter von annähernd $1^1/_2$ Jahren zur Untersuchung verwendet. Die Bewegungsaktivität jedes Tieres unterschied sich schroff von dem anderen: „Akulina" zeigte den Rhythmus einer reinen Nachtaktivität, während „Frossja" hauptsächlich ein Tagestier war.

Als Kennzahl der Aktivität wurde für unsere Zwecke die Prozentzahl der Aktivitätszeit im Laufe von 24 Stunden gewählt. Auf der Abbildung 1 und 2 sind die Prozentschwankungen der Aktivität angeführt (der Durchschnitt nach Dekaden der einzelnen Monate: von November bis April für „Akulina" und von November bis Juli für „Frossja").

Aus den Kurven ist ersichtlich, daß die Bewegungsaktivität bei beiden Tieren in den Wintermonaten beträchtlich sank. Bei „Frossja" trug dieses Sinken einen stabilen Charakter und dauerte von Januar bis Mai. Bei „Akulina" trug das Sinken der Aktivität einen Phasencharakter und hing mit dem nachfolgenden Sinken der Umwelttemperatur in der Winterperiode zusammen. Dies ist klar aus der Gegenüberstellung der Kurve der Umwelttemperatur und der Aktivitätsschwankungen ersichtlich. Es gelang uns nicht, einen vollständigen Schlaf von rund 24 Stunden unter den Bedingungen der Subtropen (Suchumi) zu beobachten. Die Größe der Aktivität fiel in der Schlafperiode (unter den Bedingungen von Suchumi) bis 10%, was nur einer Aktivität von 2,5 Stunden in 24 Stunden im Dekadendurchschnitt

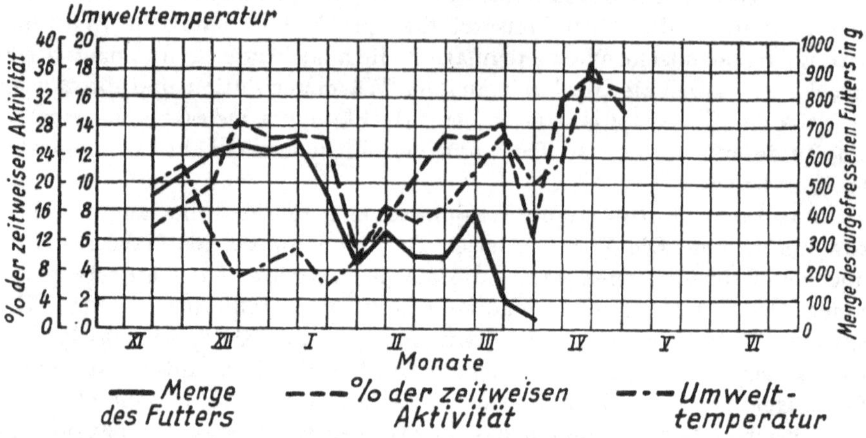

Abb. 1. Veränderungen der 24stündigen Aktivität und Menge des gefressenen Futters beim Dachs „Akulina“

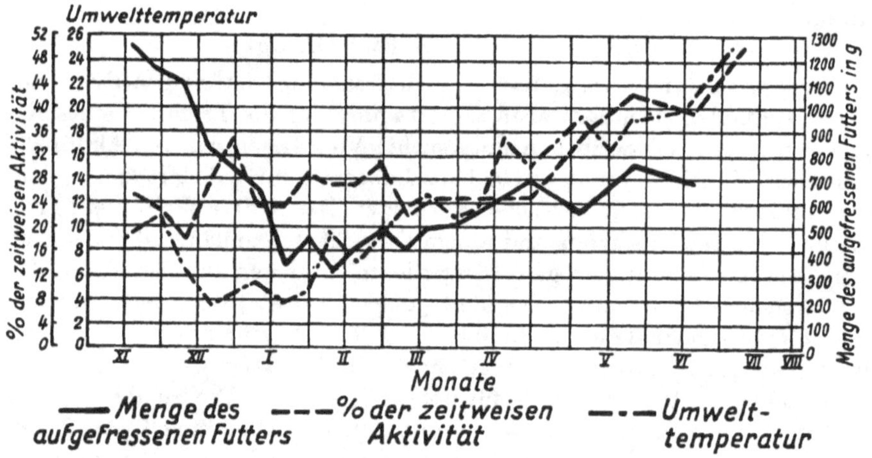

Abb. 2. Schwankungen der 24stündigen Aktivität und Menge des gefressenen Futters beim Dachs „Frossja“

entspricht. Folglich überschritt die Dauer des Schlafes unter diesen Bedingungen 20 Stunden. Dies unterschied die Dachse allerdings sehr merklich von den anderen Raubtieren. Die 24stündige Bewegungsaktivität erhielt sich hauptsächlich in der Nacht bei „Akulina“ und am Tage bei „Frossja“. Auf der Abbildung 3 sind einige typische Originalkurven der Bewegungsaktivität des Dachses „Akulina“ angeführt.

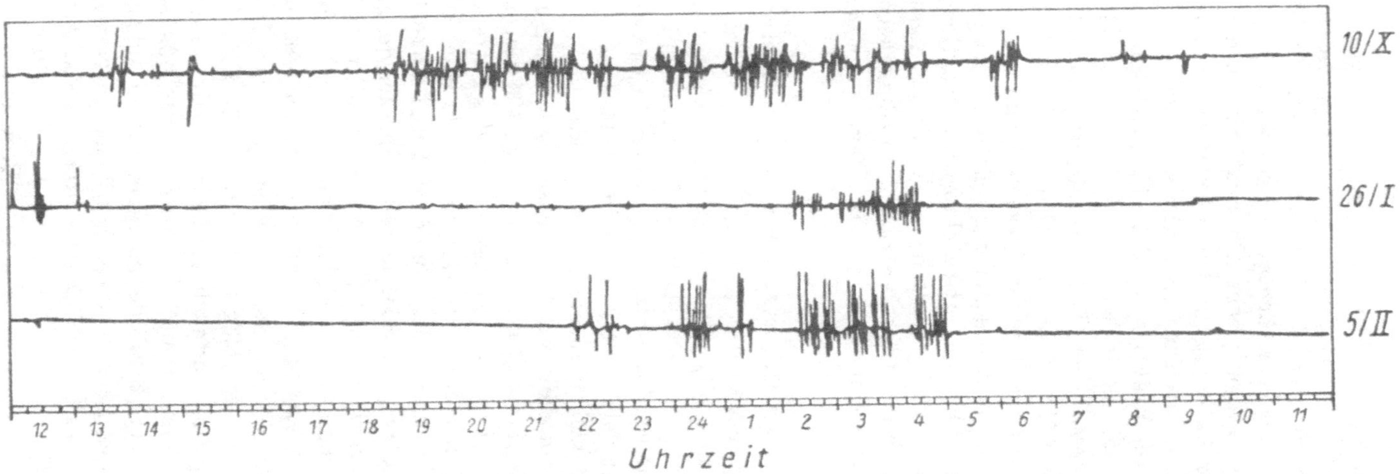

Abb. 3. Kurven der Bewegungsaktivität des Dachses „Akulina“ zu verschiedenen Jahreszeiten (Winterschlaf)

Die gesamten Änderungen der Aktivität in der Winterperiode, die bei „Frossja“ und bei „Akulina“ verschiedenartig sind, können ebenso wie auch die Unterschiede in der 24-Stunden-Periodik der Aktivität durch Unterschiede in den individuell ausgearbeiteten Verbindungen des Zentralnervensystems erklärt werden. Bei dem im Laboratorium aufgezogenen Dachs „Frossja“ trat in der Winterperiode ein allgemeines Sinken der Aktivität ein. Diese Umschwünge hingen wahrscheinlich mit dem Fettansatz und mit anderen Einflüssen endogener Genese zusammen (darüber siehe unten). Die Reaktionen auf die Umwelttemperatur, auf das Wetter waren schwach ausgeprägt, da sie das Ergebnis der individuellen Erfahrung eines Tieres sind, die unter natürlichen Existenzbedingungen entsteht. Bei „Akulina“ bestand eine deutliche Abhängigkeit zwischen jeder nachfolgenden Abkühlung und dem Sinken der Bewegungsaktivität. Diese Verbindungen tragen den Charakter einer direkten Abhängigkeit und gehören zweifelsohne zu jener Kategorie von Erscheinungen, die wir als kompliziert-reflektorische Reaktionen bezeichnen. Wie im weiteren zu sehen sein wird, gestalten sich gerade aus diesen Reaktionen und den Erscheinungen der Nahrungsherabsetzung die Bedingungen des Winterschlafs bei den Dachsen und wahrscheinlich bei anderen Raubsäugetieren (Bär und waschbärartiger Hund).

Jahreszeitliche Schwankungen der aufgenommenen Nahrung

Die Unterdrückung der unbedingten Nahrungsreflexe und das schroffe Sinken der Nahrungserregbarkeit sind sehr charakteristische Vorboten des Eintretens des Winterschlafs. Die Ablehnung der Nahrungsaufnahme kann bei den Winterschläfern (Igeln, Siebenschläfern, Zieselratten) auch unter Laboratoriumsbedingungen, kurz bevor der Winterschlaf eintritt, ständig beobachtet werden (Sinken der Körpertemperatur und völlige Einstellung der Aktivität).
Bei unseren Forschungen erhielten die Dachse täglich genau abgewogen 600 g Brot und 600 g Fleisch („Frossja“ und „Foma“) und 400 g Brot und 400 g Fleisch („Akulina“ und „Bars“). Der nicht gefressene Rest des Futters wurde abgewogen und täglich registriert. Das erhaltene Material wurde nach Dekaden bearbeitet und ist in Form von Kurven auf der Abbildung 1 und 2 angeführt.
Bei dem Dachs „Frossja“ wurde ein gesetzmäßiges Sinken der gefressenen Futtermenge von Januar bis April beobachtet. Bei „Akulina“ wurde ebenso wie auch hinsichtlich der Bewegungsaktivität ein Zusammenhang der gefressenen Futtermenge mit den meteorologischen Verhältnissen beobachtet, obwohl dieser Zusammenhang zweifellos geringer war als hinsichtlich der Bewegungsaktivität. Gewöhnlich lehnte das Tier fast völlig das Brot ab und fraß als einziges das Fleisch, obwohl in der Sommerperiode oft auch das Umgekehrte beobachtet worden war. Bei den Dachsen „Bars“ und „Foma“, die im Winter 1938/39 beobachtet wurden, war das Bild dasselbe, wobei „Bars“, der im Laboratorium aufgezogen worden war, die Nahrungsaufnahme weniger einschränkte als „Foma“, der erwachsen eingefangen worden war und sich bis zum Versuch 5 Monate in Gefangenschaft befunden hatte.
Aus dem angeführten Material ist ersichtlich, daß die Einschränkung der Nahrungsaufnahme bei den Dachsen vor allem das Brot und verhältnismäßig wenig

das Fleisch betrifft. Insofern das Brot, wie auch die andere Kohlenhydratnahrung, als Hauptquelle der Bildung von Fettreserven dient, ist solch eine Erscheinung völlig erklärlich. Das Fleisch steigert als Quelle der Eiweiße mit ihrer beträchtlichen spezifisch-dynamischen Wirkung die Oxydationsprozesse und trägt damit zur Freigabe der überflüssigen Fettreserven bei.
Das Auffressen der Nahrung hängt in geringerem Maße von den meteorologischen Verhältnissen ab als die Bewegungsaktivität. Die Ansammlung von Fettreserven und ihr späterer Verbrauch stellt einen zyklischen jahreszeitlichen Prozeß dar, der wahrscheinlich durch die Tätigkeit des hormonalen Systems reguliert wird und faktisch wenig dem Umwelteinfluß unterliegt. Im Prozeß des individuellen Lebens jedoch bilden sich zwischen den Funktionen der endogenen und exogenen Ernährung und den Bedingungen der Umwelt Abhängigkeiten, deren ausführlichere Erforschung noch ein Gegenstand zukünftiger Untersuchungen sein muß.

Grundumsatz

Die Größen des Grundumsatzes, der bei 7 Tieren untersucht worden ist, sind in der Tabelle 1 angeführt. Die Untersuchungen wurden in der Sommer-Herbstperiode (Juli—November) durchgeführt.
Die Größe des Grundumsatzes bei den Dachsen schwankte von 44 bis 55 Kilokalorien für 1 kg Körpergewicht in 24 Stunden. Wenn wir diese Größen mit den Daten für Hunde vergleichen, so finden wir ein und dasselbe Niveau der Oxydationsprozesse auf 1 kg Körpergewicht.

Tabelle 1

Der Grundumsatz bei Dachsen

Name	Gewicht in g	Körperoberfläche in m²	Verbrauch von O_2 in 1 Sek. (in cm³)	RQ	Verbrauch in großen Kalorien			
					in 1 Minute	in 24 Stund.	in bezug auf die Körperoberfläche in (m²)	auf kg
Timka	10500	0,488	69	0,75	0,327	471	965	44,8
Akulina ...	10000	0,479	73	0,82	0,337	485	1014	47,6
Tit	9500	0,457	66	0,83	0,319	459	1005	48,3
Froßja	8800	0,434	68	0,72	0,314	452	1042	54,3
Kirill	8200	0,414	68	0,62	0,314	452	1342	55,1
Stepa......	7900	0,404	52	0,72	0,249	352	887	45,4
Fekla	7400	0,386	58	0,67	0,269	387	1003	52,3

Der Grundumsatz bei den Dachsen lag etwas höher als bei den Schakalen (SLONIM) — der Bewohner derselben subtropischen Bezirke Abchasiens (36—38 große Kalorien auf 1 kg Körpergewicht im Laufe von 24 Stunden). Der Grundumsatz entsprach in bezug auf die Körperoberfläche (bei $K = 9{,}2$) ebenfalls ungefähr der Größe des Grundumsatzes bei anderen Tierarten des gleichen Gewichts. Mit der

Vergrößerung der Körperoberfläche (Abnahme des Körpergewichts) stieg der Grundumsatz.

Der Atmungskoeffizient ist bei den Dachsen verhältnismäßig niedrig (ungefähr 0,72 im Durchschnitt). Dieses weist darauf hin, daß unter den Bedingungen kurzfristigen Hungerns, das der Bestimmung des Grundumsatzes vorangeht, der Organismus des Dachses sich vollständig auf die Ausnutzung der Fettreserven umstellt. Wie später zu sehen sein wird, ist der Atmungskoeffizient bei dem Tiere nach der Fütterung viel höher. Der äußerst beständige und tiefe Stand des Grundumsatzes bei den Dachsen hängt zweifellos mit der sehr geringen Beweglichkeit dieser Tiere zusammen. Die Daten, die weiter unten angeführt werden, zeugen von einem äußerst kleinen Koeffizienten der Bewegungsaktivität im Laufe von 24 Stunden bei den Dachsen. Die zahlreichen Daten, die von den Mitarbeitern K. M. Bykows (Olnjanskaja, Slonim, Sawtschenko u. a.) erhalten worden sind, zeugen davon, daß eine vorangegangene motorische Aktivität Einfluß auf die Intensität der Oxydationsprozesse im Organismus unter den strengsten Bedingungen der Grundumsatzbestimmung ausübt.

Bei sehr jungen Dachsen (im Frühjahr), aus dem Wurf des laufenden Jahres, kann man relativ hohe Größen des Grundumsatzes beobachten (bis 80 große Kalorien auf 1 kg Gewicht im Laufe von 24 Stunden). Dies kann man nicht nur mit ihrem kleinen Gewicht, sondern auch mit der großen Beweglichkeit, die jungen Tieren überhaupt eigen ist, in Verbindung bringen. Jedenfalls ist das relativ niedrige Niveau des Grundumsatzes bei den Dachsen nur für erwachsene Tiere charakteristisch.

Anpassungsänderungen des Grundumsatzes unter experimentellen Bedingungen

Längeres Verweilen eines homoiothermen Tieres bei einer hohen oder niedrigen Umwelttemperatur ruft eine Niveauänderung des Grundumsatzes und der chemischen Wärmeregulierung hervor, die den Charakter der sogenannten Anpassungsumschwünge tragen. Diese Fakta, die für viele Warmblüter erhalten worden sind (Gelineo, 1934, 1935 — für Vögel, Ratten; Kayser, 1929 — für Vögel; Engelmann, 1940 — für Ratten; Slonim und Stscherbakowa — für Makaken), werden mit der Fähigkeit des homoiothermen Organismus verbunden, den ganzen Stoffwechsel und seine Regulierung bei einer längeren Einwirkung extremer Umwelttemperaturen gründlich zu verändern. Von dieser Seite besitzt die Erforschung dieser Besonderheiten bei den Organismen, die die Möglichkeit haben, den ganzen Mechanismus der Wärmeregulierung zeitweise auszuschalten, ein besonderes Interesse — bei den Tieren nämlich, die in einen Winterschlaf fallen. Im Jahre 1939 wurde von Gelineo eine Arbeit veröffentlicht, in der Daten von den Anpassungsumschwüngen des Grundumsatzes bei der Zieselratte im wachen Zustand und in der Sommerperiode angeführt sind. Er beschrieb Besonderheiten der Anpassungsumschwünge bei Winterschläfern, die durch ungleiche Änderungen des sogenannten „Grund-“ und „Anpassungs“-niveaus des Stoffwechsels charakterisiert sind und auf kleinere Änderungen des ganzen wärmeregulierenden Apparates der Winterschläfer im Vergleich mit den homoiothermen Tieren hinweisen. In

dieser Versuchsserie wurden die Anpassungsänderungen, die im Organismus der Dachse vor sich gehen, untersucht.
Bei Tieren, die bei einer Temperatur von + 16° C gehalten wurden, wurde das Niveau des Grundumsatzes (bei 16° C) und ebenfalls die chemische Wärmeregulierung (das Niveau des Grundumsatzes bei 10° C) untersucht. Nach dieser Versuchsserie wurden die Tiere für 10 Tage in einem warmen Raum (+ 28° C) untergebracht. Dabei wurde der Grundumsatz täglich in zweistündigen Versuchen bei 28° und bei 10° C untersucht. Nach 10 Tagen wurden die Tiere in einen Raum mit einer Temperatur von 16° C überführt. Und unter diesen Bedingungen wurde dieselbe Versuchsserie wiederholt wie vor der Überführung der Tiere in den warmen Raum. Die Tiere wurden nüchtern untersucht. Der Gasaustausch wurde in Kammern, die mit einer Wasserverkleidung versehen waren, untersucht. Diese ermöglichte es, die Temperatur in der Kammer zu ändern.
Auf der Abbildung 4 sind die Daten des O_2-Verbrauchs in einer Minute und der Körpertemperatur bei den Tieren in allen Versuchsserien angeführt.

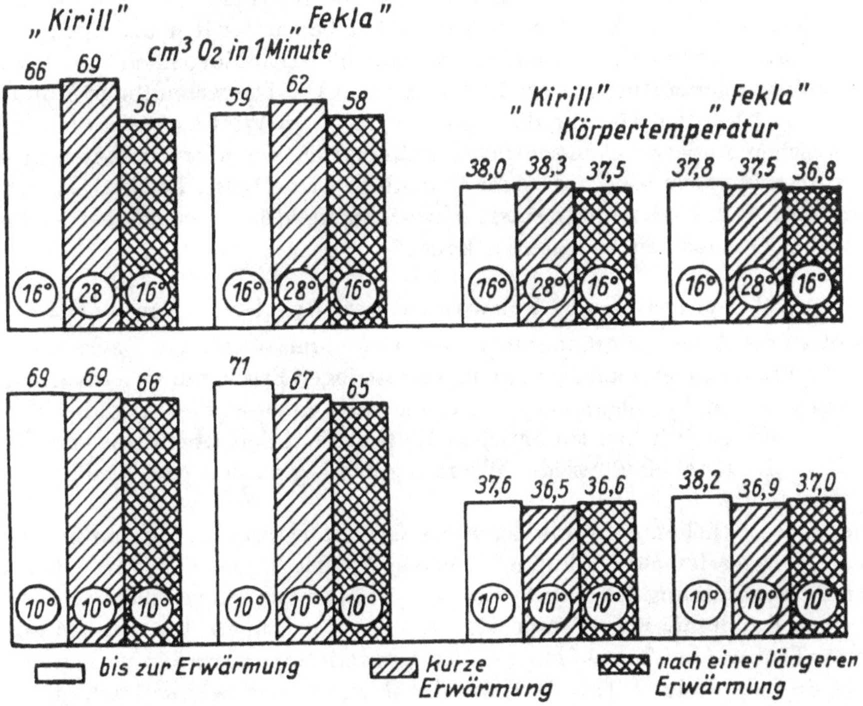

Abb. 4. Anpassungsänderungen der Wärmeproduktion, gemessen an der Körpertemperatur bei Dachsen

Das Durchschnittsniveau des Grundumsatzes bei 28° C stieg bei beiden Dachsen etwas im Vergleich mit dem Niveau bei 16° C. Nach einem 10tägigen Aufenthalt in dem warmen Raum sank das Niveau des Grundumsatzes bei 16° C bei dem

einen Dachs („Kirill“) beträchtlich und änderte sich wenig bei dem anderen („Fekla“).
Die chemische Wärmeregulation erleidet bei diesen Versuchen einige Änderungen in der Hauptsache in der Periode, die dem Verweilen in dem warmen Raum folgt. So steigt bei einem Übergang von 16 auf 10° C der Grundumsatz um 20%, nach dem Verweilen in dem warmen Raum aber steigt der Grundumsatz um 18 und 12%. Die erhaltenen Umschwünge sind vollkommen unbedeutend und betreffen in gleichem Maße sowohl den Grundumsatz als auch die chemische Wärmeregulierung. Die rektal gemessene Körpertemperatur zeigt schroffe Umschwünge. Als Folge des Aufenthalts in dem warmen Raum kann man ein schroffes Fallen der Körpertemperatur beobachten. Es erreicht bei einer Temperatur der Umgebung von 10° C 1 bis 2°. Diese Änderungen, die zweifellos mit dem Einfluß der hohen Temperatur der Umgebung in Verbindung stehen, zeugen von einer gewissen Labilität der Wärmeregulierung bei den Dachsen infolge des kurzfristigen Aufenthalts in dem warmen Raum. Die Anpassungsänderungen des Stoffwechsels und der chemischen Wärmeregulierung bleiben unbedeutend.
Auf diese Weise ruft bei den Dachsen das Leben unter den Bedingungen hoher Temperatur in der Periode des Winterschlafs solche nachfolgenden Umschwünge in der Körpertemperatur hervor, die bei anderen Raubtierarten (beim Hund) nicht beobachtet werden. Die für die Tiere, die in einen Winterschlaf fallen, charakteristischen Anpassungsumschwünge äußern sich vor allem in Änderungen der Körpertemperatur. Und auf dieser Grundlage wiederholen die Niveauänderungen der Wärmeproduktion nur in einem schwachen Maße das, was man bei den homoiothermen Organismen beobachten kann.

Jahreszeitliche Schwankungen des Grundumsatzes

Insofern die Anpassungsänderungen des Grundumsatzes beim Dachs im Experiment schnell auftreten und sich wenig von analogen Erscheinungen bei den homoiothermen Tieren im allgemeinen unterscheiden, entsteht die Frage nach der Bedeutung der natürlichen thermischen Einflüsse auf den Organismus des Dachses und auf die Erscheinungen der Wärmeregulierung zu den verschiedenen Jahreszeiten.
Die jahreszeitlichen Schwankungen des Grundumsatzes wurden an drei erwachsenen Tieren erforscht („Akulina“, „Frossja“, „Tit“). Das Tier wurde 24 Stunden vor der Bestimmung des Grundumsatzes (der Kammerversuch dauerte 8 Stunden) in einen Raum mit einer Temperatur von 16—18° C überführt, um den unmittelbaren Einfluß der Schwankungen der Umwelttemperatur auszuschalten.
Wie die Daten zeigen (Tabelle 2) war der Grundumsatz bei den Dachsen im Spätherbst und im Winter niedriger als im Frühjahr. Diese Erscheinung darf man nicht, wie später zu sehen sein wird, durch eine Ausschaltung der Wärmeregulierung und durch ein Sinken der Körpertemperatur erklären. Offenbar findet hier eine teilweise Ausschaltung sowohl der Bewegungsaktivität als auch der Nahrungsaufnahme statt. Die Bedeutung des Letztgenannten ist anscheinend bei der Aufrechterhaltung des normalen Niveaus des Grundumsatzes sehr groß.

Tabelle 2

Jahreszeitliche Schwankungen des Grundumsatzes bei den Dachsen

Name	November			Februar			April		
	Verbrauch von O_2 in 1 Minute	Atmungs-koeffizient	Körper-temperatur	Verbrauch von O_2 in 1 Minute	Atmungs-koeffizient	Körper-temperatur	Verbrauch von O_2 in 1 Minute	Atmungs-koeffizient	Körper-temperatur
Froßja	57	0,69	36,8	53	0,63	36,3	68	0,74	37,2
Akulina ...	60	0,78	37,4	61	0,76	37,1	73	0,82	37,4
Tit	64	0,72	36,7	58	0,67	36,4	69	0,75	37,5

Spezifisch-dynamische Wirkung der Nahrung

Der Einfluß der Nahrungsaufnahme auf den Gasaustausch bei den Dachsen wurde bei Fleischverabreichung an den Tieren „Bars" und „Foma" untersucht. Wie weiter oben gezeigt wurde, hören die Dachse in der Periode, die dem Winterschlaf entspricht, vollkommen auf, Brot und Gemüse zu fressen und fressen nur ein wenig Fleisch.

Die Versuche wurden im Februar, März und April angestellt, d. h. zur Zeit des Winterschlafs und in der ersten darauffolgenden Periode.

Tabelle 3

Spezifisch-dynamische Wirkung der Nahrung beim Dachs „Bars"

Datum	O_2 (in cm^3) nach der Fütterung nach			Anmerkung	Datum	O_2 (in cm^3) nach der Fütterung nach			Anmerkung
	1—2 Stunden	3—4 Stunden	5—6 Stunden			1—2 Stunden	3—4 Stunden	5—6 Stunden	
22. II.	50	34	43	hungrig	14. III.	41	32	37	hungrig
23. II.	57	40	48	dasselbe	15. III.	51	32	42	300 g Fleisch
25. II.	47	58	42	300 g Fleisch	16. III.	44	46	46	hungrig
26. II.	43	35	32	hungrig	17. III.	41	29	36	dasselbe
27. II.	64	27	45	300 g Fleisch	1. IV.	52	52	52	300 g Fleisch
28. II.	41	50	60	hungrig	2. IV.	50	47	49	dasselbe
2. III.	44	45	42	dasselbe	3. IV.	42	40	40	hungrig
3. III.	56	35	29	300 g Fleisch	4. IV.	33	39	40	dasselbe
4. III.	50	40	23	hungrig	5. IV.	34	37	35	„
5. III.	47	37	29	dasselbe	6. IV.	38	34	36	„
7. III.	52	34	43	„	7. IV.	37	41	39	„
8. III.	43	33	38	„	9. IV.	39	32	39	„
9. III.	54	47	51	300 g Fleisch	13. IV.	34	46	35	„
10. III.	51	44	47	hungrig	14. IV.	57	64	63	„
11. III.	46	49	48	dasselbe	15. IV.	57	68	82	„
13. III.	42	42	36	300 g Fleisch	16. IV.	58	62	60	„

Die Versuchsanordnung war folgende: Das gefütterte Tier wurde in einem Raum untergebracht, in dem auch der Gasaustausch alle 2 Stunden im Laufe von 8 Stunden bestimmt wurde. Die Körpertemperatur wurde am Anfang und am Ende des Versuchs gemessen.

Aus der Tabelle 3 ist ersichtlich, daß der Gasaustausch bei dem gefütterten Dachs (gewöhnlich wurden 250 bis 300 g Fleisch gegeben) in der ersten und in der zweiten Stunde nach dem Fressen zunahm und sich noch 2 Stunden auf diesem Niveau hielt. Gegen die sechste Stunde nach der Fütterung kehrte das Niveau des Grundumsatzes fast zum Ausgangsniveau zurück. Bei dem anderen Dachs („Foma") (Tabelle 4), bei dem der Grundumsatz sofort für 4 Stunden untersucht wurde, stieg er nicht immer während dieser Zeit. So ist das Bild der spezifisch-dynamischen Wirkung des Fleisches bei diesen Tieren im Februar bis März, d. h. in der Periode der minimalen Bewegungsaktivität dieser Tiere.

Tabelle 4

Spezifisch-dynamische Wirkung der Nahrung beim Dachs „Foma"

Datum	O_2 (in cm^3) im Durchschnitt für 4 Stunden nach der Fütterung	Anmerkung
8. II.	56	hungrig
9. II.	55	dasselbe
10. II.	57	300 g Fleisch
11. II.	55	dasselbe
13. II.	62	„
14. II.	53	hungrig
16. II.	46	dasselbe
17. II.	54	„

Aus einzelnen Versuchen ist zu ersehen, daß die Erhöhung des Grundumsatzes, die in der vierten Stunde auftrat, sich in die Länge zieht und sich auch in der sechsten Stunde bemerkbar macht. Bei einigen Versuchen kann man sehen, daß die spezifisch-dynamische Wirkung der Nahrung fast völlig fehlt.

Im April begann das Tier zu fressen, und es steigerte sich seine Bewegungsaktivität. Die spezifisch-dynamische Wirkung der Nahrung steigt ebenfalls (Versuche vom 14., 15. und 16. April).

Die angeführten Daten lassen den Schluß zu, daß der Periode des Winterschlafs beim Dachs eine bedeutende Änderung des physiologischen Zustandes entspricht, die durch ein Sinken der spezifisch-dynamischen Wirkung der Nahrung charakterisiert wird. Wie durch zahlreiche Untersuchungen festgestellt worden ist, besteht zwischen der Aktivität der Schilddrüse und der spezifisch-dynamischen Wirkung eine enge Abhängigkeit. Bei Ratten, bei welchen die Schilddrüse entfernt worden ist, sinkt die stimulierende Wirkung der Nahrungsaufnahme auf den Grundumsatz schroff. Wir besitzen gar keine Daten von funktionellen Besonderheiten der Schilddrüse bei den Dachsen, obwohl außer diesem Faktor auch der Akt des Fressens selber für die Größe der Effektivität der spezifisch-dynamischen Wirkung der Nahrung von kolossaler Bedeutung ist.

Wie die Untersuchungen unseres Laboratoriums zeigten (OLNJANSKAJA, 1947; SLONIM und MAKAROWA, 1939; BELSKAJA, 1949), übt der Akt des Fressens, der nach der Methode der Scheinfütterung untersucht wurde, einen großen Einfluß auf die Größe des spezifisch-dynamischen Effekts aus. Dabei können sich nicht nur die quantitativen Beziehungen, sondern auch die qualitativen ändern (der Kohlenhydratstoffwechsel — KANFOR und OLNJANSKAJA, 1948; Eiweißstoffwechsel — ARESCHEWA, 1948).

Insofern in der Periode des Winterschlafs der Appetit bei den Tieren, die vollständig der Kohlenhydratnahrung entsagen und nur etwas Fleisch fressen, schroff sinkt, kann man annehmen, daß diese Erscheinung bei der Herabsetzung der spezifisch-dynamischen Wirkung der Nahrung von Bedeutung ist.

Anscheinend üben die kolossalen Fettreserven, die in der Sommer- und insbesondere in der Herbstperiode von dem Dachs angesetzt worden sind, auf die Regulierung der Gewebeprozesse einen Einfluß aus. Deshalb wird der Konsum von Kohlenhydratnahrung als des Materials zur weiteren Fettablagerung schroff eingeschränkt.

Was das Eiweiß betrifft, so ist dieses ein wichtiges Mittel im Kampfe mit der Verfettung im allgemeinen und kann als Steigerungsmittel der Intensität der Oxydationsprozesse dienen. Aber auch der Effekt dieser Art von Nahrung nimmt sowohl kraft humoraler (Schilddrüse) als auch kraft kompliziert-reflektorischer Einflüsse ab. Das Ablehnen der Nahrungsaufnahme während des Schlafes, dessen Auftreten mit der Ansammlung eines kolossalen energetischen Potentials in Form von Fettreserven zusammenhängt, ist von kolossalem physiologischem Interesse, und der Mechanismus seines Entstehens muß Gegenstand einer speziellen Untersuchung sein. Die Besonderheiten der Verdauung beim Dachs in dieser Periode sind ebenfalls zu erforschen.

Chemische Wärmeregulierung und Körpertemperatur bei unterschiedlicher Umwelttemperatur beim Dachs

Die chemische Wärmeregulierung wurde an zwei Dachsen („Tim" und „Fekla") in der Winterperiode 1936 bis 1937 untersucht. Die Versuche, von denen jeder 4 Stunden dauerte, wurden bei Temperaturen der Umgebung von 10, 15, 20, 25, 30, 35 und 40° C angestellt. Täglich wurde ein Versuch an jedem Tier angestellt. Das erhaltene Material ist in der Tabelle 5 und auf der Abbildung 5 angeführt.

Die chemische Wärmeregulierung ist bei den Dachsen schwächer ausgeprägt als bei anderen Vertretern der Raubtiere. Mit jedem Grad der Änderung der Umwelttemperatur beim Übergang von niedrigen zu hohen Temperaturen sinkt der Grundumsatz um 2%, beim Hund und beim Schakal schwankt dieses Sinken zwischen 6 und 8% (SLONIM, STSCHERBAKOWA, 1935). Ein kritischer Punkt wird beim Dachs bei 20 bis 25° C beobachtet. Dieses Temperaturniveau entspricht dem subtropischen Verbreitungsareal unserer Versuchstiere. Die reichliche Fettschicht unter der Haut trägt offensichtlich zum Sinken der Temperatur des kritischen

Punktes bei. Wenn man diese Verbesserung der Lage des kritischen Punktes bei den Dachsen berücksichtigt, so muß man sie als wärmeliebende Tiere anerkennen.

Tabelle 5

Verbrauch an O_2 und Körpertemperatur bei Dachsen bei verschiedenen Umwelttemperaturen

t° der Kammer (in °C) / Name und Gewicht	10		15		20		25		30		35	
	O_2 in 1 Minute	Körper-temp. (in °C)	O_2 in 1 Minute	Körper-temp. (in °C)	O_2 in 1 Minute	Körper-temp. (in °C)	O_2 in 1 Minute	Körper-temp. (in °C)	O_2 in 1 Minute	Körper-temp. (in °C)	O_2 in 1 Minute	Körper-temp. (in °C)
Tim	98	38,9	70	37,5	67	37,8	64	37,9	70	37,8	90	39,4
	74	38,6	87	37,2	70	37,7	60	38,0	80	38,3		
(3,6 kg)	97	38,3	60	37,6	63	37,2			80			
	88	37,9	88	37,3		37,5						
Tit	75	36,8	81	36,6	66	37,8	68					
	85	36,5	77	36,8	65	36,2	72					
(8,2 kg)	74	37,0	86		60	37,3						
					70	36,8						
Kirill	75	37,0	61	39,0	51	38,2	45	39,0				
	70	37,4	72	38,1	46	37,8	53	38,3				
(6,4 kg)	70	36,5	69	37,5	49	37,0						
	75	36,9	68	38,2								
	74	36,0										
Fekla	72	38,3	56	37,6	45	37,3	55	39,0				
	79	37,6	55	37,7	48	38,0	52	39,0				
(6,6 kg)	70	37,6	48	37,3	50	38,0						
	79	38,0	56	37,4								
	74	38,1	55									

In der Winterperiode ist bei einer Abnahme der Bewegungsaktivität die chemische Wärmeregulierung bei dem Dachs hinlänglich gut ausgeprägt, was von einer Erhaltung der Mechanismen zeugt, die den Stoffwechsel in dieser Periode regulieren.
Die Körpertemperatur beim Dachs (rektal gemessen) zeichnet sich durch keine besondere Beständigkeit aus. Bei niedrigen Umwelttemperaturen sinkt die Körpertemperatur bis 37° C und sogar tiefer.
Bei hohen Umwelttemperaturen wird ein schroffes Steigen der Körpertemperatur beobachtet, das 39° C und mehr erreicht. Im Vergleich mit anderen Raubtieren kann man von einer labileren Körpertemperatur beim Dachs sprechen.
Eine Wärmedyspnoe äußert sich bei den Dachsen schwach. Eine beschleunigte Atmung tritt bei ihnen nur bei hohen Umwelttemperaturen und bei einer beträchtlichen Erhöhung der Körpertemperatur auf. Solch eine Beschleunigung der Atmung

trägt in bedeutendem Maße zentralen Charakter, und hängt mit einer Reizung der Wärmeregulierungszentren durch das erwärmte Blut zusammen. Die Hauttemperatur der Dachse ist verhältnismäßig niedrig.
Diese Besonderheit ist wahrscheinlich durch die dicke Unterhautfettschicht bedingt (Abbildung 6).

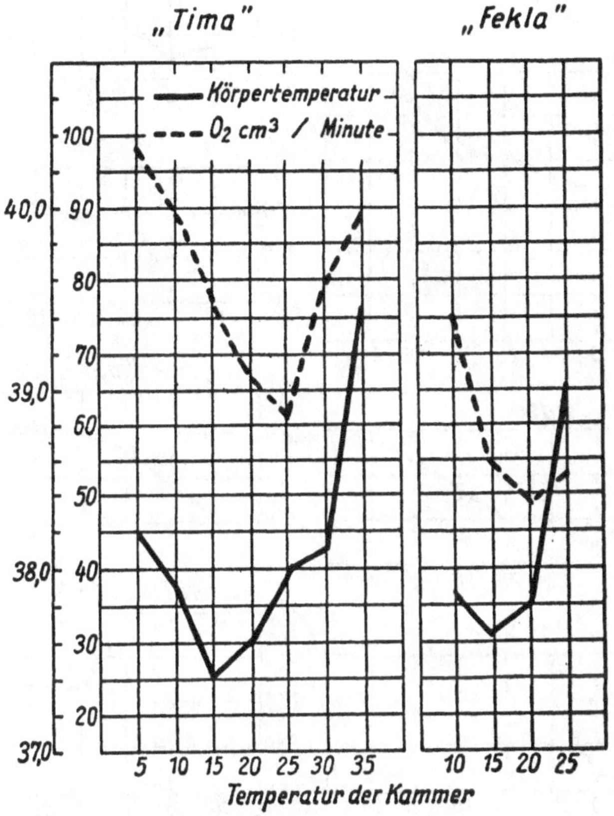

Abb. 5. Chemische Wärmeregulierung und Körpertemperatur bei Dachsen

Die Exposition der Tiere bei verschiedenen Umwelttemperaturen im Verlauf von 4 Stunden (bei Bestimmung des Gasaustausches) führt zu einer Erhöhung der Hauttemperatur auf mehr als 20° C. Die größten Umschwünge der Hauttemperatur werden an der Nase und an den Extremitäten beobachtet (Abbildung 6). Am Rumpf ändert sich die Hauttemperatur verhältnismäßig wenig. Die Temperatur, die unter der Haut auf dem Rücken gemessen wurde, wiederholt fast den Verlauf der rektalen Temperatur, aber auf beträchtlich niedrigerem Niveau. All diese Eigentümlichkeiten der Temperaturtopographie der Haut sind für die typischen homoiothermen Organismen charakteristisch. Deshalb unterscheidet sich der Dachs in bezug auf die Gefäßwärmeregulierung fast nicht von den anderen Raubtieren.

Das ganze Bild der Wärmeregulierung bei den Dachsen, wenn man die für Raubtiere etwas ungewöhnliche, labile Temperatur ausschließt, erinnert durch nichts

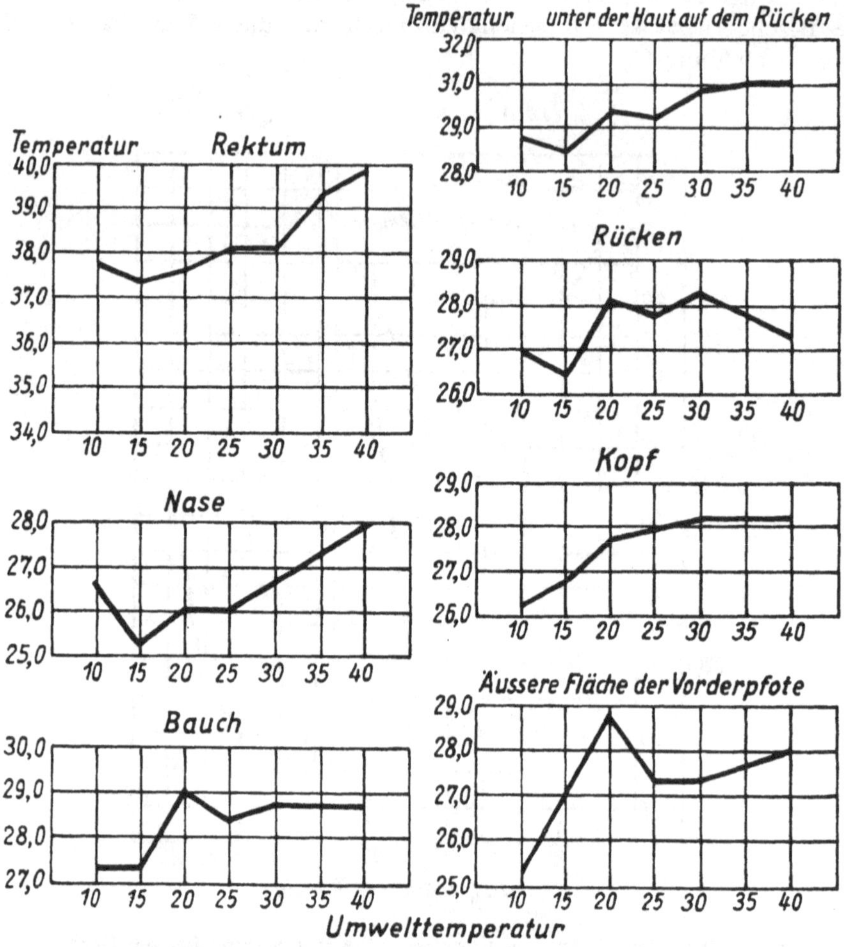

Abb. 6. Hauttemperatur bei verschiedenen Umwelttemperaturen beim Dachs

an die Wärmeregulierung der heterothermen Tiere. Deshalb kann man mit Bestimmtheit sagen, daß der Dachs keinen richtigen Winterschlaf hält. Während seines Winterschlafs, der, wie oben gezeigt wurde, nur sehr kurze Zeit dauert, sinkt die Körpertemperatur nicht, und die Prozesse des Gewebsmetabolismus werden nicht unterdrückt.

Kortikale Mechanismen der Wärmeregulation bei den Dachsen

Durch die Untersuchungen der Laboratorien von K. M. Bykow (Olnjanskaja, Slonim, Popowa, Issaakjan) sind Fakta bedingt-reflektorischer Einflüsse auf die Wärmeregulierung festgestellt, die bei mehrfacher Wiederholung einer Wärmeeinwirkung entstehen. Solche kortikalen Mechanismen wurden bei Hunden (OLNJANSKAJA und SLONIM, 1938), bei wilden Raubtieren (SLONIM, 1940), bei Insektenfressern und Affen (ISSAAKJAN, 1946), bei Vögeln (SLONIM, 1941) und bei Fledermäusen (SLONIM, 1945) festgestellt. Besonders scharf sind diese Mechanismen bei Raubtieren ausgeprägt, bei welchen die Reaktion des Organismus auf die Temperatur der Umwelt oft völlig von den vorangehenden Wärmeeinwirkungen bestimmt wird.

In der Winterperiode 1938 bis 1939 wurden spezielle Untersuchungen über die kortikalen Mechanismen der Wärmeregulierung bei Dachsen angestellt. Die Versuche wurden bei folgenden Umwelttemperaturen angestellt: bei + 10 und + 25° C. Die Tiere wurden in einem geschlossenen Raum mit einer Temperatur von + 15 und + 16° C gehalten und täglich für 4 Stunden in einer Kammer mit der oben angegebenen Temperatur untergebracht. Nach einer Versuchsserie mit einer Temperatur von + 25° C wurden Versuche bei + 10° C angestellt. Auf der Abbildung 7 sind die Ergebnisse dieser Untersuchungen angeführt. Aus der Abbildung ist ersichtlich, daß beim Übergang von einem kalten Milieu in ein warmes der Grundumsatz nicht schroff fiel, wie dies in den Versuchen über die chemische Wärmeregulierung bei einem täglichen Wechsel verschiedener Umwelttemperaturen geschah. Der Grundumsatz, der unter den Bedingungen solcher Versuche in den ersten 3—4 Tagen herabgesetzt war, begann darauf zu steigen, und dies kam besonders deutlich gegen den 5. bis 7. Tag der Versuche zum Vorschein (Dachse „Kirill" und „Tim"). So gelang es unter diesen Bedingungen nicht, bedingt-reflektorische Änderungen des Grundumsatzes aufzudecken, die bei anderen Raubtieren (bei den Hunden, Schakalen) und von den Tieren, die einen Winterschlaf halten, bei den Igeln (ISSAAKJAN) so deutlich ausgeprägt sind. Indessen sind unbedingte Reflexe auf den Stoffwechsel (chemische Wärmeregulierung) bei den Dachsen deutlich genug ausgeprägt, wie weiter oben gezeigt wurde. Offensichtlich fällt in der Periode des Winterschlafs die bei allen Raubtieren so übliche Bildung einer zeitweiligen Verbindung auf die Umgebung und die Zeit in Zusammenhang mit der Wärmeregulierung aus, und das Tier ändert schwach die subkortikalen Reaktionen unter dem Einfluß der laufenden Tätigkeitsbedingungen.

Dieses Faktum darf man nicht mit den Daten von FILATOWA (1944) vergleichen, die gezeigt hat, daß die beim Igel ausgearbeiteten zeitweiligen bedingten Verbindungen beim Herannahen des Winterschlafs in der Periode der sogenannten „Schlaftrunkenheit" verschwinden. Die Änderung des Verhaltens des Dachses in der Winterperiode, die schwache Reaktion auf die umgebenden Erscheinungen (das fast vollständige Fehlen der Reaktionen auf Schall- und Lichtreize) hängen anscheinend mit einer veränderten Rindentätigkeit zusammen. Uns stehen keine Daten von Änderungen der höheren Nerventätigkeit und des Verhaltens der Dachse in der Periode des Winterschlafs zur Verfügung. Und die angeführten Tatsachen von den Änderungen des kortikalen Mechanismus der Wärmeregulierung sind bislang einmalige Fakta auf diesem Gebiet.

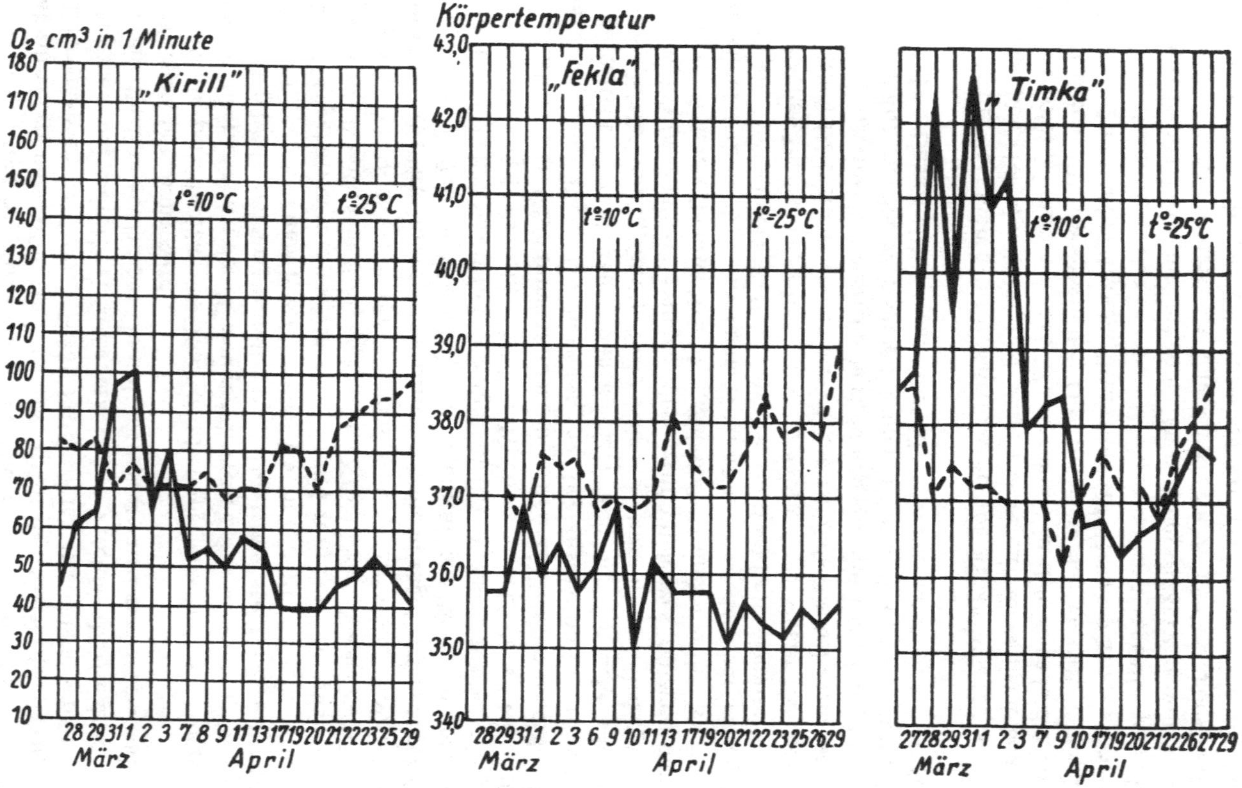

Abb. 7. Bedingt-reflektorische Änderungen der chemischen Wärmeregulierung und der Körpertemperatur

Schluß

Das einzigartige Bild des Winterschlafs beim Dachs und beim Bären stellt eine Ausnahmeerscheinung in der Tierwelt dar. Es gibt nicht wenige Beispiele unter den Tieren und Vögeln, wo das in der Periode des Sommers und des Herbstes angesammelte Fett dann in der Periode des winterlichen Futtermangels als Energiequelle dient. Diese Erscheinung kann man sowohl bei wilden Huftieren (Hirsche, Archaren[1], Gemsböcke) als auch bei vielen Vögeln (Wachteln, Enten u. a.) sowie schließlich bei allen heterothermen Säugetieren, die einen Winterschlaf halten, beobachten.

Solch ein periodischer jahreszeitlicher Fettansatz versorgt den Organismus in der Winterperiode mit einem endogenen Nahrungsmittel, wenn dasselbe auch nicht besonders vorteilhaft ist zur Verwertung im Interesse einer mechanischen Arbeit, so ist es höchst effektvoll hinsichtlich des Kaloriengehaltes. Solch eine Fettansammlung schränkt die Bewegungsaktivität der Tiere nicht ein, stört nicht den Ablauf der physiologischen Prozesse, sondern macht die Existenz des Organismus in gewissem Sinne unabhängig von den laufenden Ernährungsbedingungen.

Die Verbindung einer solchen Ansammlung von energetischen Hilfsquellen mit dem Winterschlaf, d. h. mit einer schroffen Einschränkung des Substanzverbrauchs, führt zu der ungewöhnlich effektvollen Art des Überstehens der für das Leben ungünstigsten Winterzeit, die mit einer Dürre in einer Reihe von Orten zusammenhängt (der Wüste Mittelasiens u. dgl. m.). Wie die Versuche gezeigt haben, kann der Winterschlaf des Waldsiebenschläfers künstlich bis 18 Monate hintereinander bei seinem Aufenthalt unter niedrigen Umwelttemperaturen verlängert werden, ohne daß das Tier einen äußeren Schaden erleidet. Die Anpassungsweise des Dachses an die ungünstigen Winterbedingungen unterscheidet sich etwas von dem eben gerade Geschilderten.

Beim Dachs führt die Ansammlung von Fettreserven vor allem zu einer Herabsetzung der Nahrungsaufnahme. Hier spielt der Appetitverlust eine wichtige Rolle. Man kann den Appetit und den mit ihm verbundenen Akt des Fressens für kompliziert-reflektorische Äußerungen des Körperbedürfnisses an Nahrungsstoffen während des Hungerns halten. Für den Dachs fehlt das Letztgenannte wegen der Ansammlung größerer Fettreserven. Der Mangel an Bedürfnis und das Sinken der Erregbarkeit des Nahrungszentrums führt zu einem Ausfall desjenigen Teils der motorischen Aktivität, dem der unbedingte Nahrungsreflex zugrunde liegt. Auf diese Weise bilden sich der Zustand einer herabgesetzten Erregbarkeit und der damit verbundene Schlaf.

Aber der endogene Faktor allein genügt nicht zum Eintritt des Winterschlafs. Die Mehrzahl der naturwissenschaftlichen Beobachter (Dinnik, 1915; Satunin, 1918; u. a.) weist darauf hin, daß der Winterschlaf beim Dachs (und beim Bären) mit den Wetterverhältnissen zusammenhängt. Die weiter oben angeführten Daten der Wärmeregulierung bei den Dachsen zeugen von einer gewissen Unzulänglichkeit. Offensichtlich gewährleistet in der Winterperiode (und in dieser Zeit wurden

[1] Archaren sind wilde Ziegen in Mittelasien.

die Besonderheiten der Wärmeregulierung untersucht) die Reaktion der Tiere auf die Änderungen der Umwelttemperatur keine strenge Beständigkeit der Körpertemperatur. Denn in dieser Zeit sind auch die kortikalen Mechanismen der Anpassung an die Umwelttemperatur geschwächt.

Diese Faktoren sind ebenfalls Signale zum Eintritt des Winterschlafs, der im Grunde genommen nur eine Verlängerung des alltäglichen Tagesschlafs darstellt. Wir kennen bis heute den näheren physiologischen Mechanismus all dieser Erscheinungen noch nicht; aber zweifellos ist er eine kraß ausgeprägte Besonderheit des Zentralnervensystems dieser Tiere. Diese Besonderheiten bestehen in einer ausgedehnten Reaktion des Organismus auf die Änderung sowohl der intermediären Stoffwechselprozesse als auch der meteorologischen Umweltbedingungen.

Schlußfolgerungen

1. Die Bewegungsaktivität wird bei den Dachsen in der Winterperiode schroff eingeschränkt (bis 10% von 24 Stunden). Diese Erscheinung hängt eng mit den meteorologischen Umweltbedingungen zusammen.
2. Die Menge der gefressenen Nahrung nimmt bei den Dachsen in der Winterperiode ab. Diese Erscheinung hängt weniger von den Umweltbedingungen ab als die Bewegungsaktivität.
3. Der Grundumsatz ist bei den Dachsen verhältnismäßig hoch, aber diese Größen sinken in der Winterperiode.
4. In der Herbstperiode kann man nach einem kurzen Erwärmen krasse Anpassungsumschwünge des Grundumsatzes bei den Dachsen beobachten.
5. Die spezifisch-dynamische Wirkung der Nahrung (des Fleisches) ist bei den Dachsen in der Winterperiode herabgesetzt.
6. Die chemische Wärmeregulierung bei den Dachsen wird in der Winterperiode nicht gestört. Der kritische Punkt wird bei 25 bis 30° C beobachtet. Dies entspricht den Umweltbedingungen (Subtropen) der untersuchten Tiere.
7. Die kortikalen Mechanismen der Wärmeregulierung sind bei den Dachsen in der Winterpeiiode schwach ausgeprägt. Bedingt-reflektorische Verbindungen stellen sich schwach her, und oft fehlen sie ganz.

Auf Grund der Untersuchungen wird die Schlußfolgerung gezogen, daß der Winterschlaf der Dachse mit zwei Faktoren zusammenhängt:

a) mit der Änderung der Ernährungsweise, mit dem teilweisen Wechsel exogener Ernährung bei endogener Ausnutzung der Fettreserven und
b) mit dem Einfluß meteorologischer Umweltbedingungen (Umwelttemperatur).

Infolge dieser Erscheinungen wird eine lange Aktivitätseinschränkung des Tieres und eine physiologische endogene Ernährung (physiologisches Hungern) beobachtet.

Die Prozesse der Wärmeregulierung verlaufen dabei fast ungestört. Gerade dies nötigt uns auch, den Winterschlaf des Dachses (und wahrscheinlich des Bären) von dem Winterschlaf, der mit den Erscheinungen der Heterothermie verbunden ist, deutlich abzugrenzen.

LITERATUR

Динник. Звери Кавказа. Хищные,
DINNIK, Tiere des Kaukasus. Raubtiere. Tiflis, Band 2, 1915.

Калабухов. Спячка животных.
KALABUCHOW, Schlaf der Tiere. Biol. Med. Verlag, 1935, 2. Ausgabe 1946.

Исаакян. Кортикальные механизмы терморегуляции у некоторых отрядов млекопитающих. Дисс.
ISSAAKJAN, Kortikale Mechanismen der Wärmeregulierung bei einigen Säugetierordnungen. Diss. 1946.

Ольнянская. Кора головного мозга и основной обмен. Дисс.,
OLNJANSKAJA, Hirnrinde und Grundumsatz. Diss. 1946.

Пашутин. Курс общей и экспериментальной патологии,
PASCHUTIN, Lehrbuch der allgemeinen und der experimentellen Pathologie, Band II, St. Petersburg, 1902.

Сатунин. Млекопитающие Кавказа,
SATUNIN. Säugetiere des Kaukasus. Tiflis 1918.

Скориченко. Угнетение жизни (старое и новое о зимней спячке).
SKORITSCHENKO, Lebensunterdrückung (Altes und Neues über den Winterschlaf), St. P., 1891.

Слоним. Физиолог. журнал СССР,
SLONIM, Physiologische Zeitschrift der UdSSR, 22, 89, 1937.

Слоним и Щербакова. Архив биол. наук,
SLONIM und STSCHERBAKOWA, Archiv der Biol. Wissensch., 55, Ausgabe 3, 1940.

Филатова. Опыт эколого-физиологического исследования дикой фауны полупустынь Киргизии. Дисс.
FILATOWA, Versuch einer ökologisch-physiologischen Untersuchung der wilden Fauna der Halbwüsten Kirgisiens. Diss. 1944.

Филатова и Никулина. Рефлекторный и условнорефлекторный механизмы суточной периодики животных. Бюлл. экспер. биол. и мед.,
FILATOWA und NIKULINA, Reflektorischer Mechanismus und bedingt-reflektorischer Mechanismus der 24-Stunden-Periodik der Tiere. Bulletin für exp. Biologie und Medizin, 18, 29, 1944.

DUBOIS, Physiologie comparée de la marmotte ann., Univ. Lyon, Paris 1896.

EISENTRAUT, Zeitschrift für Säugetierkunde, 6, 152, 1931.

ENGELMANN, Arbeitsphysiologie, 2, 1929.

GELINEO, Ann. de Physiol. 1934.

GELINEO, C. r. soc. Biol., 1945, 19, 1935.

KAYSER, C. r. soc. Biol., 101, 1929.

L. A. ISSAAKJAN

Änderung der Wärmeregulierung bei Unterbrechung des Winterschlafs

Aus dem Laboratorium für Gaswechsel (Leiter: Prof. A. D. SLONIM), der Abteilung für Allgemeine Physiologie des Instituts für Experimentelle Medizin der A.d. Med. Wissensch. der UdSSR (Leiter: Akademiemitglied K. M. BYKOW).

Die Erforschung der jahreszeitlichen Dynamik physiologischer Prozesse bei den Säugetieren, die in einen Winterschlaf fallen, ist von beträchtlichem Interesse, insofern sie dazu beiträgt, die Natur und den Mechanismus der Entstehung des Winterschlafs als eine Anpassungsreaktion zu klären. Dieser Frage ist in der heutigen Literatur wenig Aufmerksamkeit geschenkt worden.

Eine Analyse der Literaturdaten zeigt, daß es jahreszeitliche Schwankungen in der Tätigkeit einer Reihe von Systemen und Organen der heterothermen Tiere gibt.

Änderungen in der Intensität des Gasaustausches und der Wärmeregulation sind in den Arbeiten von DUBOIS (1895), SLONIM, BESUJEWSKAJA und SHIGA (1940), FILATOWA (1944) u. a. erwähnt.

Bei der Mehrzahl der Tiere, die einen Winterschlaf halten (Murmeltier, Zieselratte, Igel u. a.) ist festgestellt, daß im aktiven Zustand im Sommer eine Reaktion der chemischen Wärmeregulierung existiert, während im Winterschlafzustand die Prozesse des Gaswechsels sich verlangsamen und eine Poikilothermie beobachtet wird. Das Aufwachen wird von Wärmebildung und Erwärmung des Tieres begleitet.

Diese Untersuchung stellte sich das Studium der Wärmeregulierung bei verschiedenen physiologischen Zuständen des Tieres zum Ziel: beim Wachsein, im Winterschlaf und bei Unterbrechung des Winterschlafs. Die Siebenschläfer (Glis glis L.) waren die Hauptforschungsobjekte. Gleichzeitig wurden Kontrollversuche mit weißen Ratten angestellt. Die Siebenschläfer gehören zu den Nagetieren, die in einen Winterschlaf fallen. Man trifft sie in den Wald- und Waldsteppenbezirken Westeuropas, im Europäischen Teil der UdSSR und im Kaukasus. Die erste Versuchsserie — die Untersuchung der Wärmeregulierung im Wachzustand des Tieres — wurde im September 1938 in Suchumi durchgeführt. Untersucht wurden der Gaswechsel und die Körpertemperatur bei Umwelttemperaturen von 25,0 und 9,0° C. Der Versuch dauerte 4 Stunden. Die Körpertemperatur wurde rektal mit einem Thermometer nach Assman unmittelbar vor dem Hereinsetzen der Tiere in die Kammer und nach ihrem Herauslassen aus der Kammer gemessen.

Zur Illustration des O_2-Verbrauchs und der Körpertemperatur wird die Tabelle 1 gebracht. Die angeführten Daten zeugen davon, daß eine gut ausgeprägte

chemische Wärmeregulierung bei den Siebenschläfern im Wachseinszustand vorhanden ist. Dabei schwankt die Körpertemperatur der Siebenschläfer im Durchschnitt in Grenzen von 3 bis 6° C und sinkt bei niedrigen Umwelttemperaturen.
Die Tabelle 2 illustriert die Kontrollversuche an weißen Ratten. Die chemische Wärmeregulierung ist bei den Ratten hinlänglich deutlich ausgeprägt. Die Körpertemperatur schwankt im Durchschnitt in Grenzen von 5—6° C und sinkt bei niedrigen Umwelttemperaturen. Wie aus den angeführten Tabellen ersichtlich ist, unterscheiden sich die Schwankungen der Körpertemperatur bei weißen Ratten nicht von denen der Siebenschläfer, die sich in einem Zustand des Wachseins befinden.

Tabelle 1

Verbrauch an Sauerstoff und Schwankung der Körpertemperatur bei Siebenschläfern unter verschiedenen Umwelttemperaturen

Temperatur der Kammer (in °C) / Name	9,0			25		
	Verbrauch O_2 in 1 Min. vor dem (in cm³)	Körpertemperatur (in °C) vor dem Versuch	Körpertemperatur (in °C) nach dem Versuch	Verbrauch O_2 in 1 Min. (in cm³)	Körpertemperatur (in °C) vor dem Versuch	Körpertemperatur (in °C) nach dem Versuch
„Chwost“	5,5	35,0	28,5	1,2	37,0	33,5
	4,5	35,0	24,0	2,2	37,5	35,5
	5,0	34,0	20,0	1,6	37,5	33,0
	5,3	27,5	26,0	2,0	35,0	33,5
Durchschnitt	5,2	32,8	29,5	1,7	36,7	33,8
„Nowi“	7,2	36,5	30,5	2,7	35,5	36,5
	4,4	36,0	32,0	3,1	37,0	36,0
	4,4	33,0	31,5	2,3	36,5	35,5
	3,8	34,0	29,0	2,0	32,0	26,5
Durchschnitt	4,9	34,8	30,7	2,7	33,2	33,7

Bei einem Vergleich der Resultate der ersten Versuchsserie an den Siebenschläfern und an den weißen Kontrollratten zeigte sich, daß die Fähigkeit, durch eine Änderung des Gasaustausches bei Herabsetzung oder Erhöhung der Umwelttemperatur zu reagieren, bei den Vertretern der Tiere, die einen Winterschlaf halten, in keiner Weise in geringerem Grade ausgeprägt ist als bei den Arten, die nicht in Winterschlaf fallen (Ratten).
Eine andere Versuchsserie wurde an denselben Siebenschläfern im November bis Dezember 1938 in Leningrad angestellt. Die Siebenschläfer wurden im Oktober 1938 nach Leningrad gebracht, wo sie bei +18 und +10° C gehalten wurden und

sich im Zustand des Winterschlafes befanden. Es wurden der Gaswechsel und die Körpertemperatur untersucht. Der Gaswechsel wurde in einer einfachen pneumatischen Kammer, Kapazität 5 l, untersucht. Der Versuch dauerte eine Stunde. Die Tabelle 3 zeigt, daß der Stoffwechsel im Zustand des Winterschlafes bei den Siebenschläfern stark sinkt; fast 14 bis 25 Mal im Vergleich mit den Daten, die im

Tabelle 2

Verbrauch an Sauerstoff und Änderung der Körpertemperatur bei weißen Ratten unter verschiedenen Umwelttemperaturen

Temperatur der Kammer (in °C) / Name	10,0			26,0		
	Verbrauch O_2 in 1 Min. (in cm^3)	Körpertemperatur (in °C) vor dem Versuch	Körpertemperatur (in °C) nach dem Versuch	Verbrauch O_2 in 1 Min. (in cm^3)	Körpertemperatur (in °C) vor dem Versuch	Körpertemperatur (in °C) nach dem Versuch
„Ruka"	6,3	33,0	27,0	4,3	36,5	33,5
	7,3	33,0	30,0	4,0	34,0	33,5
	10,6	36,0	27,0	3,6	33,0	32,5
	5,8	33,0	28,5			
	10,2	30,0	23,5			
	10,5	32,0	26,5			
Durchschnitt	8,7	32,8	27,0	3,9	34,5	33,1
„Noga"	6,6	36,0	29,5	3,8	34,5	34,5
	8,5	33,0	30,0	4,3	35,5	34,5
	8,5	36,0	30,5	3,9	33,5	33,0
	7,7	36,0	31,0			
	14,4	33,5	28,5			
Durchschnitt	8,7	34,9	29,9	4,0	34,5	34,0

September 1938 bei denselben Siebenschläfern, als sie keinen Winterschlaf hielten, erhalten wurden. Die Körpertemperatur der Siebenschläfer ist während des Winterschlafs fast gleich der Umwelttemperatur, wobei sie im Durchschnitt um 0,4—1,0° höher als die Letztgenannte ist. Die Wärmeregulierung fehlt. Unsere Resultate, die wir während des Winterschlafes erhielten, stimmen vollständig mit den Daten anderer Autoren überein.

Die dritte Versuchsserie (Februar bis März) 1939 gibt ein Bild von der Änderung des Gaswechsels bei den Siebenschläfern bei Unterbrechung des Winterschlafs. Die Siebenschläfer wurden aus einer Kammer mit einer Temperatur von + 8 bis + 10° C in eine Kammer mit einer Temperatur von + 16° C gebracht, womit der

Winterschlaf eben unterbrochen wurde. Die Versuchsbedingungen und die Untersuchungsmethodik sind am Anfang der erwähnten Mitteilung beschrieben.
Die weiter unten angeführte Tabelle 4 zeugt von einer Intensitätsherabsetzung der chemischen Wärmeregulierung im Vergleich mit der Sommerperiode.

Tabelle 3

Änderungen des Grundumsatzes und der Körpertemperatur der Siebenschläfer während des Winterschlafes (Temperatur der Kammer 11° C)

Name	Verbrauch O_2 in 1 Minute (in cm^3)	Körpertemperatur (in °C)	
		vor dem Versuch	nach dem Versuch
„Nowi“	0,3	12,0	12,5
	0,6	11,5	11,5
	0,2	11,5	—
	0,4	11,5	12,5
	0,26	12,5	12,5
Durchschnitt	0,35	11,8	12,0
„Chwost“	0,3	11,5	11,5
	0,2	12,0	11,0
	0,1	11,5	11,5
	0,1	11,5	—
	0,3	11,5	14,5
	0,3	—	—
Durchschnitt	0,21	11,0	11,4

Aus der Tabelle 4 ist ersichtlich, daß bei Unterbrechung des Winterschlafs eine Erhöhung des Grundumsatzes beim Übergang von hohen Umwelttemperaturen zu niedrigen eintritt. Diese Änderung macht im Durchschnitt 4,3—4,5% auf 1° der Umgebung in bezug auf die Größe aus, die bei 26,0° C festgestellt worden ist. Im Sommer aber, im Wachzustand, machen diese Änderungen bei den Siebenschläfern 5,1 bis 12,9% auf 1° der Umwelt in bezug auf die Größen aus, die bei 25° C festgestellt worden sind.
Nach der Körpertemperatur unterscheiden sich ebenfalls die Siebenschläfer im Winter bei einer Unterbrechung des Winterschlafes von den wachbleibenden Siebenschläfern in der Sommerperiode (September 1938).
Wie aus den experimentellen Daten hervorgeht, ist das Ausgangsniveau der Körpertemperatur bei den Siebenschläfern niedriger und weniger beständig als im Sommer. An einzelnen Versuchstagen übersteigt die Körpertemperatur bei verschiedenen Tieren die Kammertemperatur um 10,0; 6,0; 4,0 und sogar um 2,0°.

Der Aufenthalt der Tiere in der „Kälte" zieht ebenso wie der Aufenthalt in der „warmen" Kammer eine Erhöhung des Ausgangsniveaus der Körpertemperatur nach sich. Aber man kann auch einen Unterschied in den Temperaturreaktionen der Siebenschläfer auf „warm" und „kalt" bemerken: Wenn die Körpertemperatur

Tabelle 4

Änderungen der Wärmeregulierung bei den Siebenschläfern nach künstlicher Unterbrechung des Winterschlafs

Temperatur der Kammer (in °C) / Name	6,0			26,0		
	Verbrauch O_2 in 1 Min. (in cm^3)	Körpertemperatur (in °C) vor dem Versuch	Körpertemperatur (in °C) nach dem Versuch	Verbrauch O_2 in 1 Min. (in cm^3)	Körpertemperatur (in °C) vor dem Versuch	Körpertemperatur (in °C) nach dem Versuch
„Chwost"	2,9	20,5	22,5	4,1	16,0	27,0
	9,4	18,5	24,5	3,1	19,5	34,5
	6,4	20,0	29,0	2,1	20,0	33,0
	4,5	22,0	29,0			
Durchschnitt	5,8	20,2	26,2	3,1	18,5	31,1
„Nowi"				3,4	16,5	34,0
				2,2	26,4	26,0
	3,6	19,5	28,0	1,1	20,0	27,5
	3,7	18,0	25,0	1,9	20,6	34,0
Durchschnitt	3,6	18,7	26,5	1,9	20,8	30,5

im Laufe eines vierstündigen Aufenthalts des Tieres bei + 6° im Durchschnitt für die beiden Tiere um 7° C steigt, so macht diese Steigerung in den Versuchen bei einer Umwelttemperatur von 26,0° C 11,1° C aus. Die aufgezählten Besonderheiten in der Wärmeregulation fehlen den weißen Ratten, die bekanntlich in keinen Winterschlaf fallen. Die Körpertemperatur der Ratten in der „Kälte" und in der „Wärme" im Februar bis März 1939 ist dieselbe wie auch im September 1938 (Tabelle 5).

Aus der letztgenannten Tabelle ist ersichtlich, daß die chemische Wärmeregulierung bei den Ratten im Winter ebenso gut ausgeprägt ist wie im Sommer. Die Körpertemperatur schwankt ebenso wie im Sommer in den Grenzen von 4,0 bis 6,0° C, indem sie bei niedrigen Umwelttemperaturen sinkt.

Die erhaltenen Daten im Lichte der Beobachtungen mehrerer Autoren gestatten es, die Vermutung zu äußern, daß die Siebenschläfer bei künstlicher Winterschlafunterbrechung, obwohl sie auch Elemente der Wärmeregulierung besitzen, sich doch in einem Zustand befinden, der von Weinland und Riel „Schlaftrunkenheit" genannt wird. Dieser Zustand ist allen Tieren eigen, die in Winterschlaf fallen, und äußert sich durch die Merkmale der Heterothermie.

Tabelle 5

Änderungen des Sauerstoffverbrauchs und der Körpertemperatur bei weißen Ratten

Temperatur der Kammer (in °C) / Name	7,0			26,0		
	Verbrauch O_2 in 1 Min. (in cm^3)	Körpertemperatur (in °C)		Verbrauch O_2 in 1 Min. (in cm^3)	Körpertemperatur (in °C)	
		vor dem Versuch	nach dem Versuch		vor dem Versuch	nach dem Versuch
„Sini“	6,4	34,0	32,0	6,1	32,0	32,0
	9,4	34,0	29,0	4,3	36,5	36,0
	8,5	33,0	28,0	5,5	34,0	35,0
Durchschnitt	8,1	33,3	29,3	5,2	34,1	34,1
„Bely“	5,1	33,3	31,0	8,8	32,5	33,0
	9,1	36,5	26,8	4,7	35,5	35,5
	9,1	30,5	24,0	3,5		
	8,5					
Durchschnitt	8,0	33,3	27,2	5,6	33,9	33,0

In unseren Versuchen gelang es uns (Tabelle 4), die Dynamik des Übergangs vom heterothermen Zustand zum homoiothermen Zustand zu beobachten. Bei diesem Übergang wird die Reaktion der chemischen Wärmeregulierung eingeschaltet und das Niveau der Körpertemperatur erhöht.

Wenn man aber die experimentellen Daten aller drei Versuchsserien vergleicht, zeigt sich, daß die Wärmeregulierung bei den Siebenschläfern, die einen Winterschlaf halten, sich auch nach seiner Unterbrechung von der in der Sommerperiode unterscheidet. Dies weist auf eine Änderung des funktionellen Zustandes des Wärmeregulierungsapparates in verschiedenen Lebensperioden hin.

Dementsprechend kann bei den heterothermen Tieren (Siebenschläfern) konstatiert werden, daß jahreszeitliche Schwankungen der Wärmeregulierung existieren, während bei den untersuchten Vertretern der homoiothermen Tiere (weiße Ratten) keine Schwankungen in der Intensität des Gasaustausches und in der Wärmeregulierung nach Jahreszeiten beobachtet wurden.

Schlußfolgerungen

1. Im Wachzustand während des Sommers tritt bei den Siebenschläfern eine intensive Reaktion der chemischen Wärmeregulation in Erscheinung. Die

Fähigkeit, die Körpertemperatur durch eine Intensitätsänderung des Gaswechsels in bestimmten Temperaturgrenzen zu regulieren, ist bei den Siebenschläfern durchaus nicht weniger ausgeprägt als bei den weißen Laboratoriumsratten. Die Körpertemperatur der Siebenschläfer zeichnet sich ebenso wie die Temperatur der weißen Ratten nicht durch Beständigkeit aus und schwankt in den Grenzen von 3 bis 6° C.

2. Im Winterschlafzustand sinkt der Gasaustausch bei den Siebenschläfern im Vergleich mit der Sommerperiode stark, und es wird eine Poikilothermie beobachtet. Die Körpertemperatur bei den Tieren, die einen Winterschlaf halten, ist der Umwelttemperatur fast gleich.
3. Bei der künstlichen Unterbrechung des Winterschlafs werden bei den Siebenschläfern ein niedrigeres Niveau als im Sommer und eine äußerst unbeständige Körpertemperatur beobachtet, wobei die Reaktion der chemischen Wärmeregulierung vorhanden ist.
4. Die Gegenüberstellung der erhaltenen experimentellen Daten zeugt davon, daß der funktionelle Zustand des Wärmeregulierungsapparates bei den Tieren, die sich im Winterschlaf und in einem Zustand der Heterothermie befinden, sich von dem derselben Tiere im Wachzustand im Sommer unterscheidet.
5. Zum Unterschied von den Siebenschläfern werden bei den weißen Laboratoriumsratten keine jahreszeitlichen Schwankungen in der Reaktion der Wärmeregulierung beobachtet.

LITERATUR

Слоним А. Д., Безуевская Р., Жила Е. Бюлл. экспер. биол. и мед.,
SLONIM, A. D., BESUJEWSKAJA, R., SHILA, J., Bulletin für experim. Biol. und Med. X, 1—2, 39, 1940.

Филатова Л. Г. Дисс., Киргизский мед. ин-т, Фрунзе,
FILATOWA, L. G., Diss. Kirgisisches Med. Institut. Frunse 1944.

DUBOIS, Annal. d'Université de Lyon, Paris 25, 1895.

L. A. ISSAAKJAN · R. A. FELBERBAUM

Physiologische Untersuchungen der gelben Zieselratte (Citellus fulvus) beim Übergang in den Sommerschlaf[1]

Aus dem Laboratorium für Gaswechsel (Leiter: Prof. A. D. SLONIM) der Abteilung für allgemeine Physiologie (Leiter: Akademiemitglied K. M. BYKOW) des Instituts für experimentelle Medizin der Ak. d. Med. Wissensch. der UdSSR und des Laboratoriums für Tierphysiologie (Leiter: Prof. G. P. KONRADI) der Kirgisischen Filiale der Ak. d. Wissensch. der UdSSR.

Eine physiologische Erforschung der Erscheinungen des Sommerschlafs bei den Säugetieren wurde kaum durchgeführt. Deshalb gibt es sehr wenig Daten von den Änderungen, die im Organismus der Tiere während des Schlafs während der verschiedenen Perioden des Lebenszyklus vor sich gehen.

Bekanntlich fallen einige Arten von Zieselratten in einen Sommerschlaf.

Das Studium der Biologie der Zieselratten zeigte, daß der Jahreszyklus ihres Lebens zeitlich einen aufeinanderfolgenden Periodenwechsel hat von Aufwachen, Paarung, Schwangerschaft, Geburt eines Jungen, Nähren, Niederlassung und Lagerung zum Schlaf zuerst der alten fetten Männchen, dann der Weibchen und schließlich des Jungen.

Aus den uns zur Verfügung stehenden Literaturdaten geht hervor, daß vor dem Schlaf im Organismus der Zieselratten neben einer Ansammlung von Fettablagerungen und einer Zunahme des Körpergewichts Umschwünge in dem funktionellen Zustand mehrerer Systeme und Organe stattfinden.

Diese Änderungen sind folgende:.

1. Das Hb, die Erythrozyten und der Blutzucker nehmen zu, die Reaktion des Blutes wird fortwährend saurer (KALABUCHOW und RAJEWSKI, 1934), die CO_2-Menge im Blut nimmt zu (RASMUSSEN, 1916).
2. Das Niveau des Askorbinsäuregehalts in den einzelnen Organen erreicht vor der Lagerung zum Schlaf das Maximum. Besonders beträchtlich ist diese Erhöhung der Askorbinsäure in den Nebennieren, in der Schilddrüse und in den Geschlechtsdrüsen (KRATINOW, MORINA, RESCHETNIKOWA, TORBNIA, 1947).
3. Die Funktionen der Schilddrüse — PEISER (1906), ADLER (1920), KRATINOW, Schkirina, POLJAKOWA (1946), KRATINOW und SCHKIRINA (1947) — und der Geschlechtsdrüsen — SHAW (1926) — sinken.
4. Der Tonus des vegetativen Nervensystems ändert sich (ABRAMOW, GLUSCHKOW, DUBROWINA, KRATINOW, MUSSATOWA, 1947).

[1] Die Arbeit ist zusammen mit dem Laboratorium für Tierphysiologie (Leiter: Professor G.P. KONRADI) der Kirgisischen Filiale der Ak.d. Wissensch. der UdSSR durchgeführt worden.

In der Literatur finden sich ebenfalls Hinweise auf eine Funktionsänderung der Wärmeregulation bei den Zieselratten beim Übergang vom Wachzustand zur Erstarrung. Einige Autoren beobachteten ein progressives Fallen der chemischen Wärmeregulierung, bevor die Tiere in den Schlaf fielen.

Wodurch sind aber die Änderungen des physiologischen Zustandes der Tiere bedingt, die vor dem Schlaf beobachtet werden?

Die Autoren des vorliegenden Artikels stellten sich das Ziel, die äußeren und inneren Faktoren festzustellen, die dazu beitragen, daß Tiere in einen Sommerschlaf fallen. Dazu nahmen sie Untersuchungen an der gelben Zieselratte vor (Citellus fulvus). Die Arbeit, die dargelegt wird, erschöpft allerdings nicht die Frage, deckt aber eine Reihe neuer Faktoren auf, die eine weitere Bearbeitung und Erforschung verlangen.

Die Resultate der Untersuchungen werden weiter unten angeführt.

Entwässerte Nahrung als Faktor, der den Eintritt des Sommerschlafes hervorruft

Die Termine, an denen die Zieselratten in den Schlaf fallen, und die Termine, an denen sie aufwachen, werden von den Ökologen mit dem Vertrocknen der Vegetation in Verbindung gebracht, d. h. mit der Wasserverringerung in der Nahrung (Kaschkarow, 1927; Kalabuchow, 1926 bis 1930). Kalabuchow (1929) gelang es, unter experimentellen Bedingungen den Eintritt des Sommerschlafs bei einer kleinen Zieselratte und bei einer Sandsteinzieselratte duıch Fütterung trockener Nahrung hervorzurufen.

Tabelle 1

Durchschnittsdaten für 10 Tage

Futter	Nr. d. Tieres	Anzahl der Atemzüge in 1 Minute	Körpertemperatur (in °C)	Körpergewicht zu Anfang des Versuchs in g	Gewichtsverlust am 10. Versuchstag (in %)
feuchtes ...	2	76	35,5	725	3
	4	69	35,5	815	3
	6	72	36,1	833	1
trockenes ..	1	46	33,8	811	7
	3	37	33,3	840	6
	5	44	33,5	805	9

Als wir den Versuch unternahmen, die oben erwähnten Versuche Kalabuchows zu wiederholen, experimentierten wir mit der gelben Zieselratte 10 Versuchstage lang und beobachteten kein charakteristisches Sinken der Körpertemperatur, das vom Eintritt des Schlafes zeugt.

Die Bedingungen des Experimentes waren folgende: Die Käfige, in denen die erwachsenen Zieselratten, Gewicht 700 bis 900 g, untergebracht wurden, waren in die Erde bis zu einer Tiefe von 70 cm eingegraben. Die Lufttemperatur in dem Käfig schwankte im Laufe von 24 Stunden in den Grenzen von + 14 bis + 16° C. Die eine Gruppe der Tiere erhielt täglich Trockenfutter (Mais, Weizen), die andere Frischfutter (Klee, Riedgras, Luzerne u. a.).

Wie aus der Tabelle 1 ersichtlich ist, fiel keine von den Zieselratten, die Trockenfutter erhielten, in den Schlaf, obwohl bei dieser Gruppe von Tieren das Niveau der Körpertemperatur niedriger war und die Anzahl dei Atemzüge in der Minute geringer im Vergleich mit den Zieselratten, die Frischfutter erhielten.

So erhielten wir, als wir die Versuche von KALABUCHOW wiederholten, keine positiven Resultate. Deshalb liegt die Annahme nahe, daß die Erklärung dafür, daß die Zieselratten in einen Sommerschlaf fallen, ausschließlich durch die Entwässerung der Nahrung ungenügend begründet ist.

In der Literatur finden sich Hinweise, daß die Lagerung zum Schlaf und das Aufwachen der kleinen Zieselratten, die in verschiedenen ökologisch sich unterscheidenden Teilen eines Verbreitungsareals leben, zu ein und derselben Zeit vor sich geht (KRATINOW, ABRAMOW, GLUSCHKOW, 1947).

Außerdem zeugen Beobachtungen davon, daß von allen Tieren diejenigen zuallererst in den Schlaf fallen, die mehr Fettablagerung aufweisen — die erwachsenen fetten Männchen, darauf die Weibchen.

Die jungen Zieselratten aber lagern sich später zum Schlaf, näher zum Herbst, nachdem sie ebenfalls eine ausreichende Fettmenge angehäuft haben.

Im Zusammenhang damit liegt die Annahme nahe, daß die Termine des Schlafeintritts im bedeutenden Maße von einer Verbindung innerer Faktoren mit äußeren bestimmt werden.

Askorbinsäure im Blut der Zieselratten vor dem Sommerschlaf

Die Strukturähnlichkeit des Vitamins C mit den Fermenten und Hormonen, seine Mitwirkung bei den Prozessen des Stoffwechsels und bei der Tätigkeit des endokrinen Systems und ebenfalls die Hinweise in der Literatur bezüglich der jahreszeitlichen Schwankungen des Askorbinsäuregehalts in den Organen einiger Tiere, die einen Winterschlaf halten (FOMIN, 1936; TSCHAGOWEZ und EPSTEIN, 1937; KRATINOW, MORINA, RESCHETNIKOWA, TORBINA, 1947) machen eine weitere Erforschung der Dynamik des Askorbinsäuregehalts bei den Nagetieren notwendig, die in einen Schlaf fallen, insbesondere unter Bedingungen, bei welchen eine Änderung äußerer Faktoren (Umwelttemperatur) dabei fehlt (Sommerschlaf).

Indem wir all das oben Dargelegte und ebenfalls auch jenes Faktum in Betracht zogen, daß die Frage nach der Möglichkeit einer Synthese des Vitamins C im Organismus der Zieselratten nicht gelöst ist, führten wir Untersuchungen der Schwankungen des Askorbinsäuregehalts im Blut bei den Zieselratten durch, bevor die Tiere in den Schlafzustand fielen.

Die reduzierte Askorbinsäure wurde im gesamten Blut durch Titration mit 2,6-Dichlorphenolindophenol bestimmt. Die Arbeit wurde sowohl unter Feldbedingungen (60 km von der Stadt Frunse, Kirgisien) als auch unter Laboratoriumsbedingungen (Stadt Frunse) im Laufe der Monate Mai und Juni 1947 durchgeführt. Insgesamt wurden 37 Zieselratten untersucht: 14 erwachsene fette, geschlechtsreife Tiere, mit einem Gewicht von 700 bis 1000 g; 15 erwachsene, geschlechtsreife Tiere, die aber noch keine beträchtlichen Fettreserven angehäuft hatten, mit einem Gewicht von 300 bis 500 g; 8 junge Tiere, aus dem Wurf von 1947, mit einem Gewicht von 150 bis 300 g.

Nachdem wir Anfang Mai 1947 unter Feldbedingungen unsere Untersuchungen begonnen hatten, setzten wir sie dann in der Stadt Frunse fort, wobei wir nach der Aufstellung eines bestimmten Ernährungsregimes für die Tiere die Durchführungsbedingungen der Versuche etwas modifizierten. Die oben aufgezählten drei Kategorien von Zieselratten (bzgl. Alter und Gewicht) wurden in einzelne Käfige gesetzt. Ein Teil der Tiere erhielt 15 Tage Trockenfutter, ohne Wasser und ohne Vitamin C — Hafer, Mais, Weizen — und der andere Teil der Tiere Frischfutter, das Wasser und Vitamine enthielt — Klee, Luzerne, Riedgras.

Nach der Beendigung des gleichartigen zweiwöchigen Ernährungsregimes wurde bei den Tieren der Askorbinsäuregehalt im Blut bestimmt.

Im Laufe der ganzen Versuchsperiode fraßen alle Tiere das Futter, aber zum Unterschied von den Zieselratten, die Grünfutter erhielten, waren die Tiere, die trockenes Korn fraßen, weniger aktiv, apathisch und pfiffen sogar nicht.

Eine Analyse der erhaltenen Daten (Abbildung 1) zeigt, daß unter Feldbedingungen, d. h. bei den Bestimmungen, die bei frisch gefangenen Tieren durchgeführt wurden, sich die maximale Menge an Askorbinsäure im Blut der geschlechtsreifen, fetten, zum Schlaf bereiten Zieselratten findet, die minimale Menge — im Blut der jungen Tiere, die im Jahre 1947 geboren worden sind, und in der Mitte die Zieselratten stehen, die erwachsen sind, aber noch keine Fettvorräte besitzen.

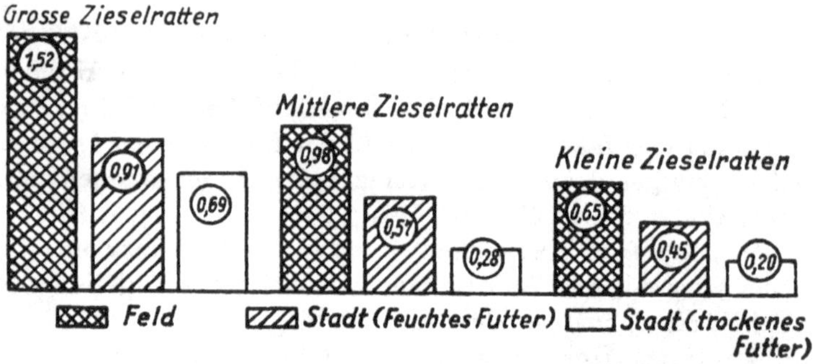

Abb. 1. Askorbinsäuregehalt (in mg %) im Blut bei Zieselratten

Ein längerer Aufenthalt erwachsener Zieselratten unter Laboratoriumsbedingungen auf einem Ernährungsregime, das Wasser und Vitamin C enthält, als auch bei einer Kost, die dieser Komponenten beraubt ist, ruft ein Sinken des Askorbinsäuregehalts im Blut hervor, wobei dieses Sinken am beträchtlichsten bei den Zieselratten ist, die Trockenfutter erhalten, das kein Vitamin enthält.

Bei Entziehung des Vitamins C in der Nahrung der Zieselratten verschwand bei den erwachsenen fetten Tieren die Askorbinsäure im Blut nicht — ihre Menge hielt sich auf einem bestimmten beträchtlichen Niveau. Bei den Zieselratten aber, die keine Fettschichten angesetzt hatten, und ebenfalls auch bei den jungen Tieren war bei Trockenfutter die Menge der Askorbinsäure im Blut im Vergleich mit den fetten erwachsenen Tieren bedeutend niedriger.

Bei der Untersuchung des Askorbinsäuregehalts in den Blättern des Klees und anderer Gräser, mit denen sich die Zieselratten unter Feld- und Laboratoriumsbedingungen ernährten, erwies sich, daß die Vitamin C-Menge in den grünen Pflanzen im Laufe des Mai bis Juni nicht unverändert blieb. Wenn Anfang Mai das Gras 16 mg/% Askorbinsäure enthielt, so sank diese Menge Mitte Juni bis auf 8,9 mg %. Die Gegenüberstellung dieser Daten mit den Daten, die bei der Askorbinsäurebestimmung im Blut bei den Zieselratten erhalten worden sind, die im Laboratorium lebten und feuchtes, Vitamin enthaltendes Futter erhielten, kann unseres Erachtens den Unterschied im Askorbinsäuregehalt bei den Zieselratten aller Lebensalter im Feld (Mai) und im Laboratorium (Juni) erklären.

Unsere Daten des Askorbinsäuregehalts im Blut bei den gelben Zieselratten stimmen mit den Daten überein, die KRATINOW und seine Mitarbeiter für kleine Zieselratten (Citellus pygmaeus) erhalten haben. Diese Autoren haben gezeigt, daß der Askorbinsäuregehalt in den Organen der Zieselratten im Laufe des Jahreszyklus des Lebens charakteristische jahreszeitliche Schwankungen durchmacht. Das Niveau des Askorbinsäuregehalts in den Organen und insbesondere in den endokrinen Drüsen (Nebennieren, Schilddrüse und Geschlechtsdrüsen) erreicht in der Periode vor der Lagerung zum Schlaf das Maximum, und nimmt dann während des Schlafes ab.

Die Zunahme der Askorbinsäuremenge im Organismus der Zieselratten vor der Lagerung zum Schlaf, die von den weiter oben zitierten Autoren und von uns beobachtet wird, hängt anscheinend mit der charakteristischen Ansammlung von Nahrungsreserven zusammen und kann nicht durch eine Synthese dieses Vitamins im Organismus der Zieselratten erklärt werden.

Diese Annahme ergibt sich aus unseren Versuchen, die zeigen, daß erwachsene, verfettete, zum Schlaf bereite Zieselratten eine größere Menge von Askorbinsäure besitzen als Zieselratten, die noch keine Nährreserven gesammelt haben, oder als junge Tiere.

Außerdem kann als Bestätigung der geäußerten Annahme jenes Faktum dienen, daß die Herabsetzung des Gehalts in der Nahrung oder die Entziehung des Vitamins C aus der Nahrung ein Fallen des Askorbinsäureniveaus im Blut bei den Zieselratten aller Altersstufen zur Folge hat.

Die vorliegende Untersuchung erhebt keinen Anspruch auf die endgültige Lösung der Frage nach einer Synthese des Vitamins C im Organismus der Zieselratten. Aber die erhaltenen Fakta bringen, indem sie die gegenseitige Beziehung zwischen der Askorbinsäuremenge im Blut, dem Körpergewicht und dem Alter aufzeigen, Licht in diese Frage, insofern als konstatiert wird, daß außer den Faktoren des Alters und dem Grad der Ansammlung von Nahrungsreserven die Askorbinsäuremenge im Organismus der Zieselratten auch von dem Gehalt des Vitamins C in der Nahrung abhängt.

Einfluß der Immobilisierung auf die Wärmeregulierung bei den Zieselratten

Die Beobachtungen von FILATOWA (1944) an der gelben Zieselratte zeigen, daß eine Fixierung (Fangen in Fangeisen) dieser Tiere eine Störung in der Wärmeregulierung hervorruft: Die gefangene und aus dem Fangeisen herausgenommene Zieselratte zeigt keine charakteristische Reaktion einer Stoffwechseländerung beim Temperaturwechsel des umgebenden Milieus.

Diese Änderung der chemischen Wärmeregulierung äußert sich erst am 2.—3. Tage nach der Gefangennahme.

Dieses Faktum einer Störung der Wärmeregulation infolge der Gefangennahme diente bei unseren Untersuchungen als Ausgangspunkt zur Aufdeckung der Faktoren, die eine Heterothermie bei Zieselratten hervorrufen. Nachdem wir als Versuchsobjekt die gelbe Zieselratte ausgewählt hatten, die die Halbwüsten Kirgisiens bewohnt, stellten wir unsere Beobachtungen gegen Ende der aktiven Periode des Lebenszyklus dieser Nagetiere an, d. h. kurz vor dem Moment, in dem die Tiere in den Schlafzustand fielen.

Die gelben Zieselratten in den Umgegenden der Stadt Frunse fallen gegen Ende Mai bis Anfang Juni in den Schlaf, und die jungen Tiere lagern im Juli bis August. Die Versuche, die weiter unten beschrieben sind, wurden im Mai 1947 in 60 km Entfernung von der Stadt Frunse, im Tschuiskischen Tal, an 15 Zieselratten durchgeführt.

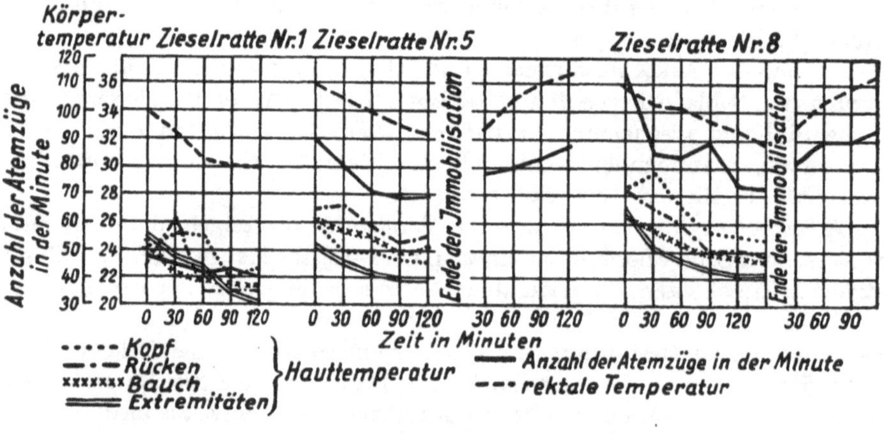

Abb. 2. Änderung der Hauttemperatur und der rektalen Temperatur bei einer Immobilisation von Zieselratten

Dem Versuch wurden erwachsene fette Zieselratten mit einem Gewicht von 700 g und mehr unterzogen. Sofort nach dem Fang wurden die Tiere zum Versuch genommen, der gewöhnlich in der ersten Tageshälfte durchgeführt und in einer gewaltsamen Immobilisation des Tieres bestand. Nach Messung der rektalen Temperatur wurde die Zieselratte der Länge nach mit dem Rücken nach oben in einer speziellen Vertiefung in der Erde ausgestreckt; ihre Extremitäten wurden an in die Erde geschlagenen Pfählen angebunden. Bei dem auf diese Weise immobilisierten Tier wurde die rektale Temperatur und die Hauttemperatur im Laufe von 2—3 Stunden im Abstand von 30 Minuten gemessen und ebenfalls die Anzahl der Atemzüge beobachtet. Die Versuche wurden bei einer Lufttemperatur von 10 bis 24° C angestellt. Nach Abschluß der Immobilisationsversuche wurden bei den Zieselratten die Reaktionen der chemischen Wärmeregulierung und die 24stündigen Schwankungen der Körpertemperatur untersucht. Die Untersuchungen des Gaswechsels wurden in geschlossenen pneumatischen transportablen Feldkammern (ohne Luftzufluß) bei einer Temperatur von 15,0; 20,0; 25,0; 30,0; 33,0° C durchgeführt.

Die erhaltenen Resultate, die nach dem Prinzip der Durchschnittsgrößen für jedes Versuchstier und für 10 Zieselratten in den Versuchen der Messung der 24stündigen Körpertemperaturschwankungen bearbeitet worden sind, sind auf den Abbildungen dargestellt.

In allen Versuchen mit einer Immobilisation der Zieselratten wurde von allen Tieren, wie dies aus der Abbildung 2 hervorgeht, für die Zieselratten Nr. 1, 5 und 8 ein Fallen der rektalen Temperatur und der Hauttemperatur beobachtet.

Die rektale Temperatur bei den künstlich immobilisierten Tieren fiel gegen Ende des zweistündigen Versuchs um 3°, wobei sie sich im weiteren Verlauf des Experiments fast nicht änderte. Neben dem Fallen der Körpertemperatur bei den immobilisierten Zieselratten wurde gegen Ende des Versuchs eine Verringerung der Anzahl der Atemzüge bemerkt.

Im Laufe der ganzen Versuchsperiode verhielten sich die Tiere gewöhnlich ruhig und waren sogar apathisch, nur einige Zieselratten (Nr. 2, 8, 14 und 15) waren zu Anfang des Versuchs unruhig. Sie versuchten, die Extremitäten zu befreien.

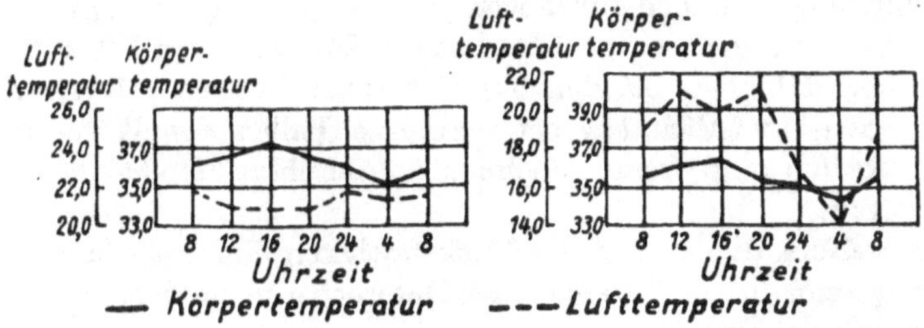

Abb. 3. 24stündige Schwankungen der Körpertemperatur bei Zieselratten

Nach Abschluß des zweistündigen Versuchs wurden die Zieselratten Nr. 5 und 8 freigelassen und in einzelnen Käfigen untergebracht, wobei die rektale Temperatur gemessen und die Anzahl der Atemzüge noch zwei Stunden lang gezählt wurde. Die Messung der rektalen Temperatur nach Abschluß der Immobilisation zeigte eine Erhöhung des Körpertemperaturniveaus und eine gewisse Vermehrung der Anzahl der Atemzüge in einer Minute.

Die Körpertemperatur erreichte nach der Immobilisation wiederum die Werte, die das Temperaturniveau vor der Immobilisation charakterisiert.
Die beobachteten Schwankungen der Körpertemperatur durch ihre Veränderungen im Laufe von 24 Stunden zu erklären, ist nicht möglich. Davon zeugt die Abbildung 3, auf der die Daten der Körpertemperaturmessungen dargestellt sind, die bei einer mehr oder weniger konstanten Umwelttemperatur (mit Schwankungen von 1° C) im Laboratorium durchgeführt wurden, und die bei den Zieselratten durchgeführten Messungen, die sich im Hof des Laboratoriums aufhielten und im Laufe von 24 Stunden beträchtlichen Schwankungen der Lufttemperatur — in den Grenzen bis 7° C — ausgesetzt wurden.
Wie aus der Abbildung 3 hervorgeht, schwankt die Körpertemperatur bei den Zieselratten im Laufe von 24 Stunden in Grenzen von 2° C. Sie erreicht das Maximum gegen 16 Uhr und das Minimum gegen 4 Uhr. Diese Schwankungen werden nicht durch die Umwelttemperatur bestimmt.
Das beschriebene Bild der Körpertemperaturschwankung im Laufe von 24 Stunden zeigt, daß bei den Zieselratten am Ende der Aktivitätsperiode bestimmte rhythmische Schwankungen in der Wärmeregulierung existieren, die sich in charakteristischen Schwankungen der 24stündigen Temperaturkurve ausdrücken.
Im Augenblick können wir jedoch keine begründete Erklärung für das Faktum der Abnahme des Körpertemperaturniveaus, das von uns in den Versuchen durch die Immobilisation beobachtet wird, geben; aber wir nehmen an, daß diese Änderung der Wärmeregulierung durch die Einstellung der Muskelbewegungen infolge der Gefangennahme hervorgerufen sein kann.
Diese Annahme kann durch Fakta bekräftigt werden, die sich aus den Untersuchungen einer Reihe von Physiologen ergeben, die aber unter etwas anderen Versuchsbedingungen durchgeführt worden sind (bei Abkühlung).
So ist z. B. in den Arbeiten von Walther (1862) und von Wertheim (1870) gezeigt worden, daß man bei den homoiothermen Tieren (Hund, Kaninchen, Meerschweinchen) künstlich ein beträchtliches Fallen des Körpertemperaturniveaus hervorrufen kann, wenn man ihnen bei Abkühlung die Möglichkeit nimmt, sich zu bewegen.
So ist die Annahme, daß Fehlen der Muskeltätigkeit eine Änderung der Wärmeregulierung, die sich durch Merkmale der Heterothermie äußert, zur Folge haben kann, nicht unbegründet.
Die Muskelbewegungen sind neben der Wärmeproduktion der Leber ein wichtiger Faktor, der die chemische Wärmeregulierung bei den Tieren gewährleistet. Schon Dubois (1895) entdeckte, daß bei dem aus dem Winterschlaf aufwachenden Murmeltier das erste Organ, in dem die Temperatur steigt, die Leber ist und im weiteren die Muskeln die Hauptarbeit der Erwärmung leisten.
Im Zusammenhang damit scheint uns, daß die Muskeltätigkeit ein Faktor ist, der die Aufrechterhaltung eines stabilen Körpertemperaturniveaus stimuliert. Und die Folge einer Ausschaltung der Muskelarbeit kann der Übergang vom homoiothermen Zustand zum heterothermen sein.

Über den Mechanismus der chemischen Wärmeregulierung bei Zieselratten

Wir setzten das Studium der Wärmeregulierung bei den Zieselratten fort und untersuchten die Reaktion der chemischen Wärmeregulierung bei den Tieren sofort nach der Gefangennahme und nach Ablauf von 2 bis 4 Tagen unter den Bedingungen der Gefangenschaft (im Laboratorium).

Die chemische Wärmeregulierung bei den Zieselratten wurde von einer Reihe von Autoren aufgedeckt. Dank der Untersuchungen von GELINEO (1938) an Citellus citellus und den Untersuchungen von FILATOWA (1944) an Citellus fulvus ist erwiesen, daß die Zieselratten in der Wachperiode fähig sind, mit einer Änderung des Gaswechsels auf die Änderung der Umwelttemperatur zu reagieren, d. h. sich analog den homoiothermen Tieren zu verhalten.

Bei der Analyse der Reaktionskurve der chemischen Wärmeregulierung, die FILATOWA für die gelbe Zieselratte erhielt, stellte sich heraus, daß die Anpassung an die Umwelttemperatur durch eine Änderung des Gaswechsels bei dieser Gattung von Nagetieren sich in engen Grenzen vollzieht. So wird z. B. das für das homoiotherme Tier charakteristische Bild der Gaswechseländerung bei der Zieselratte bei Umwelttemperaturen von + 10 bis + 35° C beobachtet.

Bei einer Umwelttemperatur unter + 10° C fällt parallel dem Sinken der Umwelttemperatur auch der Gaswechsel. Folglich kann hier schon von einer Homoiothermie gar keine Rede sein.

Unsere Untersuchungen der Reaktion der chemischen Wärmeregulierung bei den Zieselratten wurden bei solchen Umwelttemperaturen durchgeführt, bei denen, nach den Daten von FILATOWA, die für das homoiotherme Tier typische Gaswechseländerung beobachtet werden (die Untersuchungen wurden bei Umwelttemperaturen zwischen + 15 bis + 33° C durchgeführt).

Auf der Abbildung 4 sind die Kurven der Körpertemperatur und der Reaktion der chemischen Wärmeregulierung bei den Zieselratten sofort nach dem Fang und nach dem Versuch mit Immobilisation dargestellt. Bei allen Tieren folgten die Körpertemperaturschwankungen in der Regel den Änderungen der Umwelttemperatur (Ansteigen der Körpertemperatur bei hoher Umwelttemperatur und Sinken bei niedriger). Die Schwankungen der Körpertemperatur bei verschiedenen Umwelttemperaturen sind beträchtlich und erreichen bei einzelnen Tieren 6 bis bis 8° C.

Die Analyse der Kurven der chemischen Wärmeregulierung zeigt, daß diese Funktion bei den untersuchten Tieren in einem gewissen Grade gestört ist, denn wenn bei einigen Zieselratten (Nr. 5, 8, 15 und 16) die Gaswechselreaktion bei einer gewissen Umwelttemperatur von + 15 und + 20° C gestört ist, dann ist bei der anderen Gruppe der Zieselratten (Nr. 1, 2, 4, 6) überhaupt schwer davon zu sprechen, daß die Reaktion der chemischen Wärmeregulierung in der gleichen Art vorhanden ist, wie sie sich bei den homoiothermen Tieren äußert.

Ein anderes Bild wird bei den Zieselratten nach dreitägigem Aufenthalt im Laboratorium beobachtet.

So zeigt sich auf der Abbildung 5 bei allen drei Versuchstieren eine charakteristische Gaswechselreaktion auf die Änderung der Umwelttemperatur, wobei der kritische Punkt deutlich ausgeprägt ist und zwischen 25 bis 30° C liegt. Die Körpertemperatur der Versuchstiere schwankt um 5 — 6° C, indem sie bei einer Herabsetzung der Umwelttemperatur sinkt und bei einer Erhöhung steigt.

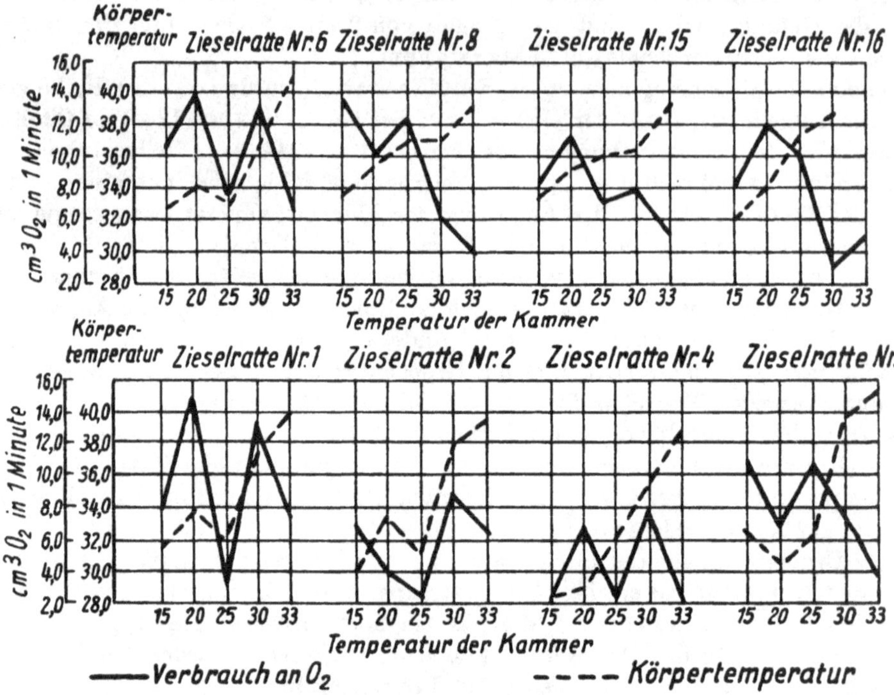

Abb. 4. Chemische Wärmeregulierung und Körpertemperatur der Zieselratten nach Versuchen mit Immobilisation

Die Heterothermie bei den Zieselratten ist auf Grund der durchgeführten Beobachtungen keine einfache Unterordnung der Lebensprozesse unter die Umwelttemperatur, sondern prägt sich dadurch aus, daß bei einem Vorhandensein von Elementen der Wärmeregulierung die für den homoiothermen Zustand gesetzmäßige Antwortreaktion des Gaswechsels bei einer Änderung der Umwelttemperatur gestört wird. Parallel damit werden die Temperaturgrenzen, in denen sich die Zieselratte als ein homoiothermes Tier bewegt, enger.

Jedoch kann man im Zusammenhang mit der Einschaltung einer vollkommeneren Reaktion der chemischen Wärmeregulierung bei den Zieselratten am 2. und 3. Tag nach der Gefangennahme die kortikale Natur der beobachteten Änderungen in der Wärmeregulierung annehmen.

Diese Änderungen, die durch Nervenimpulse, die aus den höheren Teilen des Gehirns kommen, hervorgerufen sind, bestimmen womöglich unabhängig von den äußeren Temperatureinwirkungen den Zustand der Homoiothermie und der Heterothermie.

Schlußfolgerungen

Die physiologischen Untersuchungen der gelben Zieselratte Citellus fulvus am Ende der Aktivitätsperiode, d. h. vor dem Sommerschlaf, zeigen folgendes:

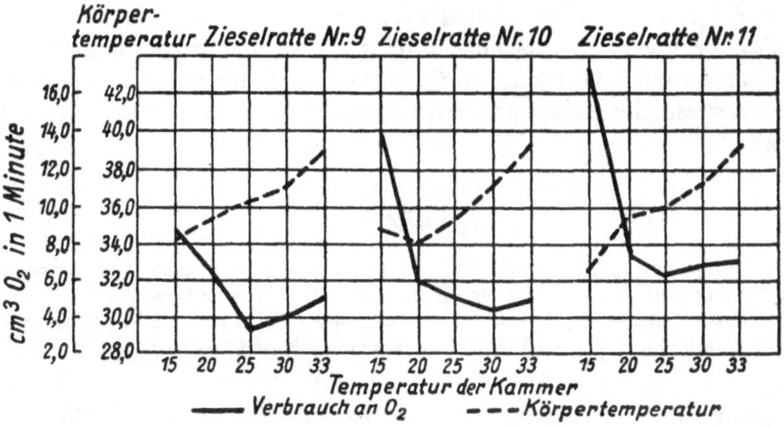

Abb. 5. Chemische Wärmeregulierung und Körpertemperatur der Zieselratten am 2. und 3. Tag nach der Immobilisation

1. Die Fütterung der erwachsenen fetten Tiere mit entwässerter Nahrung zieht ein Sinken des Körpertemperaturniveaus und eine Abnahme der Atemzüge in der Minute nach sich, ruft aber keinen Schlafzustand (Poikilothermie) hervor.
2. Die Menge der Askorbinsäure im Blut bei den Zieselratten hängt sowohl vom Gewicht (Ernährungszustand, Grad der Fettansammlung) und Alter des Tieres als auch von dem Vitamingehalt C in der Nahrung ab:
   a) Die maximale Menge Askorbinsäure befindet sich im Blut der Zieselratten, die erwachsen, fett und bereit sind, in Schlaf zu fallen, eine geringere Menge bei den Tieren, die noch keine Nährreserven angesammelt haben, und schließlich ihr minimalster Gehalt bei den jungen Tieren;
   b) das Fehlen des Vitamins C in der Nahrung ruft ein Sinken des Askorbinsäuregehalts im Blut hervor.
3. Die Körpertemperatur der Zieselratten erleidet im Laufe von 24 Stunden gesetzmäßige Schwankungen, wobei sie das Maximum gegen 16 Uhr und das Minimum gegen 4 Uhr erreicht.
4. Die Immobilisation (Gefangennahme) der erwachsenen verfetteten Zieselratte ändert den Reaktionsverlauf der Wärmeregulierung. Eine kurzfristige Immobilisation zieht unter sonst gleichen Bedingungen ein Fallen der Körpertemperatur und eine Verringerung der Atemzüge nach sich. Im Zusammenhang damit liegt die Vermutung nahe, daß die Ausschaltung der Muskeltätigkeit den Übergang von dem homoiothermen Zustand zu dem heterothermen zur Folge haben kann.

5. Nach den Versuchen mit der Immobilisation fehlt bei den Zieselratten die für das homoiotherme Tier gesetzmäßige Reaktion des Gaswechsels bei einer Änderung der Bedingungen der Umwelttemperatur.

Die Einschaltung einer vollkommeneren Reaktion der chemischen Wärmeregulierung wird am 2.—3. Tage nach der Gefangennahme beobachtet. Das beobachtete Faktum kann man vermutlich deuten, wenn man von dem Standpunkt ausgeht, daß nervale, kortikale Einflüsse auf die Wärmeregulierung existieren, welche den Zustand der Homoiothermie und der Heterothermie bei den Zieselratten bestimmen.

LITERATUR

Абрамов, Глушков, Дубровина, Кратинов, Мусатова. VII Всесоюзный съезд физиологов, биохимиков, фармакологов. Тезисы докл.,
ABRAMOW, GLUSCHKOW, DUBROWINA, KRATINOW, MUSSATOWA, VII. Allunionskongreß der Physiologen, Biochemiker, Pharmakologen. Thesen des Vortrags, S. 295, 1947.

Исаакян. Дисс., Л., ИЭМ,
ISSAAKJAN, Diss. Leningrad, Institut für Experimentelle Medizin, 1946.

Калабухов. 1926—1930 гг. «Спячка животных»,
KALABUCHOW, 1926 bis 1930. „Winterschlaf der Tiere." 2. Ausgabe, 1946.

Калабухов. 1929 г. «Спячка животных»,
KALABUCHOW, 1929. „Winterschlaf der Tiere." 2. Ausgabe, 1946.

Калабухов и Раевский. Вестн. микроб., эпид. и параз.,
KALABUCHOW und RAJEWSKI, Mitteil. der Mikr., Epid. und Paras., XIII, 3, 223, 1934.

Кашкаров и Лейн-Соколова. Экологические наблюдения над туркестанским желтым сусликом,
KASCHKAROW und LEIN-SOKOLOWA, Ökologische Beobachtungen an der Turkestanischen gelben Zieselratte. Taschkent. 1—20, 1927.

Кратинов, Морина, Решетникова, Торбина. Изв. АН СССР, серия биол.,
KRATINOW, MORINA, RESCHETNIKOWA, TORBINA, Mitteilungen der Ak. d. Wissensch. der der UdSSR, Serie Biol., 2, 258, 1947.

Кратинов, Полякова, Шкирина. Бюлл. экспер. биол. и мед.,
KRATINOW, POLJAKOWA, SCHKIRINA, Bulletin für experiment. Biol. und Med., XXI, 5, 64, 1946.

Кратинов и Шкирина. Изв. АН СССР, серия биол.,
KRATINOW und SCHKIRINA, Mitteilung der Ak. d. Wissensch. der UdSSR, Serie Biol., 2, 251, 1947.

Филатова. Дисс., г. Фрунзе,
FILATOWA, Diss., Stadt Frunse 1944.

Филатова. (Неопубликованные данные),
FILATOWA, (Unveröffentlichte Ergebnisse), 1944.

Фомин. Укр. біохем. журн.,
FOMIN, Ukr. biochem. Zeitschrift, IX, 3, 879, 1936.

Чаговец и Эпштейн. Бюлл. экспер. биол. и мед.,
TSCHAGOWEZ und EPSTEIN, Bulletin für experiment. Biol. und Med., 3, 3, 310, 1937.

ADLER, Arch. exper. Pathol., 86, 159, 1920.

DUBOIS, Annal. de l'Univers. de Lyon, 25, 1895.

GELINEO, Compt. rend. de la societé de Biolog., 127, 1357, 1360, 1938.

PEISER, Zeitschr. f. Biologie, 30, 482, 1906.

RASMUSSEN, Amer. Journ. of Physiol., 41, 464, 1916.

SHAM, Ecology, 7, 2, 136, 1926.

WALTER, Virchows Archiv, 25, 414, 1862.

WERTHEIM, Wien. med. Wochenschrift, Nr. 19—23, 1870.

A. D. SLONIM · R. P. OLNJANSKAJA · S. O. RUTTENBURG

Versuche zur Erforschung der Dynamik der physiologischen Funktionen des Menschen unter den Bedingungen des Transpolargebietes

Die Schaffung gesunder Arbeits- und Lebensbedingungen für den Menschen unter verschiedenen klimatischen Bedingungen verlangt ein sorgfältiges Studium der einzelnen Umweltelemente bezüglich ihres Einflusses auf den Organismus. Wenn in bezug auf einzelne physikalische Faktoren, wie z. B. die Temperatur, die Feuchtigkeit und die Strahlungsenergie, großes experimentelles und praktisches Material vorhanden ist, so sind die komplizierten Verbindungen dieser Einwirkungen, die das Wesen der Klimaeinwirkung auf den Organismus ausmachen, bedeutend weniger erforscht.

Schon der Begriff des Klimas selbst schließt unbedingt die Verbindung solcher physikalischer Umweltfaktoren ein, die einen Einfluß auf den lebenden Organismus ausüben können (BERG). Wenn man diese These auf den Organismus des Menschen unter den Bedingungen seiner Arbeitstätigkeit anwendet, muß man die zahlreichen und ständig sich verbindenden Einflüsse der einzelnen physikalischen Agenzien besonders sorgfältig durchanalysieren. Die sich im Laufe des individuellen Lebens des Menschen wiederholenden Einwirkungen eines komplizierten Komplexes von physikalischen Reizen schaffen die Hauptbasis für die Reaktion des Organismus, die sich aus einer Vereinigung sowohl unbedingter als auch bedingter Verbindungen bildet.

Diese Fragestellung, die von der Schule des Akademiemitgliedes K. M. BYKOW ausgeht, führt zu der Notwendigkeit, die feinsten Anpassungen zu analysieren, die im Prozeß der individuellen Entwicklung, der Ausbildung, der Arbeitstätigkeit entstehen und welche den Organismus in der Umwelt orientieren und den Verlauf der physiologischen Prozesse unter verschiedenen klimatischen Bedingungen bestimmen.

Wenn man das Problem der Klimaphysiologie als Aufgabe eines vollständigen und allseitigen Umweltstudiums des Organismus betrachtet, ist es unmöglich, sich mit der Erforschung nur des Einflusses einzelner physikalischer Faktoren zu begnügen, sondern es entsteht unvermeidlich die Notwendigkeit, Fragen der Ernährung sowohl von der quantitativen als auch von der qualitativen Seite, des Einflusses der Landschaft u. a. einzuschließen, d. h. alle jene Reize, die einfache oder kompliziertere Signale, welche den physiologischen Zustand des Organismus verändern, sein können.

Noch ganz unlängst nahm man an, daß nur die unmittelbare Einwirkung der Umwelttemperatur, der Nahrungsaufnahmen und der Muskelarbeit der Grund für die Änderung des physiologischen Zustandes, für die Änderungen des Stoffwechsels, des Blutkreislaufs, der Atmung usw. sein kann. Die Lehre von I. P. PAWLOW von den bedingten Reflexen, die von der Schule des Akademiemitgliedes BYKOW weiterentwickelt wird, stellt fest, daß Änderungen physiologischer Reaktionen anscheinend auch infolge von Einflüssen indifferenter Reize (Licht, Schall, Zeit) entstehen können. Eine Verbindung dieser Agenzien mit unbedingten Reizen bewirkt unter Laboratoriumsverhältnissen, daß zeitweilige Verbindungen entstehen, und ihre Verbindung in der Natur, unter den Bedingungen des gewöhnlichen Lebens, führt dazu, daß stabile natürlich bedingte Reflexe entstehen, die in bedeutendem Maße das Verhältnis des Organismus zur Umwelt bestimmen. Mehrere Untersuchungen der Schüler und Mitarbeiter des Akademiemitgliedes BYKOW (von OLNJANSKAJA, SLONIM, PSCHONIK, STSCHERBAKOWA, PONUGAJEWA und vielen anderen) zeigten, daß die natürlichen bedingten Reflexe, die z. B. bei Kombination der Beleuchtung und der Umwelttemperatur, der Zeit und der Umwelttemperatur, der Beleuchtung, der Nahrungsaufnahme u. a. entstehen, den Verlauf der wichtigsten physiologischen Funktionen oft gänzlich bestimmen. Von dieser Seite aus kann man eine Reihe von Reaktionen des Organismus auf klimatische Einwirkungen direkt als einen natürlichen bedingten Reflex auf das Licht, den Raum, die Intensität und den Charakter der Wärmeabgabe (der Abkühlung), auf einen taktilen Reiz, den Wind usw., betrachten.

Die dargelegte Konzeption sieht zwei Wege der klimatophysiologischen Untersuchungen vor:

1. Untersuchungen bei Ruhe, die das Ziel verfolgen, die Spuren der Reize, die wiederholt eingewirkt haben, aufzudecken und
2. Untersuchungen unter Arbeitsbedingungen, welche diese Erscheinungen nach dem Verlauf ihrer Entwicklung und ständigen Festigung registrieren.

Sowohl dieser als auch jener Weg wurde in bezug auf verschiedene physiologische Funktionen bei den klimatophysiologischen Untersuchungen, die dargelegt werden, eingeschlagen.

Die Untersuchung bei Ruhe, morgens nach dem Aufwachen, im Bett, kann beträchtliche Unterschiede im physiologischen Zustand aufdecken. Auf der Basis der thermischen Neutralität und der vollständigen Muskelruhe kommen jene Beziehungen zum Vorschein, die in den vorhergehenden Tagen, Wochen und sogar Monaten bestanden. Diesen Zustand kann man bildlich mit der ersten Seite eines aufgeschlagenen Buches vergleichen, die derjenigen ähnlich ist, die gestern, vorgestern usw. durchgelesen wurde. Mit den Jahren festigen sich solche Beziehungen als stabile Verbindungen zwischen den extero- und interorezeptiven Signalen und diesen äußeren Einwirkungen, und es bilden sich stabile Umschwünge, die bereits nicht nur eine physiologische, sondern auch eine klinische Bedeutung haben können.

Die vorliegende Arbeit wurde an einer Gruppe von 84 Menschen, die ein bis fünf Jahre im Transpolargebiet lebten, durchgeführt. Diese Gruppe wurde viermal untersucht: im August, im März und ein Jahr später im August und im Januar.

Die zweite Gruppe bestand aus 60 Menschen, ständigen Bewohnern des Baltikums. Sie wurde dreimal untersucht: im Juni, im Dezember und im April. Die untersuchten Personen, größtenteils im Alter von 20 bis 30 Jahren, lebten unter denselben Ernährungsbedingungen und verrichteten ungefähr dieselbe Arbeit.

Die Untersuchungsmethodik war folgende: Die Untersucher erschienen kurz vor dem Aufwachen in den Schlafräumen der Versuchspersonen. Alle Untersuchungen wurden an Menschen durchgeführt, die nüchtern im Bett lagen, d. h. unter strengen Grundumsatzbedingungen. Wie schon weiter oben gezeigt wurde, läßt es solch eine Methode zu, die Beobachtungen unter leichten Vergleichsbedingungen durchzuführen und nahe an die Frage nach den feinen physiologischen Umschwüngen im Organismus unter dem Einfluß sich wiederholender Einwirkungen der Umweltbedingungen heranzutreten. Als Methoden wurden angewandt: Untersuchungen des Bluts (Erythrozytenzählung und Hämoglobinbestimmung nach Sahli), Beobachtung der Lungenatmung, des Grundumsatzes, Zählen des Pulses und Messung des Blutdrucks.

Die erhaltenen Resultate wurden nach der Methode der Durchschnittswerte bearbeitet. Das Letztgenannte war möglich, da die physiologischen Reaktionen sich unter den beschriebenen Bedingungen für die einzelnen Gruppen der untersuchten Personen äußerst stabil und charakteristisch erweisen.

Bevor man zur Darlegung der physiologischen Daten übergeht, muß man kurz bei der elementaren Charakteristik der klimatischen Bedingungen des Transpolargebiets und des Baltikums verweilen.

In den angeführten Klimatogrammen (Abbildung 1) sind auf der Ordinate die durchschnittlichen Monatslufttemperaturen eingetragen und auf der Abszisse die durchschnittlichen Monatswerte der relativen Feuchtigkeit in Prozenten. Für das Transpolargebiet (Murmansk) sind viele Frostmonate charakteristisch (nur sechs Monate mit einer Temperatur von 0 bis + 12° C). Die relative Feuchtigkeit ist im Frühjahr niedriger als im Herbst. Für Riga sind wenige Frostmonate charakteristisch. Größtenteils beträgt die Umwelttemperatur 4 Monate mehr als + 10° C. Somit besteht die hauptsächliche Klimabesonderheit des Transpolargebiets nach den Temperaturdaten darin, daß der Sommer mit allen für ihn charakteristischen Umschwüngen der Umwelttemperatur, mit der Sommerlandschaft usw. fehlt. Außer diesem Temperaturfaktor jedoch ist auch der Strahlungsfaktor wesentlich, sowohl der unsichtbare ultraviolette Teil des Spektrums als auch der sichtbare, der mit dem Wechsel von Tag und Nacht zusammenhängt und die Änderungen der gesamten Aktivität des Menschen hervorruft.

Gehen wir zur Darlegung der erhaltenen Daten über.

Blut. Wie aus der Abbildung 2 ersichtlich ist, erleidet der Hämoglobingehalt im Blut gesetzmäßige jahreszeitliche Schwankungen. Ein höherer Hämoglobinprozentsatz wird in den Sommermonaten (August) für die Gruppe, die sich ständig im Transpolargebiet aufhält und im Juli für die Gruppe des Baltikums beobachtet.

Die niedrigsten Hämoglobinwerte werden in den Wintermonaten (Dezember bis Januar) und in den Frühjahrsmonaten (März bis April) beobachtet.

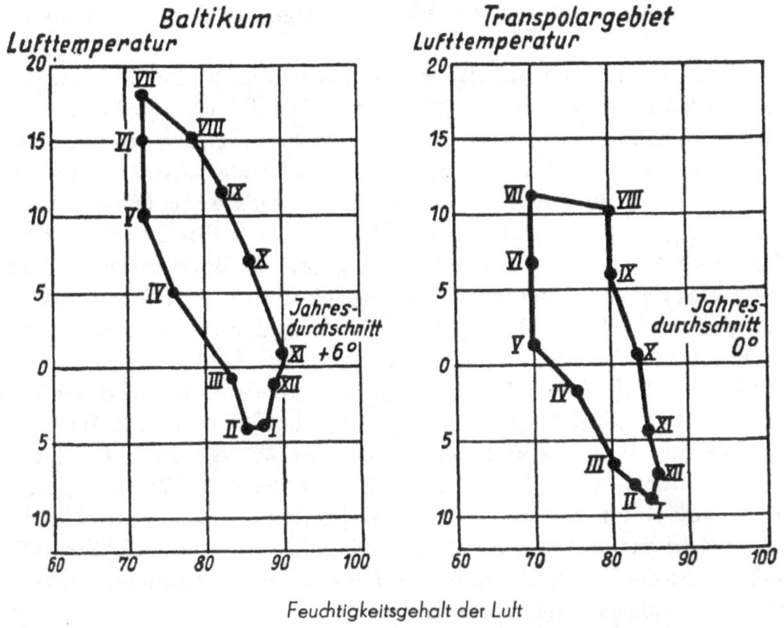

Abb. 1. Klimatogramme des Transpolargebiets (Murmansk) und des Baltikums (Riga)

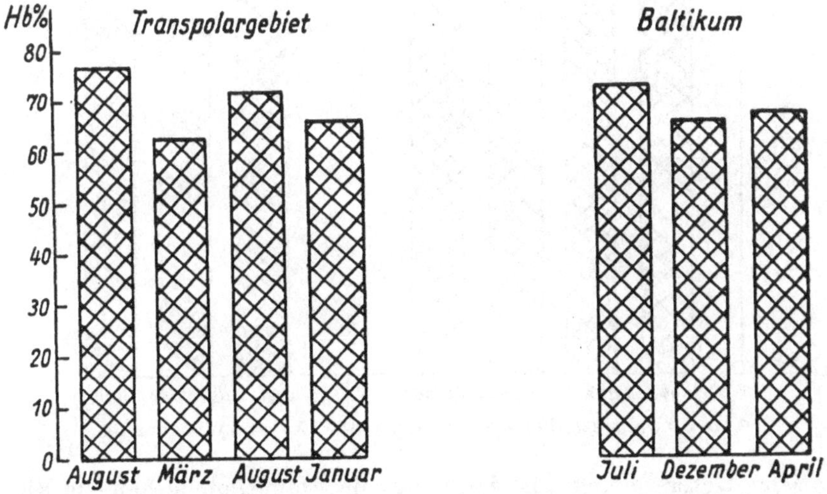

Abb. 2. Jahreszeitliche Schwankungen des Hämoglobingehalts

Die Anzahl der Erythrozyten schwankt dabei während der Jahreszeiten (Abbildung 3), und die beobachteten Schwankungen liegen in den Fehlergrenzen der Bestimmungsmethode.

Die Untersuchungen, die sich mit der Frage des Einflusses der Jahreszeiten auf den Gehalt an Hämoglobin und Erythrozyten bei Tieren befaßt haben, sind äußerst dürftig. Wenn man sich aber an die Untersuchungen wendet, die von verschiedenen Autoren am Menschen, hauptsächlich an Kindern durchgeführt worden sind, so stimmen die Resultate dieser Untersuchung vollständig mit den Literaturangaben überein. So untersuchten z. B. PLATTA und FREEMANN (1930) den Hämoglobingehalt bei Kindern im Alter von 21 bis 44 Monaten in der Zeit von November bis Mai und stellten niedrige Hämoglobinwerte im Februar fest. Durch Untersuchungen von NYLIN (1929), der den Einfluß der Jahreszeiten auf das Wachstum, den Grundumsatz und das Hämoglobin des Blutes bei Kindern untersuchte, wurde ebenfalls festgestellt, daß das Sauerstoffbindungsvermögen des Blutes bestimmte Schwankungen erleidet, nämlich: der minimale Wert wird im Winter und der maximale im Sommer beobachtet. Mit diesen Daten kann man auch die Daten der Grönlandexpedition (LINDHARDT, 1912) vergleichen, auf welcher das Hämoglobin des Blutes der Bevölkerung, die an den Ufern tiefer Fjorde lebt, untersucht und eine Erhöhung seines Gehalts im Frühjahr und Sommer festgestellt wurde. Dies ließ sich durch den großen Reichtum an ultravioletter Strahlung in dem diffusen Licht des Himmels im Norden erklären.

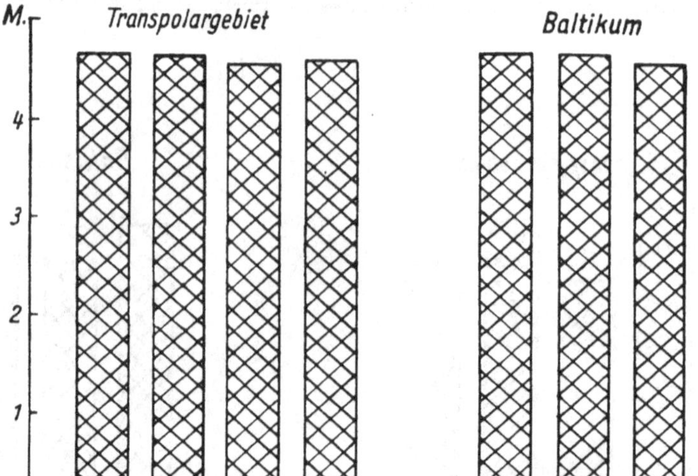

Abb. 3. Jahreszeitliche Änderungen des Erythrozytengehaltes

Nach unseren Untersuchungen ist das Niveau des Hämoglobingehalts im Blut der Menschen im Norden größeren jahreszeitlichen Schwankungen unterworfen als unter den Bedingungen des Baltikums. Diese Erscheinung muß man auf Rechnung der schroffen Schwankungen in der Intensität der Einwirkung sowohl des unsichtbaren (des ultravioletten) als auch des sichtbaren Teils des Spektrums unter den Bedingungen des Nordens in der Sommer- und in der Winterjahreszeit setzen.

Die Lungenatmung. Auf der Abbildung 4 sind die Daten der Schwankungen der Lungenventilation und der Atemfrequenz in einer Minute angeführt. Wie aus der Abbildung ersichtlich ist, wird der höchste Wert der Lungenventilation im März unter den Bedingungen des Transpolargebietes und im Juni unter den Bedingungen des Baltikums beobachtet. Die kleinsten Werte fallen in die Herbst-Winterperiode. Die Atemfrequenz ändert sich dabei nicht merklich. Folglich kommen die jahreszeitlichen Veränderungen der Lungenatmung hauptsächlich in einer Tiefenzunahme der Ausatmung zum Ausdruck.

Die Veränderung der Atmung zu verschiedenen Jahreszeiten war der Gegenstand einer sehr gründlichen Untersuchung in den Arbeiten von LINDHARDT.

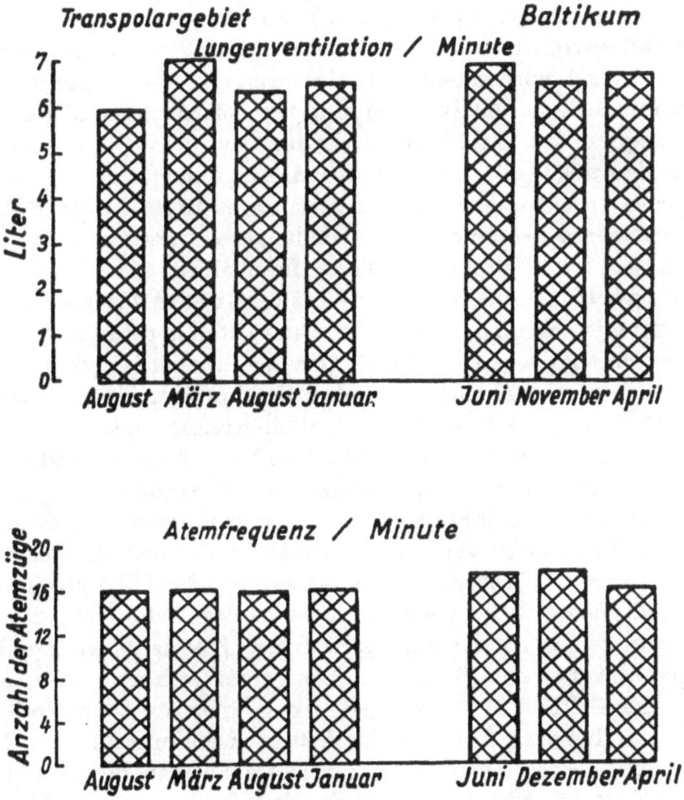

Abb. 4. Jahreszeitliche Schwankungen der Atmung

LINDHARDT mißt bei den Veränderungen der Lungenatmung der Einwirkung der Strahlungsenergie (sowohl des sichtbaren als auch des ultravioletten Teils des

Spektrums) eine große Bedeutung bei. Dabei wird hervorgehoben, daß der Effekt der Atmungsänderung sowohl beim Einfluß der natürlichen Sonnenstrahlen als auch bei einer Einwirkung der Quarzlampe festgestellt werden kann.

Unter den Bedingungen der Grönlandexpedition (1906 bis 1908) konnte LINDHARDT eine Zunahme des Ausatmungsvolumens in der Frühjahrs-Sommerperiode und eine Abnahme in der Winterperiode beobachten. Alle diese Erscheinungen werden gewöhnlich durch reflektorische Veränderungen der Erregbarkeit des Atemzentrums unter dem Einfluß der Strahlungsenergie erklärt.

Wenn man das angeführte experimentelle Material, das im Transpolargebiet erhalten worden ist, von diesem Standpunkt aus betrachtet, kann man zu dem Schluß kommen, daß die Veränderungen der Atmung nur in der Frühjahrsperiode auftreten, was dem Beginn des Polartages entspricht. Im August ist das Ausatmungsvolumen bedeutend geringer, obwohl die Strahlungsintensität nicht abnimmt. Unter den Bedingungen des Baltikums wird im April fast keine Zunahme der Lungenventilation beobachtet. Die Letztgenannte tritt erst zum Juni auf. All das zeugt davon, daß man die jahreszeitlichen Veränderungen der Atmung nicht allein nur durch vorhandene Reize erklären darf — durch die ultraviolette Strahlung, wie dieses LINDHARDT annimmt. Offensichtlich hat hier das ganze vorhergehende Regime der Strahlungseinwirkung auf den Organismus eine entscheidende Bedeutung. Das Auftreten der ersten Sonnenstrahlen übt unter den Bedingungen des Transpolargebietes einen stärkeren Einfluß auf die Erregbarkeit des Atemzentrums aus als die nachfolgende längere Bestrahlung des Organismus mit derselben oder sogar mit einer größeren Intensität.

Die Veränderungen der Atmung (Ausführliches siehe weiter unten) stehen in keinem Zusammenhang mit den Änderungen der Umwelttemperatur und werden nicht durch die Mitwirkung der chemischen Wärmeregulierung bestimmt. Die schroffe Zunahme der Lungenventilation unter den Bedingungen des Transpolargebiets kann fast gänzlich dem eigenartigen Strahlungsregime des Nordens und den Gesetzmäßigkeiten der Organismusreaktion auf die längeren und wiederholten Einwirkungen der Strahlungsenergie zugeschrieben werden.

Der Grundumsatz. Die jahreszeitlichen Schwankungen des Grundumsatzes sind von diesem Standpunkt aus von großem theoretischem als auch von großem praktischem Interesse. Wie spezielle Untersuchungen der Laboratorien der Schule des Akademiemitgliedes BYKOW gezeigt haben, spiegelt die Höhe des Grundumsatzes nicht nur den unmittelbaren Einfluß der Faktoren der Ernährung, der Umwelttemperatur und der Muskeltätigkeit wider, sondern auch den vorhergegangenen Einfluß dieser Einwirkungen, der in einer Art bedingtreflektorischer zeitweiliger Verbindungen gefestigt ist. Deshalb kann die Intensität der Oxydationsprozesse unter den Bedingungen des Grundumsatzes sowohl die energetische Seite der Arbeitstätigkeit des Menschen als auch alle komplizierten Verbindungen mit den Umweltbedingungen widerspiegeln (OLNJANSKAJA, SAWTSCHENKO, SLONIM, PONUGAJEWA).

Die Abbildung 5 zeigt, daß man unter den Bedingungen des Transpolargebiets ein bedeutendes Sinken des Grundumsatzes im Vergleich mit den Daten von

Harris-Benedict beobachten kann. Im Durchschnitt wird die stärkste Abnahme des Grundumsatzes in den Winter- und Frühjahrsmonaten, die geringste in der Sommerperiode beobachtet. Ein Vergleich der Daten, die für das Baltikum und für das Transpolargebiet erhalten worden sind, weist auf geringere jahreszeitliche Umschwünge des Grundumsatzes unter den Bedingungen des Transpolargebietes im Vergleich mit dem Baltikum hin. Da die Mehrzahl der untersuchten Personen nicht aus dem Transpolargebiet gebürtig ist, sondern dorthin verhältnismäßig kurzfristig gekommen ist (ein Jahr bis 5—6 Jahre), entsteht die Frage nach dem Einfluß der Aufenthaltsdauer im Transpolargebiet auf die jahreszeitliche Periodik des Grundumsatzes. Wie aus der Abbildung 5 ersichtlich ist, äußert sich eine krasse Abhängigkeit von der Jahreszeit der Schwankungen

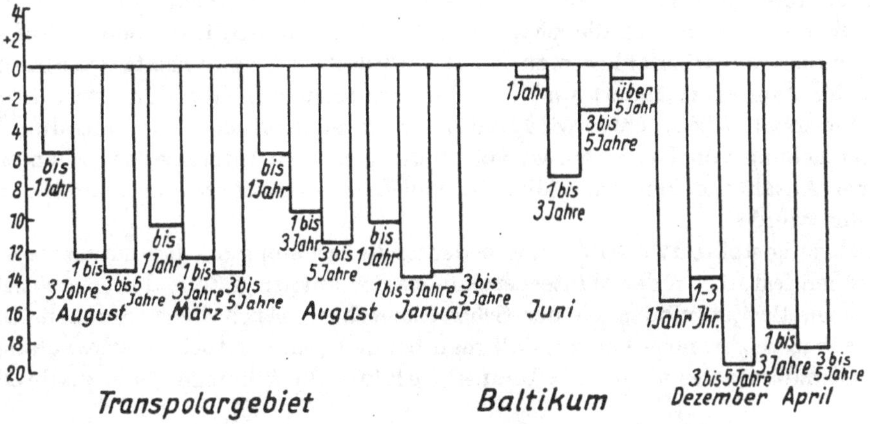

Abb. 5. Jahreszeitliche Veränderungen des Grundumsatzes

des Grundumsatzes nur im Laufe des ersten Aufenthaltsjahres hinter dem Polarkreis. Im weiteren verwischen sich die jahreszeitlichen Unterschiede, und der Grundumsatz schwankt äußerst schwach während der Jahreszeiten. Der Ausfall der jahreszeitlichen Periodik bei einem längeren Aufenthalt im Transpolargebiet kann entweder durch irgendwelche besonderen Einflüsse des klimatischen Regimes des Transpolargebites erklärt werden oder (was uns am wahrscheinlichsten erscheint) durch ein Ausfallen gewohnter kompliziert-reflektorischer Verbindungen unter den Bedingungen des Nordens, die sich beim Menschen im Laufe des individuellen Lebens auf den ganzen Komplex der äußeren Reize ausgearbeit haben.

In der Literatur gibt es nicht wenige Hinweise auf die jahreszeitlichen Veränderungen des Grundumsatzes beim Menschen, aber die Mehrzahl dieser Untersuchungen wurde an einer sehr beschränkten Anzahl von Personen durchgeführt. Nur einige Autoren finden, daß man die Veränderungen des Grundumsatzes, die im Laufe des Jahres beobachtet werden, ausschließlich durch den Temperaturfaktor der Umwelt erklären kann, und folglich wird der Einfluß der Jahreszeiten auf die Höhe des Grundumsatzes gänzlich auf den einfachen Einfluß der Umwelttemperatur zurückgeführt.

Die Arbeit in dieser Richtung, die das meiste Zutrauen verdient, ist die Untersuchung von BENEDICT, MILES, ROTH und SMITH (1919), die von ihnen an einer Militärabteilung, die eine normale, mehr oder weniger beständige Diät erhielt, durchgeführt wurde. Die Untersuchung zeigte, daß der Grundumsatz bei den Militärpersonen zwischen Oktober und Dezember merklich herabgesetzt ist. In den Arbeiten von GUSTAFSON und BENEDICT (1928), die einmal im Monat an 20 jungen Mädchen im Alter von 18 bis 22 Jahren eine Grundumsatzbestimmung in der Zeit von Oktober 1926 bis Januar 1928 durchführten (mit Ausnahme von Juli, August und September), kamen die Autoren zu dem Schluß, daß der Grundumsatz im Winter niedrig ist und im Laufe des Frühjahrs und des Sommers steigt.

In der letzten Zeit kam IWANOWA (1947), die an der Erforschung des Einflusses von Kurortfaktoren auf die physiologischen Funktionen, insbesondere auf den Grundumsatz gearbeitet hatte, zu dem Schluß, daß der Grundumsatz sich abhängig von der Jahreszeit ändert und daß das Minimum des Grundumsatzes in den Wintermonaten beobachtet wird und das Maximum im Mai, Juni und Juli. Die Untersuchung von IWANOWA ist von äußerst großem Interesse, da sie an einer großen Anzahl von Menschen (über 500) im Laufe einer Reihe von Jahren durchgeführt wurde.

Gleichzeitig stellte IWANOWA eine bedeutende Erhöhung des Grundumsatzes bei Personen fest, die in der Winterperiode aus der mittleren Zone des europäischen Teils der Sowjetunion nach der Schwarzmeerküste Abchasiens kommen. Diese Tatsachen zeigen noch einmal, daß man bei den jahreszeitlichen Schwankungen des Grundumsatzes nicht dem Temperaturfaktor die führende Rolle zuschreiben darf.

Dieselben Schlußfolgerungen kann man auch auf Grund früherer Untersuchungen von JAKOWENKO (1929) machen, der eine Erhöhung des Grundumsatzes unter den Bedingungen des Kurorts Eupatoria feststellte. Von großem Interesse für die Frage, die von uns untersucht wird, ist die Arbeit von BAITSCHENKO (1936), der die jahreszeitlichen Veränderungen des Grundumsatzes beim Menschen in der Arktis erforschte. BAITSCHENKO führte seine Beobachtungen an einer Gruppe von Männern durch, die auf der Insel Dikson von Juni 1935 bis September 1936 überwinterten. Die erhaltenen Daten zeigten, daß der Grundumsatz in der Arktis mit Beginn des vollen Polartages (Ende April und Anfang Mai) zu steigen beginnt. Die höchsten Werte erreichte der Grundumsatz gegen Ende des Polartages (Anfang August). Die Daten von BAITSCHENKO können an unserem Material nur bei den Personen bestätigt werden, die sich das erste Jahr im Polargebiet aufhielten. Von großer Bedeutung kann die Frage nach einem Zusammenhang der jahreszeitlichen Veränderungen des Grundumsatzes mit den jahreszeitlichen Schwankungen der Vitaminbalance im Organismus (Vitamine B, C, D) sein. Das darüber vorhandene sehr unbedeutende Material in der Literatur gestattet es nicht, zu einem bestimmten Schluß zu kommen. Kategorisch bestritten wird nur der Einfluß des Askorbinsäuregehalts im Blut auf das Niveau des Grundumsatzes. Im übrigen ist auch hier die Möglichkeit von Änderungen des Grundumsatzes infolge der gewöhnlich bei der Hypovitaminose C entstehenden Änderungen der Muskelaktivität nicht ausgeschlossen.

Man muß noch eine Erscheinung erwähnen, die an von uns erhaltenen Daten beobachtet wurde. Aus den weiter oben angeführten Abbildungen ist ersichtlich, daß die hohen Hämoglobinwerte, die in den Sommermonaten beobachtet werden, zeitlich auch mit den höheren Werten des Grundumsatzes zusammenfallen und umgekehrt der niedrige Grundumsatz auch den niedrigen Hämoglobin-

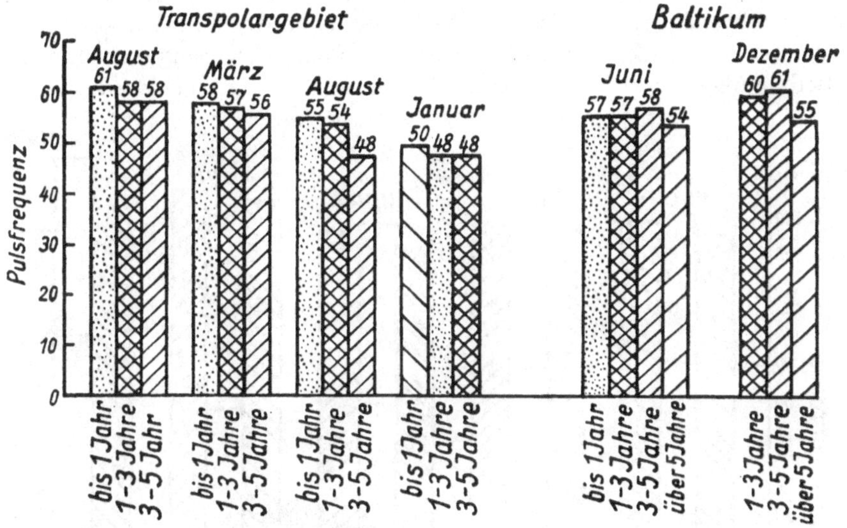

Abb. 6. Jahreszeitliche Veränderungen der Pulsfrequenz

werten entspricht. NYLIN (1929) wies auf einen analogen Zusammenhang zwischen der Höhe des Hämoglobins und der Höhe des Grundumsatzes hin. Er stellte fest, daß ein hoher und niedriger Grundumsatz einer entsprechenden Zunahme und Abnahme des Sauerstoffbindungsvermögens des Blutes vorangeht.

Der Zirkulationsapparat. Bis heute hat man in der Literatur den jahreszeitlichen Tätigkeitsschwankungen des Zirkulationsapparates keine Aufmerksamkeit geschenkt. Als die einzigen zuverlässigen Tatsachen für die Physiologie des Menschen auf diesem Gebiete kann man die jahreszeitlichen Veränderungen des Minutenvolumens und des Blutdruckes unter dem Einfluß heißer Bäder (GOLDSCHMIDT u. a.) und ebenfalls die Veränderungen der Hautgefäßreaktion (MARSCHAK, 1940; WOOL, 1939; KOIRANSKI, 1946) ansehen.

Die auf der Abbildung 6 angeführte Pulsfrequenz zeigt eine Abnahme in den Wintermonaten im Vergleich mit den Sommermonaten. Diese Erscheinung ist unter den Bedingungen des Transpolargebietes ausgeprägt und fehlt im Baltikum. Unter den Bedingungen des Transpolargebiets wird eine allmähliche Abnahme der Pulsfrequenz im Zusammenhang mit der Aufenthaltszeit beobachtet. Unter den

Bedingungen des Baltikums fehlen diese Erscheinungen. So kann man in bezug auf den Puls denselben Schluß ziehen wie auch in bezug auf den Grundumsatz. Es wird eine Abnahme der Pulsfrequenz im Zusammenhang mit einer Aufenthaltsverlängerung im Norden beobachtet (für dieselben Altersgruppen).

Der systolische Blutdruck ist unter den Bedingungen des Nordens niedriger als unter den Bedingungen des Baltikums (Abbildung 7). Es wird ein Sinken des diastolischen Blutdrucks in den Sommermonaten und eine Abnahme der Amplitude in den Wintermonaten beobachtet. Unter den Bedingungen des Baltikums fehlen irgendwelche jahreszeitlichen Veränderungen des Blutdrucks. Bei diesen Gegenüberstellungen kann man insgesamt die Schlußfolgerung ziehen, daß unter den Bedingungen des Transpolargebiets eine Neigung zur Bradykardie und

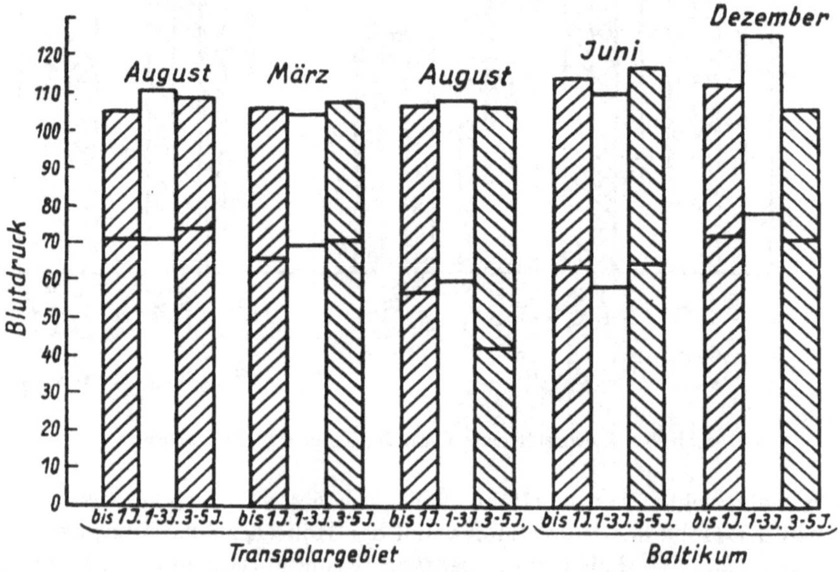

Abb. 7. Jahreszeitliche Schwankungen des Blutdrucks

Hypotonie beobachtet wird. Diese Erscheinungen finden sich auch bei der Erforschung des 24-Stunden-Zyklus der physiologischen Funktionen.

24-Stunden-Periodik der physiologischen Funktionen. Die 24stündigen periodischen Schwankungen der Körpertemperatur beim Menschen unter den Bedingungen der Arktis wurden von LINDHARDT (1906 bis 1908) während der Grönlandexpedition untersucht. In diesen Arbeiten konnte LINDHARDT die Abhängigkeit des 24-Stunden-Rhythmus der physiologischen Funktionen des Menschen vom Arbeitsregime, vom Regime des Schlafs und des Wachseins vollständig nachweisen.

Die Untersuchungen von STSCHERBAKOWA (1937, 1938) an Affen stellten die außerordentliche Bedeutung der optischen Reize bei der Bildung des 24stündigen periodischen Zyklus physiologischer Funktionen (der Körpertemperatur, der Atmung, des Alkali-Säuregleichgewichts und der Bewegungsaktivität) fest.

Im Zusammenhang mit dem eigenartigen Lichtregime des Transpolargebiets und mit den besonderen Lebensbedingungen unserer Versuchspersonen (Beschäftigungen bei künstlicher Beleuchtung) entstand die Frage nach den jahreszeitlichen Schwankungen des 24-Stunden-Rhythmus physiologischer Funktionen bei ihnen.

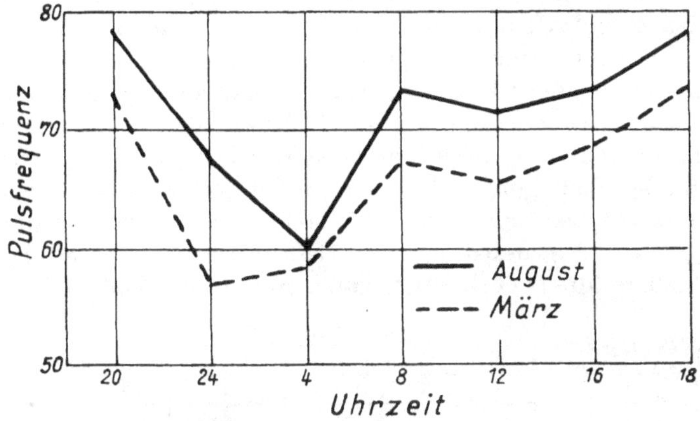

Abb. 8. 24stündige Kurven der Pulsfrequenz

Die Untersuchung wurde an einer Gruppe von Personen durchgeführt, die ein und dieselbe Arbeit verrichteten und unter denselben Bedingungen lebten. Auf der Abbildung 8 sind die 24stündigen Schwankungen der Pulsfrequenz im März und August dargestellt. Aus der Abbildung ist ersichtlich, daß die Pulsfrequenz im

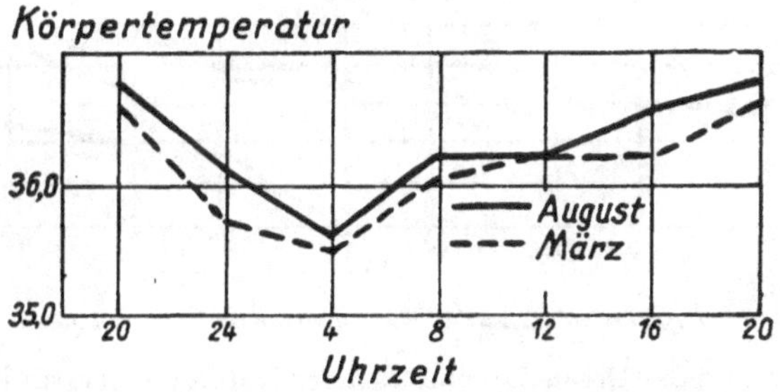

Abb. 9. 24stündige Kurven der Körpertemperatur

Laufe von 24 Stunden gesetzmäßige Schwankungen durchmacht. Das Maximum wird um 20 Uhr und das Minimum um 4 Uhr erreicht. Die Pulsfrequenz ist während der 24-StundenPeriodik im Winter etwas niedriger als im Sommer. Das Minimum der Pulsfrequenz verschiebt sich im Winter und wird um 24 Uhr beobachtet. Die 24stündige Pulskurve im Winter nimmt auch einen geneigteren Charakter an. Besonders langsam steigt die Pulsfrequenz von 8 Uhr an, d. h. nach dem Aufwachen.

Auch die 24stündigen Schwankungen der Körpertemperatur stellen ein analoges Bild dar. Ihr äußerst niedriges Niveau in den Nachtstunden (unter 36° C) wird von einem sehr abgeschrägten Anstieg abgelöst, der das Maximum um 20 Uhr erreicht (Abbildung 9). Ein vollständig anderes Bild kann man bei einer Gruppe von Personen unter den Bedingungen von Leningrad (Dezember) sehen. Hier werden trotz eines sehr kurzen Tages sowohl ein höheres Niveau der Körpertemperatur als auch ein viel schnellerer Übergang von dem Nachtzustand der herabgesetzten Erregbarkeit der vegetativen Zentren zum Tageszustand, der der gewöhnlichen Arbeitstätigkeit entspricht, beobachtet.

Der langsame Anstieg der 24-Stunden-Kurve findet seine Widerspielung in einer ziemlich niedrigen Erregbarkeit bei der Mehrzahl der untersuchten Versuchspersonen. Die Veränderung der chemischen Wärmeregulation im Laufe von 24 Stunden unter den Bedingungen der üblichen Tätigkeit stellt ein eigenartiges Bild dar. Die Untersuchungen wurden an ruhig stehenden Versuchspersonen um 9 und um 20 Uhr, 12 oder 9 Stunden nach der Nahrungsaufnahme, durchgeführt. Wie aus der Abbildung 10 ersichtlich ist, kann man unter Winterbedingungen eine

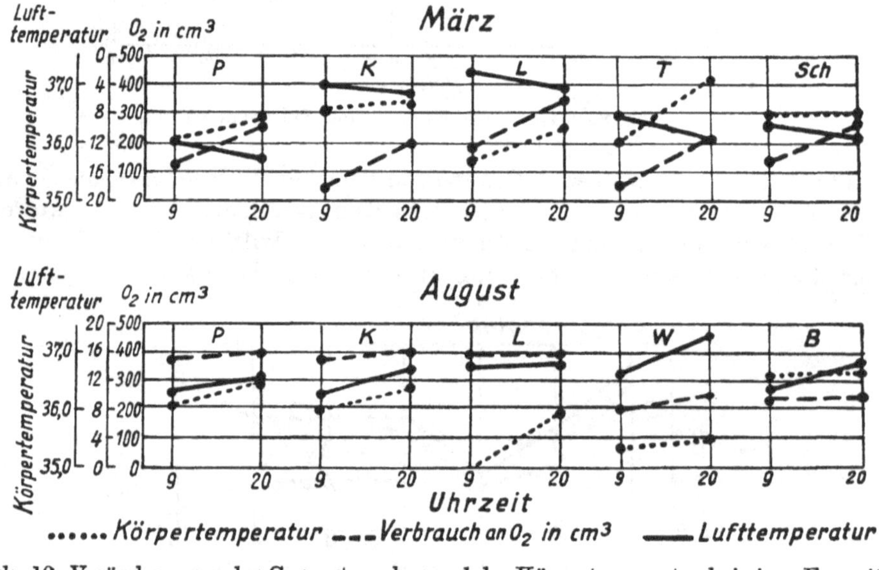

Abb. 10. Veränderungen des Gasaustausches und der Körpertemperatur bei einer Exposition im Freien zu verschiedenen Jahreszeiten

gesetzmäßige Erhöhung des Grundumsatzes bei Abnahme der Umwelttemperatur beobachten. Trotz des allgemein herabgesetzten Niveaus der Körpertemperatur unter den gewohnten Bedingungen der Abkühlung ist die chemische Wärmeregulation gut ausgeprägt. Der thermische Reiz in Verbindung mit dem charakteristischen Bild der Polarnacht ist kompliziert und genügend stark, um die Antwort des Wärmeregulationsapparates zu gewährleisten! Deshalb muß man die jahreszeitlichen Schwankungen des Stoffwechsels im Transpolargebiet als Äußerung einer normalen kompliziertreflektorischen Regulierung des Grundumsatzes und nicht als Störung der chemischen Wärmeregulierung ansehen.

Schluß

Das oben dargelegte Material läßt keinen Zweifel darüber, daß sich der physiologische Zustand des Menschen bei einem längeren mehrjährigen Aufenthalt unter den Bedingungen des Transpolargebiets ändert. Die Umschwünge, die beobachtet werden, können sowohl von den unmittelbar wirkenden physikalischen Faktoren als auch von dem ganzen Komplex der Umweltbedingungen abhängen.

Wie schon des öfteren darauf hingewiesen wurde, ist unter den Bedingungen der Küste von Murmansk der Einfluß des thermischen Faktors am wenigsten ausgeprägt. Obwohl der Sommer im üblichen Sinne dieses Wortes fast vollständig fehlt, gelingt es in dieser Periode nicht, eine Erhöhung des Stoffwechsels festzustellen, welche von einem unmittelbaren Einfluß der niedrigen Umwelttemperaturen zeugen würde.

Eine beträchtlich größere Bedeutung kann man den schroffen Änderungen der Strahlung (Ultraviolettradiation) zuschreiben. Die Vergrößerung der Lungenventilation, die in der Frühjahrsperiode beobachtet wird, zeugt nicht nur von der Bedeutung dieses Faktors, sondern auch von einer erhöhten Empfindlichkeit des Organismus gegenüber der Einwirkung der Strahlungsenergie. Dies zeigt sich nicht nur beim Studium der örtlichen Hautreaktionen, sondern auch an dem komplizierten neurohumoralen Mechanismus der Erregbarkeitsregulierung des Atemzentrums. Die Aufenthaltsdauer im Transpolargebiet ändert diese Reaktion auf das Auftreten der Ultraviolettkomponente der Sonnenbestrahlung im Frühling nicht.

Eine vollkommen andere These muß man in bezug auf die jahreszeitlichen Umschwünge des Grundumsatzes aussprechen. Die jahreszeitlichen Umschwünge des Grundumsatzes im Transpolargebiet haben denselben Charakter wie unter den Bedingungen der mittleren Breiten. Diese Umschwünge kann man weder durch die Schwankungen der Umwelttemperatur noch durch den Einfluß der Strahlungsenergie, noch durch Umschwünge ausschließlich endokriner Art erklären. Zweifellos liegt hier die Äußerung einer komplizierten Reaktion des Organismus auf die Änderung äußerer Bedingungen vor, wozu auch die Muskelarbeit, die geleistet wird, der Charakter der umgebenden Landschaft und schließlich die Ernährung sowohl von der quantitativ energetischen als auch von der qualitativen Seite gehören. Es liegt die Annahme nahe, daß im Frühjahr, mit dem Längerwerden des Tages (mit der Vergrößerung „der Sicht") das Tätigkeitsareal jedes Menschen im einzelnen sich vergrößert und dieser Faktor eben die Erhöhung des Grundumsatzes hervorruft. Die Frühjahr-Sommerlandschaft kann von diesem Standpunkt als ein optischer Reiz betrachtet werden, der unter diesen Bedingungen das Niveau der Oxydationsprozesse im Organismus erhöht.

Da ein wirklicher Sommer im Transpolargebiet fehlt, fehlt auch eine wirkliche Frühjahr-Sommerlandschaft. Die Untersucher dieser Mitteilung mußten öfter Klagen über die Kargheit der nördlichen Natur, über die Eintönigkeit der nördlichen Landschaft hören. Es ist zu verstehen, daß die Bewohner des Transpolargebiets sogar die trostlosen und verkümmerten kleinen Birken lieber sehen als die majestätischen nackten Küstenfelsen. Unserer Meinung nach müssen wir schon deshalb hierauf hinweisen, weil solch eine ablehnende Einstellung des Menschen zu der für ihn ungewohnten nördlichen Landschaft eigentlich eine Reaktion auf nicht adäquate Reize der Umwelt ist oder, besser gesagt, auf das Ausfallen komplizierter Reize, die natürliche bedingte Reflexe im Laufe des individuellen Lebens geworden sind.

Hieraus entsteht gerade das Ausfallen, d. h. das Erlöschen dieser Verbindungen bei einem längeren Aufenthalt im Transpolargebiet. Die eng mit der Änderung des Grundumsatzes verbundene Reaktion des Zirkulationsapparates kann nur die weiter oben ausgesprochenen Behauptungen bekräftigen. Infolge der nicht adäquaten Umweltbedingungen wird die normale motorische Aktivität des Menschen gestört, was eben seinen Ausdruck in den Änderungen der 24stündigen Kurve der physiologischen Funktionen findet.

In unserer Untersuchung wurden keine Störungen der Wärmeregulierung während der Polarnacht festgestellt, aber es wurden ein allgemein herabgesetztes Niveau der 24-Stunden-Kurven und ein äußerst abschüssiger Übergang vom Nacht- zum Tagesniveau (der Aktivität) bemerkt.

Hieraus folgt auch eine Reihe praktischer Schlußfolgerungen. Die Änderungen, die unter diesen Bedingungen entstehen, können und müssen mit einem entsprechenden Regime der Arbeit und der Lebensweise kompensiert werden. Man muß das Niveau des Energieverbrauchs unter diesen Bedingungen durch ein spezielles Regime von Arbeits- und Körperkulturmaßnahmen erhöhen, wobei man sie selbstverständlich mit den diesem Verbrauch entsprechenden Normen der Ernährung versieht. Das herabgesetzte Niveau der Lebenstätigkeit, das im Transpolargebiet beobachtet wird, muß dadurch beseitigt werden, daß außer der Versorgung mit Vitaminen, was selbstverständlich ist, auch speziell entsprechende Korrekturen in der Bestrahlung des Organismus (Einrichtung von Fotarien) eingeführt werden.

Man müßte annehmen, daß die heutige klimatophysiologische Forschung, die auf dem Studium der Besonderheiten des ganzen Organismus aufgebaut ist, in der Lage ist, jene Wege zu weisen, die ein hohes Niveau der Lebenstätigkeit und der Leistungsfähigkeit des Menschen unter den verschiedenartigsten Bedingungen seiner Existenz gewährleisten können.

Schlußfolgerungen

1. Die Untersuchung der jahreszeitlichen Schwankungen physiologischer Funktionen unter den Bedingungen der Küste von Murmansk und des Baltikums zeigt charakteristische Umschwünge, die sich in folgendem äußern:
   a) Erhöhung des Hb-Gehaltes des Blutes im Frühjahr bei stabiler Erythrozytenzahl;
   b) Vergrößerung der Lungenventilation in der Frühjahrsperiode;
   c) Erhöhung des Grundumsatzes in der Frühjahr-Sommerperiode;
   d) Beschleunigung der Pulsfrequenz in der Sommerperiode.
2. Die erwähnten Umschwünge treten sowohl infolge eines unmittelbaren Einflusses einzelner physikalischer Faktoren — Änderung der ultravioletten

Radiation (Einfluß auf die Lungenatmung, auf das Hb des Blutes) als auch infolge eines komplizierten Komplexes von Umwelteinflüssen, Beleuchtung, Muskeltätigkeit usw. (Einfluß auf den Grundumsatz, auf die Pulsfrequenz) auf.

3. Die jahreszeitlichen Schwankungen im Organismus, die unter dem Einfluß physikalischer Faktoren (der Strahlungsenergie, der Umwelttemperatur) beobachtet werden, bleiben bei einem mehrjährigen Aufenthalt im Transpolargebiet erhalten. Die jahreszeitlichen Veränderungen, die mit der kompliziert-reflektorischen Reaktion auf den ganzen Komplex der Bedingungen der Umwelt und der Lebensweise zusammenhängen, verschwinden bei einem längeren Aufenthalt im Transpolargebiet, da der für die mittlere Zone gewohnte jahreszeitliche Wechsel der Reize fehlt.
4. Unter den Bedingungen des Transpolargebietes wird eine Änderung der 24-Stunden-Periodik der physiologischen Funktionen, die durch ein Sinken der Kurve der Körpertemperatur und der Pulsfrequenz charakterisiert ist, beobachtet. Die chemische Wärmeregulierung unter den Bedingungen der Polarnacht bleibt ungestört.

LITERATUR

Байченко И. П. Сезонные изменения основного обмена и дыхания в Арктике,
BAITSCHENKO, J. P., Jahreszeitliche Veränderungen des Grundumsatzes und der Atmung in der Arktis, 1936.

Воол М. М. Архив биол. наук.,
WOOL, M. M., Archiv der Biol. Wissensch., 52, 118, 1939.

Иванова А. М. Сезонные изменения основного обмена в условиях субтропиков. Дисс.,
IWANOWA, A. M., Jahreszeitliche Schwankungen des Grundumsatzes unter den Bedingungen der Subtropen. Diss. Leningrad, 1947.

Койранский Б. Б. Клин. мед.,
KOIRANSKI, B. B., Klin. Med., 24, 15, 1946.

Маршак М. Е. Физиол. журнал СССР,
MARSCHAK, M. E., Physiolog. Zeitschrift der UdSSR, 18, 225, 1940.

Слоним А. Д. и Безуевская Р. Я. Физиол. журнал СССР,
SLONIM, A. D., und BESUJEWSKAJA, R. J., Physiolog. Zeitschrift der UdSSR, 28, 1940.

Щербакова О. П. Бюлл. экспер. биол. и мед.,
STSCHERBAKOWA, O. P., Bulletin für experiment. Biol. und Med., 1937.

Щербакова О. П. Бюлл. экспер. биол. и мед.,
STSCHERBAKOWA, O. P., Bulletin für experiment. Biol. und Med., 1938.

Яковенко.
JAKOWENKO, Acta Eupathorica, 1, 1929.

BENEDICT, F. G., MILES, W. B., ROTH, P., a. SMITH, H. M., Carn. Inst. Wash. Publ., 280, 1919.

GUSTAFSON, F. L., a. BENEDICT, F. G., Amer. Journ. of Physiolog., 86, 43, 1928.

LINDHARDT, Y., Skandin. Arch. f. Physiol., 26, 221, 1912.

NYLIN, G., Acta Medica Skandinav., 72, 207, 1929.

PLATTA a. EREEMANN, Proc. Soc. Exper. Biol. and Med., 27, 687, 1930.

FSC
www.fsc.org
MIX
Papier | Fördert
gute Waldnutzung
FSC® C083411

Kolibri 360 GmbH
Ferdinand-Jühlke-Straße 7
99095 Erfurt, Deutschland
produktsicherheit@kolibri360.de